Bach-Blüten
und neue Blütenessenzen

- Gesundheit für Körper und Seele in allen Lebensphasen
- Selbstbehandlung – einfach, schnell und wirkungsvoll
- Alle Bach-Blüten und 38 neue Blütenessenzen

Dr. med. Cordelia Alber-Klein
Regina Hornberger

GU GRÄFE UND UNZER

Inhalt

Die richtige Entscheidung – vertrauen Sie Ihrem Gefühl

Nachdem Sie nun einige Blüten für sich entdeckt haben, geht es darum, sich für diejenigen zu entscheiden, die Ihnen im Moment am besten helfen können.

▶ Lesen Sie die Beschreibungen der ausgewählten Blüten sorgfältig und in aller Ruhe. Welche Texte rufen eine besonders intensive Reaktion bei Ihnen hervor? Welche Beschreibung entspricht Ihrer momentanen Situation am besten?

▶ Nehmen Sie Ihre Empfindungen ernst, und ziehen Sie zunächst nur die Blüten in die engere Wahl, mit denen Sie sich spontan wohlfühlen. Gibt es Texte, die Sie ablehnen? Dann lesen Sie bitte auf Seite 21, wie Sie damit umgehen.

▶ Wählen Sie die wichtigsten Blüten aus – möglichst nicht mehr als vier! Wenn Sie sich von sehr vielen Blüten angesprochen fühlen, gehen Sie nach Priorität vor (Seite 24) und suchen diejenigen aus, die zu Ihrer akuten Situation am besten passen.

Und so wenden Sie die Blüten an

Innerlich, äußerlich oder als Bild

- Üblicherweise werden die Essenzen in einer Wasser-Alkohol-Verdünnung innerlich eingenommen, es hat sich aber auch sehr bewährt, sie tropfenweise unter Cremes und Körperöle zu mischen, im Badewasser oder für einen Umschlag zu verwenden.
- Auch das Betrachten der Blütenbilder vermittelt eine harmonisierende, der jeweiligen Essenz entsprechende Wirkung!

Alles über Anwendung und Dosierung finden Sie ab Seite 26!

Das brauchen Sie für die Anwendung

Die Blütenessenzen können Sie als sogenannte Konzentratfläschchen oder stock bottles in Apotheken oder über einen Versand kaufen – Bezugsquellen siehe Seite 214.
Für die Einnahme brauchen Sie auch ein 30-ml-Pipettenfläschchen aus der Apotheke, Alkohol wie Cognac oder Obstler und stilles Mineralwasser (Seite 28).

Informationen zu den Blütenbildern finden Sie auf Seite 26.

TIP Wie und warum die Blüten wirken, erfahren Sie ab Seite 12!

Die klassischen Bach-Blüten 35

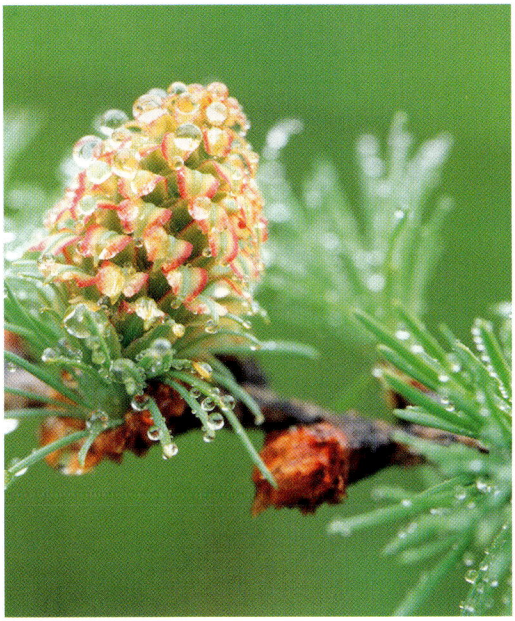

Neue Blütenessenzen 115

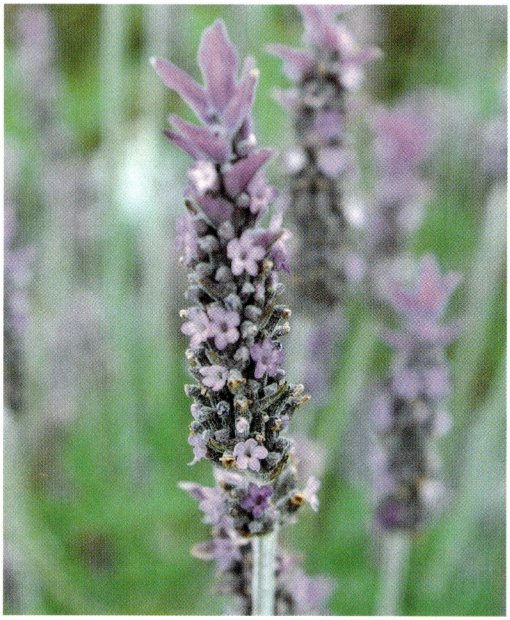

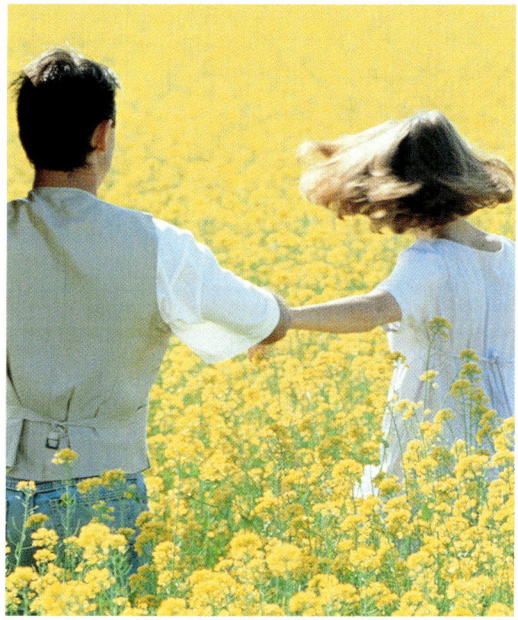

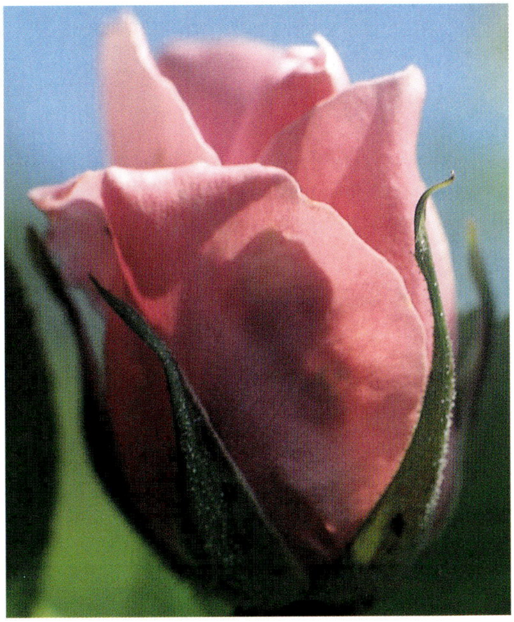

Ein Wort zuvor

Dieses Buch handelt von Pflanzen und Blüten und davon, wie sie Ihnen auf Ihrem Weg durchs Leben helfen können. So, wie die Natur mit ihrer Vielfalt von Farben, Formen und Düften unser Gemüt belebt und erfreut, wie ein schöner Blumenstrauß im Zimmer Freude verbreitet, so können Blütenessenzen uns Lebenslust und Harmonie vermitteln.
In unserer langjährigen Praxiserfahrung haben wir die Blüten kennengelernt als hilfreiche, zuverlässige Begleiter durch alle Höhen und Tiefen des täglichen Lebens.
Meist kommen Menschen in unsere Praxis, die sich in einer entscheidenden Lebenssituation befinden und ihren Standpunkt und ihre Gefühle klären wollen. Sie suchen eine besondere Art von Unterstützung, um weitergehen zu können: Mal ist es eine klare Sicht der Dinge, ein anderes Mal sind es Zuversicht und Hoffnung auf einen positiven Neubeginn; oft brauchen sie Durchhaltevermögen und Ausdauer auf der Suche nach dem richtigen Weg und ihrem Ziel.
In all diesen Fällen sind die Blüten ideale Helfer und Wegbegleiter. Sie geben uns Kraft und neuen Lebensmut, stärken unser Selbstwertgefühl und helfen uns, mit Problemen besser zurechtzukommen. Sanft, aber nachdrücklich regen sie uns an, alte Verhaltensweisen zu überdenken, loszulassen und uns auf Neues einzulassen. Sie helfen uns, mit Empfindungen umzugehen, die wir sonst eher verdrängen, seien es Ängste und Verletzungen oder tiefinnerste Sehnsüchte, Wünsche und Hoffnungen. Mit ihrer Hilfe lernen wir auch, im Umgang mit anderen Menschen einfühlsamer und offener zu werden und Beziehungen harmonischer zu gestalten.
So, wie jede Blume, jeder Baum und Strauch anders aussieht und eine individuelle Ausstrahlung, einen »Charakter« hat – denken Sie nur an eine Eiche, an eine Rose, an Ginster –, so hat jede Blütenessenz eine besondere »Botschaft«, die bei bestimmten Problemen und Situationen besonders hilfreich ist.
Mit diesem Buch möchten wir Ihnen helfen, sich für die Botschaften der Blüten zu öffnen und so Zugang zu Ihrer innersten Wahrheit zu finden, Lebensfragen zu klären und Antworten auch auf unausgesprochene Fragen zu erhalten.

Als Dr. Bach, ein englischer Arzt, in den 30er Jahren die Blütenessenzen entdeckte, war er auf der Suche nach Mitteln gewesen, die zu »wahrer Heilung« führen. Er hatte erkannt, daß alle Beschwerden und Krankheiten ihren Ursprung in der Seele haben, Ausdruck mangelnder Lebensfreude, inneren Unfriedens und belastender Gefühle sind. Deshalb wollte er seinen Patienten helfen, ihre innere Harmonie wiederzufinden, um so Krankheiten den Boden zu entziehen. Er fand 38 Blüten als Helfer bei grundlegenden seelischen Probleme. Sie gelten heute als die »klassischen Bach-Blüten« und haben weltweit unzählige Menschen von ihrer Wirksamkeit überzeugt.
Seit den 70er Jahren wurden viele weitere Blüten erforscht, die insbesondere in Alltagssituationen und für die Probleme unserer modernen Zeit hilfreich sind – sie werden als »neue Blütenessenzen« bezeichnet. In diesem Buch stellen wir neben den Bach-Blüten auch 38 besonders bewährte neue Essenzen vor.

Wie Dr. Bach zu den Blütenessenzen fand, wie sie gewonnen werden und warum sie wirken, ist im ersten Kapitel dieses Buchs ausführlich beschrieben. Auch, wie sie richtig angewendet werden, können Sie dort nachlesen. Ein besonders wichtiger Teil ist sicher die Beschreibung

der Wege (Seite 20), auf denen Sie zu den für Sie passenden Blüten finden – denn dies ist nicht ganz einfach angesichts der großen Auswahl an Blüten. Die verschiedenen Wege erleichtern Ihnen die endgültige Entscheidung, indem sie sowohl Verstand als auch Gefühl und Intuition bei der Wahl mitsprechen lassen. Wie Sie dabei Schritt für Schritt vorgehen, ist in der vorderen Umschlagklappe übersichtlich dargestellt.
Das Kapitel »Blüten fürs Leben« (ab Seite 163) kann Ihnen die Auswahl ebenfalls erleichtern. Viele Lebenssituationen bedürfen individueller Unterstützung, die besonders wirksam ist, wenn sie dem Alter, der persönlichen Entwicklungsstufe und den wechselnden inneren und äußeren Bedingungen entspricht. Die Anregungen in diesem Kapitel sollen dazu dienen, Ihre aktuelle Situation und Ihre Möglichkeiten realistisch und positiv zugleich einzuschätzen, so daß Sie aus allem, was Ihnen widerfährt, das Beste machen können.

Dr. Bach ordnete jeder seiner Blütenessenzen einen bestimmten Charaktertyp zu und begriff sie als Mittel, die einen seelischen Lernprozeß auslösen, um aus »Schwächen« »Stärken« zu machen. Sicherlich finden auch Sie für sich die eine oder andere Blüte heraus, von der Sie sich in Ihrem innersten Wesen zutiefst angesprochen fühlen. Viele Menschen zieht es zeit ihres Lebens zu bestimmten Pflanzen, zu ihrem Lieblingsbaum, zu ihrer Lieblingsblume. Geschieht dies bei einer Blütenessenz, so spricht man von einer »Charakterblüte«. Aber daneben gibt es immer weitere Blüten, die uns je nach Situation und Stimmungslage spontan in ihren Bann ziehen.
Wie sie wirken, ist im Hauptteil dieses Buchs beschrieben – ab Seite 35 stellen wir die klassischen Bach-Blüten vor, ab Seite 115 die neuen Blütenessenzen. Sie lernen jeweils die Pflanze und ihre »Botschaft« kennen und erfahren, welche seelischen Prozesse die Blüte einleiten und unterstützen kann, in welchen Situationen und bei welchen Beschwerden sie besonders hilfreich ist.

Aber dieses Buch ist nicht nur ein »Lesebuch«, sondern auch ein »Bilderbuch« und damit Botschaft für Geist und Gemüt zugleich. Blüten lehren uns in idealer Weise, zu Herz und Bauch Kontakt aufzunehmen und unserem innersten Gefühl zu vertrauen. Lassen Sie sich ansprechen von der Pracht der Bilder, als gingen Sie über eine Sommerwiese spazieren!
Sie werden spüren, wie Sie damit Ruhe finden, Kraft tanken und zu neuen Erkenntnissen gelangen.

In diesem Sinne wünschen wir Ihnen viel Freude beim Lesen und Schauen und eine Bereicherung Ihres Lebens durch die Blüten!

Dr. med. Cordelia Alber-Klein
Regina Hornberger

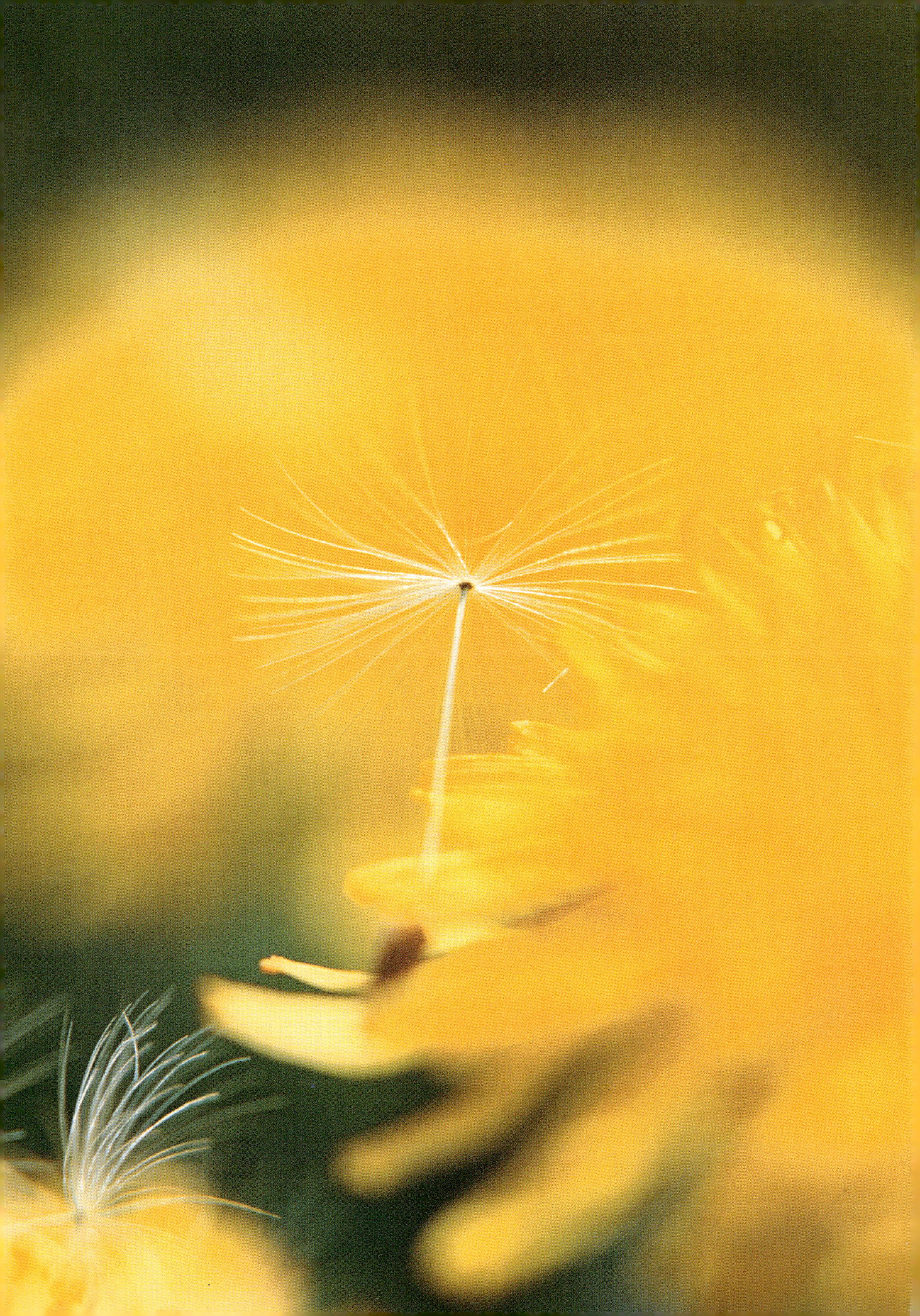

Heilen mit Blütenessenzen

Sie sind Quellen der Lebensfreude, Energie und Gesundheit. In schwierigen Situationen, bei körperlichen und seelischen Beschwerden helfen die Blütenessenzen schnell und wirkungsvoll. Warum und wie aber wirken sie? Warum stellen wir neben den »klassischen« auch »neue« Essenzen vor, und wie sind sie anzuwenden?

Ganzheitlich gesund werden

»Gesundheit bedingt, in Harmonie mit unserer Seele zu sein.«
(Aus: Dr. Bach, Befreie Dich selbst, 1932)

Körper, Seele und Geist sind eng miteinander verbunden und beeinflussen sich gegenseitig – das ist uraltes Wissen in der Naturheilkunde. Für den englischen Arzt Dr. Edward Bach (1886-1936) war dieser Zusammenhang die zentrale Frage, die ihn zeitlebens beschäftigte und ihn schließlich zur Therapie mit Blütenessenzen führte. Er verstand sie nicht als Mittel zur Behandlung von Symptomen, sondern als Wegbegleiter durchs Leben, als allzeit Hilfe, Trost und Energie spendende Kraftquelle. Inzwischen haben die Blütenessenzen Einzug in die Hausapotheke vieler Familien gefunden, ganz so, wie es sich Dr. Bach vor über 60 Jahren erhoffte. Sie unterstützen uns bei all den kleineren oder größeren alltäglichen Herausforderungen, tragen dazu bei, Gesundheit und seelische Ausgeglichenheit wiederzufinden und zu erhalten, und fördern die Harmonie in uns selbst und mit unserer Umgebung.

Krankheit als Anstoß zur Veränderung

Heute ist es mehr denn je üblich, die Verantwortung für das eigene Wohlbefinden an Fachleute zu delegieren, auf Technik und Chemie zu vertrauen, weil man verlernt hat, sich mit einfachen Mitteln selbst zu helfen. Dr. Bach schrieb 1931: *»Der Patient von morgen wird erkennen, daß er selbst zu seiner Heilung beitragen muß.«*
Hinter diesen Worten steht die Erkenntnis, daß kein Leiden den Menschen zufällig trifft, sondern daß es mit ihm selbst zu tun hat: mit seinem Seelenleben, den Problemen, unerfüllten Hoffnungen und Wünschen. Jede Erkrankung betrachtete Dr. Bach als Signal – keineswegs wie ein böses Schicksal gegen uns gerichtet, sondern als hilfreichen Anstoß, unser Leben in neue Bahnen zu lenken.
Wer glücklich ist, hat meist auch eine ganz gute Gesundheit. Streß, familiäre oder berufliche Probleme machen jedoch vielen Menschen zu schaffen und können Ursache verschiedenster Beschwerden sein. Jedes Symptom ruft uns dazu auf, einmal genauer hinzuschauen: Habe ich »die Nase voll« und bekomme Schnupfen? »Geht mir etwas auf die Nerven« – und ich werde zunehmend nervös und innerlich angespannt? »Liegt mir etwas wie eine Last auf der Seele« und läßt mich meines Lebens nicht mehr froh werden? Unser Sprachgebrauch drückt bildlich präzise aus, wo uns der Schuh drückt. Manchmal kann ein »Lieblingssatz« sogar zum Schlüssel werden, um die Ursache von Beschwerden zu finden.

Was fehlt Ihnen?

Wenn uns ein Schmerz plagt, ist es verständlich, daß wir ihn so schnell wie möglich wieder los sein wollen. Doch der Griff zur Schmerztablette ist vergleichbar dem Zugführer, der die rote Warnlampe ausschaltet und einfach weiterfährt: Der Körper signalisiert, daß etwas in uns nicht mehr in Ordnung ist. Wenn wir dann zum Arzt gehen, stellt er häufig die Standardfrage »Was *fehlt* Ihnen?«, bekommt aber meist nur eine Aufzählung dessen, was wir *haben*. Wenn wir bereit sind, uns ehrlich zu fragen, was uns *fehlt*, erübrigen sich zunehmend Mittel, die nur vorübergehend Symptome unterdrücken, bis diese bei nächster Gelegenheit wieder aufflammen. Denn die

Beschwerden können uns auf Dinge hinweisen, die wir bisher außer acht gelassen haben. Durch konsequentes Wegschauen sind diese Bereiche zu »blinden Flecken« geworden und verschwinden mit der Zeit vollkommen aus unserer Wahrnehmung. Das Symptom fordert uns auf, wieder dort hinzusehen und sich dort zu spüren. Die ausgeblendeten Körperzonen rücken in den Mittelpunkt unserer Aufmerksamkeit; wir werden herausgefordert, uns mit dem zugehörigen Thema zu beschäftigen, und haben so die Chance, die seelische Ursache unserer Beschwerden herauszufinden.
Krankheit entwickelt sich dadurch vom lästigen Übel zu einer Art Lebensschule: Sie gibt uns Gelegenheit, einen Weg zu Selbsterkenntnis und persönlicher Entwicklung zu gehen.

»Innerer Frieden und Harmonie sind die größte Hilfe zur Genesung«

(Aus: Dr. Bach, Heile Dich selbst, 1931)

Dr. Bach bot seine ganze Kraft auf, um herauszufinden, was den Menschen wirklich fehlt zu vollkommener Gesundheit. Jahrelang untersuchte er die Beschwerden seiner Patienten auf ihre seelische Ursache hin und fand Wesentliches, was allen fehlte: innerer Frieden, seelische Ausgeglichenheit, Lebensfreude, Lebensglück. Negative Gefühle und mangelnder Kontakt zu sich selbst waren seiner Ansicht nach die größten Übel, die den Seelenfrieden stören. Wahre Heilung erfordert demnach innere Einkehr und Umkehr, eine positive Veränderung des Verhaltens, so daß jeder Mensch aus seinen Schwächen schließlich Stärken entwickeln kann: Bei einem ungeduldigen Menschen kann zum Beispiel die Erfahrung von Schmerz und erzwungener Ruhe Mitgefühl und Geduld mit sich und anderen wecken.
Dr. Bach faßte Heilmittel als Impulse auf, die die Selbstregulation des Organismus anstoßen.

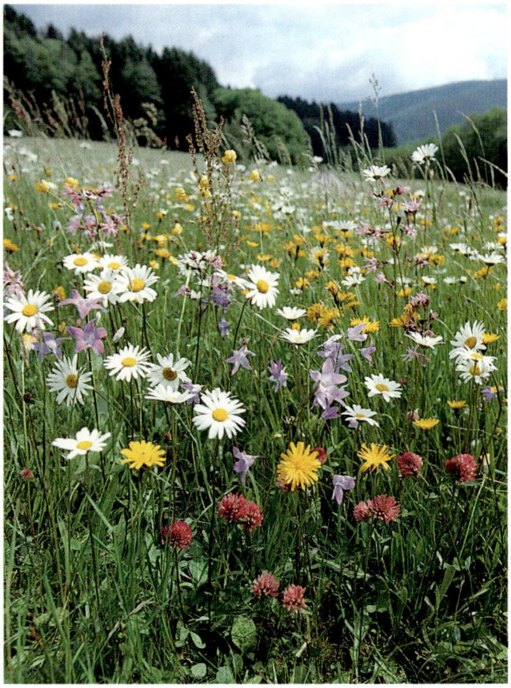

Blüten wohnt die besondere Kraft inne, Körper, Geist und Seele zu heilen.

Sein »Arzneibuch von morgen« sollte deshalb nur solche Mittel enthalten, die mit ihrer Schwingung (Seite 17) Körper, Geist und Seele zugleich ansprechen, alles Alte hinauswaschen, *»uns durchfluten wie schöne Musik«* und so mit unserer Seele verbinden. Sie unterstützen uns auf dem Weg zur Genesung, den wir, ohne uns von fremden Zwängen aufhalten zu lassen, eigenverantwortlich gehen müssen.
Diese Erkenntnisse führten Dr. Bach immer weiter weg von seiner anfänglichen Tätigkeit in der Chirurgie und Bakteriologie. Als er sich selbst mit einer tödlichen Krankheit konfrontiert sah, verließ er schließlich seine gutgehende Praxis in London und kehrte aufs Land zurück. Dort vollendete er sein eigentliches Lebenswerk: die Erforschung der Blütenheilkräfte, ihre Wirkung auf Geist und Seele und die Herstellung heilkräftiger Essenzen.

Von der Blüte zur Essenz

Der Geist der Pflanze

»Seit uralten Zeiten hat sich der Mensch an zwei große Quellen der Heilung gewandt: An seinen Schöpfer und an die Pflanzen des Feldes, die sein Schöpfer zur Hilfe für die, die leiden, wachsen ließ.«
(Aus: Dr. Bach, Krankheit ist heilbar, 1936)

Dr. Bach knüpfte mit seinem Ansatz an uraltes Wissen an: Für Naturvölker ist es selbstverständlich, daß Pflanzen ein »Wesen« haben, daß jede Pflanzenart in ihrer äußeren Erscheinung und speziellen Lebensform, in ihrer Art, sich durchzusetzen und fortzupflanzen, etwas Besonderes und Eigenständiges ist.
Von jeher mußten die Menschen in der Lage sein, diesen speziellen »Charakter« einer Pflanze zu erfassen – sei es, um eßbare von giftigen Pflanzen zu unterscheiden oder um ihre heilende Wirkung bei Krankheiten und Verletzungen nutzen zu können.
Jede Pflanze hat potentielle Heilkraft. Wenn sie an ihrem natürlichen Standort in sauberer Umgebung wächst, kommen ihre Kraft und ihr Wesen deutlich zum Vorschein, kann der »Pflanzengeist« wirksam werden.
Immer gab es Menschen mit der Fähigkeit, den »Geist der Pflanze« zu erspüren, mit ihm auf eine besondere Art und Weise in Kontakt zu treten und intuitiv das Wesen einer Pflanze zu erfahren.
Für jemanden unseres Kulturkreises ist es im allgemeinen ein eher befremdlicher Gedanke, mit einer Blume oder einem Baum zu kommunizieren. Dennoch sind wir alle nach wie vor dazu in der Lage, es geht nur darum, sich für die Botschaften zu öffnen.
Ist es nicht eine schöne Vorstellung, bei einem Baum Ruhe und Kraft zu tanken, indem wir uns an seinen Stamm lehnen oder in seinem Schatten ruhend wieder zu uns selbst finden? Oder sich in eine blühende Blumenwiese zu legen und das Leben und die Schönheit ringsum mit allen Sinnen in sich aufzunehmen? Dort spüren wir die besondere Ausstrahlung und positive Energie deutlich, und die Heilkraft beginnt zu wirken.
Wenn alle Menschen die Gelegenheit hätten, sich so in der Natur seelisch zu stärken, würden sich vermutlich viele Medikamente erübrigen.

Heilung mit »geistartiger Substanz«

Schon immer stellte man aus verschiedenen Pflanzenteilen Heilmittel her.
In Europa setzte man jahrhundertelang frische und getrocknete Blätter, Stengel oder Wurzeln und alkoholische Pflanzenauszüge zur Behandlung von Beschwerden ein.
Von Indianern eines mittelamerikanischen Stammes ist bekannt, daß sie sogar die Tautropfen bestimmter Blüten sammelten und zu Heilzwecken nutzten.
Der deutsche Arzt Samuel Hahnemann (1755-1843), der Begründer der Homöopathie, entdeckte bei seinen Forschungen, wie stark hochverdünnte Pflanzenheilmittel nicht nur den Körper, sondern auch Geist und Gemüt des Menschen ansprechen können und so zu einer tiefgreifenden Heilung führen. Indem er seine Zubereitungen immer weiter verdünnte und verschüttelte (»potenzierte«), erhielt er schließlich Arzneien von »geistartiger Substanz«, die kraft ihrer energetischen Schwingung spezifische Selbstheilungskräfte in Mensch und Tier anregten.

Bachs Blütentherapie – »Das Gute herbeiführen«

Dr. Bach verwandte die Hahnemannschen Erkenntnisse als Grundlage seiner eigenen Forschungen, legte aber besonderen Wert darauf, daß die Heilmittel aus Substanzen hergestellt sein sollten, die absolut ungiftig und unschädlich sind. Solche »*finden sich unter den wohltätigen, feinen Blumen und Pflanzen auf dem Lande* ...« Ihm schwebte vor, daß seine Heilmittel nicht nur die Selbstheilungskräfte anregen sollten, sondern den Menschen läutern und zu wahrer Menschlichkeit und Liebe führen. So formulierte er in einer Ansprache vor ärztlichen Kollegen 1931: »... *Das Arzneibuch der nahen Zukunft sollte nur jene Heilmittel enthalten, die die Kraft haben, das Gute herbeizuführen, und von all jenen Arzneien befreit sein, deren einzige Eigenschaft darin besteht, dem Bösen Widerstand entgegenzusetzen. Es stimmt wohl, daß Haß nur durch größeren Haß besiegt werden kann, aber heilen kann ihn nur die Liebe* ...«

Als überaus sensitiver Mensch war er imstande, sich tief mit dem Wesen der ihn umgebenden Pflanzen zu verbinden. Vor allem von den Blüten fand er sich in seiner Seele angesprochen, und er betrachtete sie als die höchste Erscheinungsform der Pflanze, in der sich ihr ganzes Wesen ausdrückt.

Im Lauf von sieben Jahren fand er Blüten für die verschiedensten Gemütszustände heraus, die er bei sich und anderen Menschen beobachtete, wie Angst, Sorge, Einsamkeit. Durch die Einnahme der geeigneten Blütenessenz entwickelten seine Patienten seelische Stärke, Mut und Vertrauen und kamen mit ihrer Lebenssituation besser zurecht. Körperlichen Beschwerden wurde so die Grundlage entzogen. Gegen Ende seines Lebens war Dr. Bach davon überzeugt, für die wesentlichen menschlichen Probleme hilfreiche Blüten gefunden zu haben, und erklärte sein System, bestehend aus 38 Blütenessenzen und einer festen Kombination, der Rescue-Remedy, für komplett.

Bis heute werden aus den von ihm gefundenen Pflanzen die klassischen Blütenessenzen oder »Bach-Blüten« hergestellt.

Herstellung der Blütenessenzen: Den Geist der Pflanze einfangen

Die Zeit der Blüte ist meist nur kurz, und viele Menschen leben weitab von der Kraftquelle der Natur. Dr. Bach fand mit seiner einfachen Methode eine wunderbare Möglichkeit, den »Geist der Pflanze« einzufangen, um die Heilwirkung jederzeit an jeden Ort tragen zu können: Im Einverständnis mit dem Pflanzengeist, bei dem er sich stets für seine

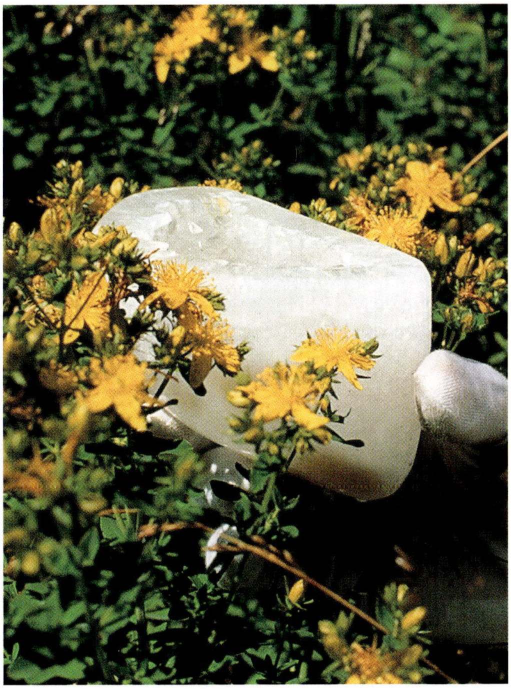

Mit reinem Quellwasser oder mit Hilfe eines Kristalls läßt sich die heilsame Schwingung der Blüten zur Herstellung von Essenzen »einfangen«.

Mithilfe bedankte, schnitt er die Blüten vorsichtig ab, legte sie in sauberes Quellwasser und stellte dieses in die Sonne; die besonders frühblühenden Blüten kochte er in Wasser, weil die Sonne zu dieser Jahreszeit noch nicht stark genug ist. Er spürte, daß durch beide Methoden die Heilkraft der Pflanze aufs Wasser übertragen wurde. Auch heute noch werden die Essenzen meist so gewonnen; einige Hersteller haben inzwischen schonendere Methoden entwickelt, bei denen die Blüten nicht abgeschnitten werden müssen (Foto Seite 15). Mit Alkohol haltbar gemacht und in Fläschchen abgefüllt, werden die Essenzen-Konzentrate tropfenweise angewendet (Seite 28).
Eine solche Blütenessenz ist mit einer Tonbandkassette vergleichbar: Jedes Band sieht äußerlich gleich aus, erst beim Abspielen können wir feststellen, welche Tonschwingung jeweils aufgezeichnet ist.

Die neuen Blütenessenzen

Weiterentwicklung der Blütentherapie

Nach dem Tod von Dr. Bach (1936) war die Blütentherapie nur wenigen Menschen bekannt, und das blieb so bis in die 70er Jahre. Zu dieser Zeit erwachte das Interesse intuitiver Menschen an den feinen Heilkräften einheimischer Pflanzen. Zunächst griff ein kalifornisches Biologenpaar die Ideen von Dr. Bach auf. Ihm folgten andere in Deutschland, Österreich, Australien, Hawaii und Indien, die aus den Blüten ihrer Heimat Essenzen herstellten. Jetzt, Ende der 90er Jahre, liegen von über 20 Essenzen-Herstellern aus allen Kontinenten Erfahrungen mit mehr als 1000 verschiedenen Blütenessenzen vor, und es werden laufend mehr. Oft wird von den später entdeckten als »neue Bach-Blüten« gesprochen, treffender ist jedoch der Überbegriff »Blütenessenzen«.

... für die Probleme unserer Zeit

Es ist die besondere Kunst der Essenzen-Hersteller, auch heutzutage noch naturbelassene Standorte der Pflanzen zu finden und sich von jenen Pflanzengeistern ansprechen zu lassen, die speziell für die Probleme der heutigen Zeit Hilfe bieten. Denn anders als zu Dr. Bachs Zeiten werden die Menschen zunehmend konfrontiert mit Hektik, Reizüberflutung und Streß; unabhängig von gesellschaftlichen und religiösen Vorgaben suchen viele nach dem Sinn ihres Lebens, nach geistiger Erkenntnis und seelischer Entwicklung.
In diesem Buch stellen wir Ihnen eine Auswahl von 38 neuen Blütenessenzen vor, die sich in unserer therapeutischen Arbeit als besonders wertvoll erwiesen haben. Einige stammen von traditionellen Heilpflanzen, aber die Wirkung der Essenz reicht weit über das rein Körperliche hinaus – so wirken zum Beispiel Bärlauchblätter darmreinigend, die Essenz der Blüte stimuliert die geistig-seelische Reinigung.
Wir haben die Erfahrung gemacht, daß einheimische Pflanzen von besonderer Bedeutung sind, da sich Pflanzenwelt und seelisch-geistige Thematik eines Lebensraums entsprechen: Menschen, die monatelang ohne farbige Pflanzen in kaltem Klima mit langen, dunklen Nächten leben, brauchen andere Essenzen als Menschen in tropischen Klimazonen. Deshalb stammen die von uns ausgewählten Blüten fast alle aus Europa, einige von den Kanarischen Inseln, nur die Victoria Regia mit ihrer einzigartigen Wirkung kommt aus Südamerika.
Ab Seite 114 finden Sie diese Blüten alphabetisch unter ihren deutschen Namen, so wie die hiesigen Hersteller sie benennen. Sofern sie auch unter englischem Namen als »Kalifornische Blüten« bekannt sind, geben wir diese bei der Einzelbeschreibung der jeweiligen Blüte, in der Klappenübersicht und im Register mit an.

Die besondere Art der Wirkung

»... Solange Harmonie herrscht zwischen unserer Seele und unserer Persönlichkeit, erleben wir Freude und Frieden, Glück und Gesundheit.«
(Aus: Dr. Bach, Heile dich selbst, 1931)

Heilung durch Harmonie

Schwingungsresonanz

Ob Sie in die Natur hinausgehen, einen Garten anlegen oder Topfpflanzen kaufen – Sie werden feststellen, daß Sie sich von bestimmten Pflanzen angezogen fühlen und manche andere als nichtssagend empfinden. Vielleicht rührt eine Pflanze etwas in Ihnen an, bringt etwas in Ihnen zum Schwingen, nach dem Sie sich im Stillen schon lange gesehnt haben! Nicht umsonst entscheiden sich viele Menschen für rote Geranien in ihren Balkonkästen; gerade diese Blüte bringt uns besonders gut mit Spielfreude und Lebenslust in Kontakt und hilft uns, zu enge Fesseln abzustreifen. Andere fühlen sich zu einem starken Baum hingezogen, der ihnen Halt, Ausdauer und Schutz vermittelt. Die Pflanze, die Blüte, die unser Innerstes besonders berührt, mit der wir am intensivsten mitschwingen können, gibt uns genau den Anstoß zur seelisch-geistigen Entwicklung, den wir gerade brauchen.
Denn jede Materie schwingt auf ihre spezifische Weise und setzt so in uns eine individuelle Reaktion in Gang. Ist diese mit unserer Eigenschwingung nicht harmonisch, fühlen wir uns abgestoßen, empfinden eine Pflanze gar als häßlich und wollen mit ihr nichts zu tun haben. Im anderen Fall bringt sie eine Saite in uns zum Klingen, wir schwingen mit ihr in positiver Resonanz. Das fühlt sich so angenehm und wohlig an, daß wir sie gerne um uns haben oder sie als Essenz einnehmen wollen.

Seelische Entspannung

Der Mensch besteht aus seinem stofflichen Körper, den wir sehen, anfassen, spüren und riechen können, und aus einer feinstofflichen Hülle, die wir meist nur vage wahrnehmen. Es gibt Menschen, bei deren Anblick uns gleich »das Herz aufgeht«, weil wir uns in ihrer Anwesenheit wohl und geborgen fühlen. Nicht umsonst sagt man zu jemanden, der glücklich ist: »Du strahlst, als ob die Sonne aufginge!«, und meint damit die beschwingte Heiterkeit, die von ihm ausgeht und alle mit einbezieht. Wenn jemand Blütenessenzen einnimmt, ist oft das erste, was anderen auffällt, seine fröhliche, helle Ausstrahlung, der jugendliche Schwung. Der Grund dafür ist die besondere Wirkung der Essenzen auf Körper, Geist und Seele der Menschen. Häufig berichten Patienten, die erste Reaktion bei der Einnahme sei das Gefühl, plötzlich mit allen Problemen gelassener umgehen zu können. Selbst wenn sich an den äußeren Umständen nichts geändert hat, schätzen die meisten Menschen ihre Lage positiver ein und entdecken neue Möglichkeiten, mit ihrem Leben zurechtzukommen. Entspannt und mit der nötigen Distanz zur Umgebung lassen sich Konflikte besser lösen. Körperliche Verkrampfungen und Schmerzen können sich durch die innere Ruhe verringern. Wenn endlich das Gedankenkarussell zum Stillstand kommt, bringt der Schlaf die notwendige Erholung, und man erwacht morgens erfrischt und tatkräftig. Körpereigene Energie und Kraftfeld vergrößern sich, weil man in sich selbst ausgeglichen wird und zu Entspannung findet.

Anstoß zur Veränderung – Harmonie der vier Elemente

Sonne, Erde, Luft und Wasser – diese vier Elemente wirken zusammen, um eine Pflanze zum Wachsen und Blühen zu bringen, und ebenso bei der Herstellung einer Blütenessenz. In allen alten Weisheitslehren wird jedem dieser Elemente eine seelische Qualität, eine besondere Kraft, zugeordnet: So steht Sonne oder Feuer für Herzenswärme und Schaffenskraft, Erde für Realitätssinn und Standhaftigkeit, Luft für Kommunikationsfähigkeit und Willenskraft, Wasser für Gefühlsaustausch und -ausdruck. Sind diese vier Kräfte in uns selbst ausgeglichen, befinden wir uns in körperlicher und seelischer Harmonie. Im anderen Fall kann es zu Stauungen und Beschwerden kommen – wir fühlen uns nicht mehr wohl.

- *Wasser:* Stauen sich die Körpersäfte, sind oft auch die Gefühle nicht mehr im Fluß. Kalte Füße, heißer Kopf und als Folge davon Erkältungsneigung – hier sind Essenzen wie Rock Water oder Feuerlilie hilfreich, die dazu beitragen, daß blockierte Energie wieder in Beine und Füße fließen kann und die Körpersäfte frei zirkulieren. Wenn Blut, Lymphe und Körpersekrete ins Fließen kommen, setzen bestimmte Blütenessenzen, zum Beispiel Crab Apple oder Bärlauch, einen Reinigungsprozeß in Gang, der sich körperlich in vermehrter Schweißneigung und verstärkten Ausscheidungen bemerkbar machen kann und uns auf der psychischen Ebene unterstützt, Dinge zu bereinigen und unsere Gefühlswelt zu klären.
- *Luft:* Gibt es Schwierigkeiten, sich auszudrücken und mit anderen auszutauschen, fließt der Atem nicht mehr frei, Husten oder Asthma können auftreten. Dann brauchen wir Essenzen wie Chicory oder Eukalyptus, die uns Mut geben, Gedanken und Gefühle zu äußern, belastende Dinge mitzuteilen. Festgehaltene

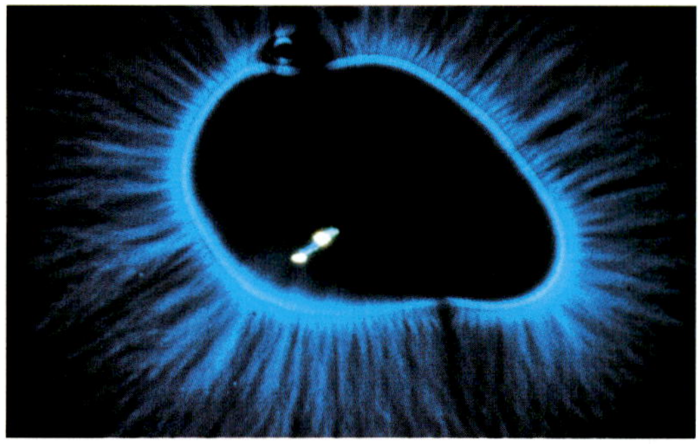

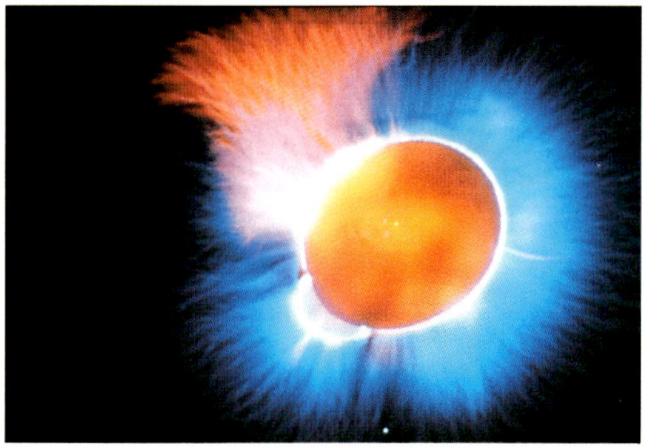

Die Kirlian-Photographie macht die individuelle Heilschwingung jeder Blütenessenz sichtbar.

Angst und Trauer lösen sich auf, und Zuversicht und Hoffnung können an ihre Stelle treten. Wir können Konflikte klären und beilegen, was für alle Beteiligten sehr befreiend ist. In Beziehungen wachsen wieder Mitgefühl, Vertrauen und Liebe.

- Sind wir nicht mehr im Kontakt mit der *Erde,* laufen wir Gefahr »abzuheben« oder werden vom kleinsten Windhauch gleich umgeblasen. Dann helfen Essenzen, die Stabilität und Standfestigkeit vermitteln, wie Cerato und Centaury. Wir können unseren Platz in der Welt behaupten, werden unabhängig von anderen Menschen und treffen eigenständige Entscheidungen.

Es kann aber auch sein, daß wir zu sehr auf etwas beharren, körperlich steif werden und uns nicht mehr wechselnden Umständen anpassen können. Dann gibt es Essenzen, die dazu beitragen, festgehaltene Muskeln und Gelenke zu lösen, zum Beispiel Rock Water oder Löwenzahn, und wir bekommen Lust, den Körper in seiner ganzen Bewegungsvielfalt zu entdecken. Körperliche Flexibilität geht einher mit geistiger Beweglichkeit – so fördern Essenzen wie Vine oder Geranie unsere Neugier und Experimentierfreude.

• Mangelt es an Wärme, an innerem *Feuer*, dann sind vielleicht Gefühle erkaltet, wir fühlen uns abgetrennt von der wärmenden Nähe lieber Menschen. Hier helfen Essenzen wie Holly und Zimtrose, uns selbst und andere als eigenständige Wesen zu akzeptieren und zu lieben. Es wird uns warm ums Herz, wir genießen den Austausch mit anderen, können geben und empfangen, fühlen uns bereichert durch die Verbundenheit mit unseren Mitmenschen.

Nach intensiven Schaffensperioden fühlen wir uns manchmal erschöpft, leer und ausgebrannt, es will uns nichts mehr einfallen. Dann brauchen wir eine Kraft, wie sie etwa Aloe vermittelt, die uns wieder mit dem Energiepotential um uns verbindet und uns hilft, aufzutanken.

• Einige Blüten tragen dazu bei, alle Kräfte in uns zum Ausgleich zu bringen und vermitteln so inneren Frieden und Lebensfreude. Wir lernen, unser Schicksal anzunehmen und aus dem, was ist, das Beste zu machen.

Essenzen wie Willow und Wermut helfen uns aus Stimmungstiefs heraus, indem sie den Blick zur Sonne lenken, so daß wir dem Leben neue positive Seiten abgewinnen. Vielleicht wollen wir dann berufliche Laufbahn und Lebensweg insgesamt noch einmal überdenken und Wege suchen, uns zu verwirklichen.

• Irgendwann stellen wir vielleicht Überlegungen an zum Sinn des eigenen Lebens und der menschlichen Existenz überhaupt. Zu diesem Zeitpunkt suchen wir nach Blüten, die unsere seelisch-geistige Entwicklung fördern und spirituelles Wachstum unterstützen. Wasserpflanzen wie Lotos und Victoria regia machen uns die Grenzen zwischen verschiedenen Elementen bewußt und zeigen Wege, sie zu überschreiten. Im Bewußtsein, daß der Mensch mehr ist als sein materieller Körper, finden wir den Zugang zu neuen Dimensionen menschlicher Existenz. Wir entdecken, wie Dr. Bach sagt, »den göttlichen Funken« in uns und tragen dieses Licht in die Welt.

Balance der Chakren

Mit Chakren bezeichnen wir Energiezentren, die über den ganzen Körper und seine feinstoffliche Hülle verteilt sind, insbesondere entlang der Körpermitte, auch an der Halsvorderseite und Stirnmitte, an Handflächen und Fußsohlen.

Der Begriff Chakra bedeutet »Rad« und meint damit eine Körperzone, die energetisch besonders aktiv ist und sich im gesunden Zustand in feiner Drehbewegung befindet. In der asiatischen Tradition werden diese Bereiche nicht umsonst als Tore bezeichnet, denn sie schaffen eine Verbindung zwischen der nur als feiner Schwingung wahrnehmbaren Energiehülle und dem materiellen Körper. Kann die Energie durch die Tore frei ein- und ausfließen, empfinden wir uns »im Fluß« und sind vital und gesund. Wird sie jedoch blockiert, staut sich Energie im Körperinneren an; sind die Tore zu weit offen, verliert man unwillentlich Kraft und Energie an die Umgebung.

Durch äußeres Auftragen von Blütenessenzen können Sie die Chakren zu gleichmäßiger Aktivität anregen. Im ausgeglichenen Seinszustand, wie er beispielsweise in der asiatischen Tradition angestrebt wird, fließt die Energie in den Chakren gleichmäßig und harmonisch.

Der Mensch verfügt dann über große Kräfte, handelt spontan und dennoch bedächtig und erlangt Weisheit und Liebesfähigkeit.

Nachweis der Wirkung

Daß die Blütenessenzen tatsächlich wirken, läßt sich auf verschiedene Art nachweisen: Objektiv meßbar und von jedem nachvollziehbar verändern sich körperliche Funktionen wie Herzschlag, Blutdruck, Atmung allein beim Halten eines Essenzenfläschchens und natürlich bei kurz- oder langfristiger Einnahme. Durch die Rescue-Mischung (Seite 112) kann sich zum Beispiel innerhalb von Minuten ein labiler Kreislauf stabilisieren oder bei Atemnotsbeschwerden die Atmung beruhigen.
Objektiv meßbare Wirkungsnachweise bietet derzeit die Kirlian-Photographie (siehe Abbildungen Seite 18), die die energetische Strahlung einer Substanz sichtbar macht: Jede Essenz weist ein unverwechselbares, reproduzierbares Schwingungsbild auf, ebenso individuell wie ein Fingerabdruck.
Auch mittels physikalischer Meßmethoden ist das unverwechselbare Schwingungsspektrum jeder Blütenessenz nachweisbar.
Um die Wirkung einer noch wenig beschriebenen Essenz zu erforschen, hat sich die meditative Kontaktaufnahme mit der Essenz im Rahmen eines Doppelblindversuchs bewährt. Dabei läßt eine Gruppe von Menschen in vollkommener Stille eine verdeckt in der Mitte liegende Blütenessenz auf sich wirken und hält anschließend die körperlichen Empfindungen und inneren Bilder schriftlich fest. Die in wiederholten Versuchen mit unterschiedlichen Gruppen übereinstimmend geäußerten Erfahrungen werden als typisch für die vorliegende Blütenessenz festgehalten.
Trotz aller wissenschaftlichen Nachweismethoden ist die subjektive Selbsterfahrung unserer Meinung nach das Entscheidende. Wichtiger als jede gedruckte Information ist das, was Sie selbst spüren und im täglichen Umgang mit den Blütenessenzen erfahren.

So finden Sie Ihre Blüten

Bei der Auswahl und Anwendung der Essenzen sind Sie, anders als bei den meisten Behandlungsmethoden, in Ihrer Bereitschaft gefordert, für sich und Ihr Wohlergehen selbst die Verantwortung zu übernehmen. Die Blüten geben Ihnen die Kraft dazu, sie wirken auf Ihr Denken und Fühlen und tragen zu seelischer Stabilisierung und zu einer individuellen Entwicklung bei, die Ihnen niemand vorgeben kann. Mit jeder Essenzeinnahme gehen Sie ein Stück weiter in der Entfaltung Ihres persönlichen Potentials und machen sich zunehmend unabhängig von der Beratung durch andere.

Wege zur passenden Blüte

- Wenn Sie Ihrer Intuition und Ihrem Gefühl vertrauen, bieten wir Ihnen unter »Intuitive Auswahl« (Seite 21) verschiedene Hilfen an. Lassen Sie sich dabei spontan von Ihren Assoziationen und Wünschen, von Farben und Formen leiten!
- Sind Sie eher ein verstandesbetonter Mensch, erfahren Sie im Abschnitt »Auswahl über die Selbstbetrachtung« (Seite 24), wie Ihnen dieses Buch als Wegweiser dienen kann, sich in Ihrem Seelenleben zurechtzufinden, Ihren Standpunkt zu klären und aus dieser Erkenntnis heraus die für Sie hilfreichen Blüten zu finden.
- Wenn Sie meinen, allein nicht weiterzukommen, wenn Sie sich in einer »Sackgasse« befinden, oder auch bei schwererer Erkrankung, sollten Sie sich einem/r erfahrenen Blütentherapeuten/in anvertrauen (Seite 25).

Über den Umgang mit den Blütenbeschreibungen

Auf welchem Wege auch immer Sie zu »Ihren« Blüten finden – irgendwann werden Sie sicher bei den Blütenbeschreibungen (ab Seite 35) landen.

• In jeder dieser Beschreibungen stellen wir einen »Menschentyp« dar, zu dem die Blüte besonders gut paßt. Das Wirkspektrum der Blüten ist jedoch so umfangreich, daß Sie für sich auch Aspekte entdecken können, die in unseren Texten nicht aufgeführt sind. Vertrauen Sie grundsätzlich eher Ihrem Gefühl, ohne sich vom Text zu sehr einengen zu lassen!

• Nicht jede ausgewählte Blüte muß ein wichtiges Wesensmerkmal von Ihnen widerspiegeln. Vielleicht befinden Sie sich nur vorübergehend in einer Situation, in der die betreffende Blüte Sie unterstützt. Dies wird sicher häufig der Fall sein, denn jeder Mensch durchläuft irgendwann einmal im Leben die Gemütslagen und Problemstellungen, bei denen die in diesem Buch beschriebenen Essenzen helfen! Dann trifft auf Sie vielleicht nur der erste Punkt der Blütenbeschreibung unter »Wann ist ... hilfreich?« zu. Nehmen Sie diese Blüte einfach als Wegbegleiterin auf der Strecke, die Sie gerade in Ihrem Leben zurücklegen.

• Die Essenzen wirken immer ausgleichend und damit auf beide Pole einer Problematik: So können zum Beispiel sehr angespannte Menschen mit Hilfe von Vervain besser loslassen, gleichzeitig vermittelt Vervain aber auch Spannkraft und Durchhaltewillen für die, die sich zu sehr hängen lassen. Die traditionell beschriebene und häufigste Wirkrichtung wird jeweils ausführlich dargestellt, die Gegenrichtung wird im Text kurz erwähnt und erschließt sich am besten aus dem Gesamtbild.

• Wenn Sie auf intuitivem Wege Blüten ausgewählt haben, kann es vorkommen, daß Sie sich von der Blütenbeschreibung nicht sofort angesprochen fühlen. Dies ist der große Vorteil der intuitiven Methode: Sie werden zu Blüten geführt, die sich Ihnen allein durch Überlegung und Selbstbetrachtung nicht erschlossen hätten. Nicht selten kann das zugehörige Thema genau der »blinde Fleck« (Seite 13) sein, der Ihnen erst im Lauf der Zeit während der Einnnahme bewußt wird und Gestalt annimmt. In diesem Fall ist es hilfreich, sich kurze Notizen über das eigene Befinden, vielleicht auch über Träume, zu machen, um Verdrängtes aufzuarbeiten, sich von Altem zu lösen und neue Seiten an sich zu entdecken.

Intuitive Auswahl

Stellen Sie sich vor, Sie stehen im Blumengeschäft und möchten einen Strauß zusammenstellen: Manchmal ziehen einige Blumen sofort Ihre Aufmerksamkeit auf sich, manchmal brauchen Sie ein bißchen Zeit, bis Sie eine Wahl treffen. Vielleicht haben Sie häufig die Erfahrung gemacht, daß die spontanen Entscheidungen »aus dem Bauch heraus« die besten waren.

Hier treffen Sie, ähnlich wie im Blumengeschäft, die sicherste Auswahl, wenn Sie Ihrer inneren Stimme vertrauen. Sollten Sie sich gerade darin sehr unsicher fühlen, können Sie mit Hilfe der Blüten lernen, immer mehr Ihrer Intuition zu folgen und wahrzunehmen, was Ihnen gerade gut tut und weiterhilft.

Lassen Sie alle Vorurteile beiseite, und fühlen Sie sich frei, einen »Blumenstrauß« nach Ihrem Geschmack zusammenzustellen.

Ein meditativer Blütenspaziergang

• Nutzen Sie eine ruhige Stunde, um sich – vielleicht begleitet von sanfter Musik – in eine Phantasiewelt zu versetzen: in eine Landschaft Ihrer Wahl, in der alle erdenklichen Blumen und Bäume wachsen, Wasser fließt, besondere Steine zu finden sind ... Halten Sie dort Ausschau nach einer Pflanze, die Sie durch Wuchs, Farbe und Form der Blüte spontan anspricht.

• Nehmen Sie sich die Zeit, bei der Blüte Ihrer Wahl zu verharren, und schauen Sie, ob Sie mit ihr in ein kleines »Gespräch« kommen können. Vielleicht ist es auch einfach das Wasser, das Sie zum Plaudern einlädt.

Lassen Sie sich überraschen von dem, was Ihnen die Natur auf diese Weise mitteilt – so werden Sie erfahren, welche Hilfe Ihnen die Blüte oder das Wasser geben kann.

Manchen Menschen gelingt es sogar, auf diese Weise die heilende Schwingung in sich aufzunehmen, so daß sie sich anschließend gekräftigt und entspannt fühlen und tiefinnerlich bewegt sind von diesem Kontakt.

• Blättern Sie jetzt im Buch nach, ob »Ihre« Pflanze dabei ist, und bereiten Sie sich eine Einnahmeflasche daraus, wobei Sie eine oder mehrere Essenzen mischen können.

• Vielleicht taucht in Ihrer Vorstellung auch eine Pflanze auf, von der es noch keine Essenz gibt, dann vertrauen Sie darauf, daß Ihre innere Stimme Sie richtig führt und Sie auch ohne Einnahme einer Essenz Kräfte und Einsichten durch den Kontakt mit dem Wesen der Pflanze gewinnen können.

Die Sprache der Bilder

Vielleicht sind Sie ein »Augenmensch«, und die vielen Blütenbilder des Buches haben es Ihnen besonders angetan!

• Dann schauen Sie in aller Ruhe diese Seiten durch und lassen sich davon führen, welches Bild Sie spontan anzieht. Sie brauchen keine Erklärung, warum eine Blüte Sie stark anspricht – vertrauen Sie Ihrem Gefühl, lassen Sie sich einfach darauf ein.

• Gerade, wenn Ihnen das Bild einer Blüte zusagt, müssen Sie nicht unbedingt zur entsprechenden Essenz greifen. Ein Foto der Blüte, irgendwo in der Wohnung aufgestellt oder als Poster am Arbeitsplatz an die Wand gehängt, vermittelt genau die heilende Schwingung, die Ihnen gut tut, und kann außerdem die ganze Familie oder alle Arbeitskollegen und -kolleginnen gleichzeitig erreichen.

• Sie werden selbst spüren, wann Sie das Bild nicht mehr brauchen und auswechseln wollen.

• Ein Bild, das Sie momentan abstößt, hat vielleicht etwas mit Ihrem »blinden Fleck« zu tun. Lassen Sie es einfach als Impuls auf sich wirken und stellen die Auseinandersetzung mit dem Thema zurück bis zu einem Zeitpunkt, an dem Sie das Bild erneut anspricht und diesmal angenehme Gefühle in Ihnen wachruft.

Der Greif- und Fühltest

Oft werden schon beim Halten der Essenz die Hände warm, oder es kribbelt in der Hand und im Arm, als ob das Fläschchen lebendig wäre. Vielleicht atmen Sie auch tiefer durch und fühlen sich entspannt, oder es breitet sich spontan eine heitere Stimmung in Ihnen aus. Jede Art von Reaktion weist darauf hin, daß das Thema der Essenz zur Zeit wichtig ist, weil Energie ins Fließen kommt.

Wenn Sie die Essenzenfläschchen zur Verfügung haben, können Sie mit einem einfachen Fühltest Ihre Auswahl treffen:

• Stellen Sie die Kästen mit den Essenzen geöffnet vor sich hin, und fahren Sie mit der Hand langsam darüber. Spüren Sie, ob Sie bei dem einen oder anderen Fläschchen Wärme oder einen Energiefluß in der Hand fühlen.

• Nehmen Sie dann die Essenzen Ihrer Wahl in die Hand, und spüren Sie aufmerksam hin – manchmal fühlt sich eine Essenz so gut an, daß Sie stundenlang so sitzen bleiben könnten, manchmal tritt plötzlich Herzklopfen oder ein innerer Widerstand auf, so daß Sie das Fläschchen am liebsten sofort weglegen möchten.

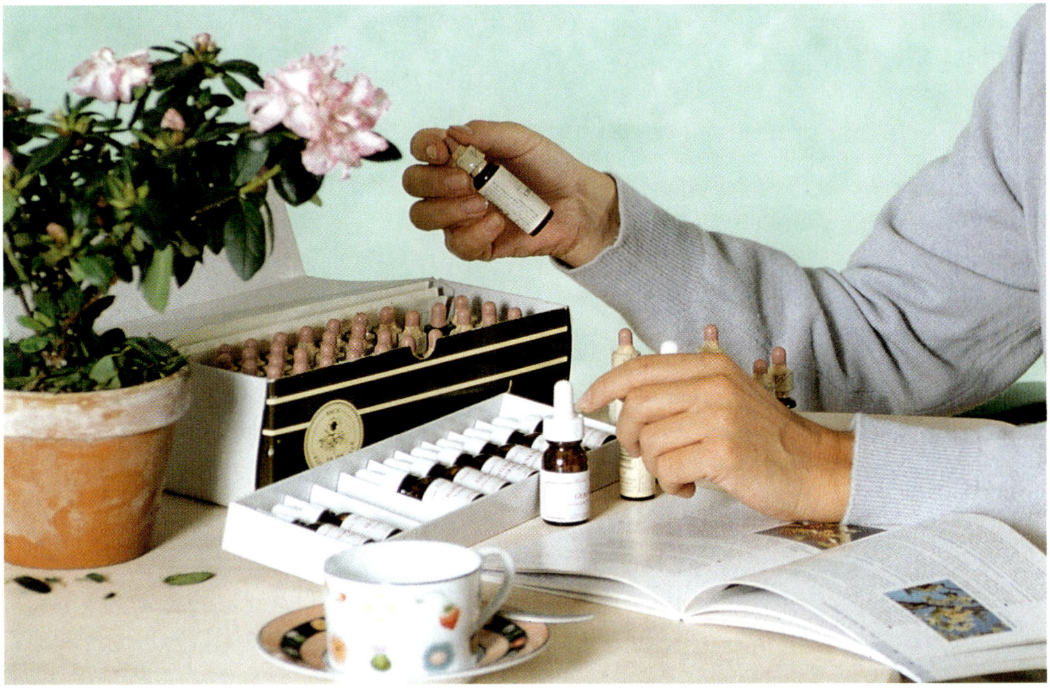

Die Auswahl ist groß, die Entscheidung oft nicht einfach – nehmen Sie sich deshalb Zeit und Ruhe, um »Ihre« Essenzen zu finden. Vertrauen Sie dabei vor allem Ihrer Intuition!

• Wählen Sie unter den Essenzen, die Sie als besonders harmonisch empfinden, nun die vier wichtigsten für Ihre aktuelle Mischung: Halten Sie mehrere Fläschchen gemeinsam, und spüren Sie nach, bei welcher Kombination Sie sich am wohlsten fühlen.

• Wenn der Text zur Blüte bei Ihnen zunächst Verwunderung auslöst, deutet das auf einen »blinden Fleck« hin (siehe Seite 21). Das gilt auch für Essenzen, die Sie anfangs beim Fühltest ablehnen, weil Ihnen die Reaktion zu stark oder unangenehm erscheint. Stellen Sie die betreffenden Blüten zurück bis zu einem späteren Zeitpunkt.

Kinesiologischer Muskeltest

Wenn Sie für Freunde oder Bekannte eine Blütenmischung zusammenstellen wollen, eignet sich der kinesiologische Muskeltest besonders gut: Sie müssen dafür die innere Problemstellung Ihres Gegenübers nicht kennen, sondern fragen dessen Unterbewußtsein über einen Testmuskel ab. Durch seine Reaktion zeigt Ihnen der Körper ganz klar, welche Essenz ihm hilft, mit dem anstehenden Problem fertig zu werden.

Der Vorteil dieser zuverlässigen und schnellen Methode ist, daß Sie so an tieferliegende Schwierigkeiten herankommen und von vorgefaßten Meinungen und Wunschvorstellungen unbeeinflußt sind. Sie können den Verstand umgehen und stoßen leichter auf die tiefgründig wichtigen Blütenessenzen.

• Um den Muskeltest richtig zu erlernen, ist es sinnvoll, einen Grundkurs in Kinesiologie zu absolvieren, der meist als »Touch for Health I« in vielen Städten angeboten wird (Buchtip siehe Seite 215).

Auswahl über die Selbstbetrachtung

Blütenbeschreibung und Leitsatz

Beim Lesen der Blütenbeschreibungen fühlen Sie sich vielleicht von manchen Sätzen spontan angesprochen. Sie können Gedanken und Problemstellungen ausgedrückt finden, die Sie schon seit geraumer Zeit beschäftigen. Manchmal taucht eine lebhafte Erinnerung an eine zurückliegende Zeit auf, oder es kommt Ihnen eine Person in den Sinn, für die diese Blüte Ihrer Ansicht nach geeignet wäre.
Wenn Sie sich von sehr vielen Blüten gleichzeitig angesprochen fühlen, setzen Sie sich am besten ein paar Tage mit dem Leitsatz auseinander, dem »Thema« der Essenz, das Sie unter dem Namen jeder Blüte finden. Wählen Sie die Blüte, deren Leitsatz Ihr momentanes Ziel am deutlichsten widerspiegelt.

TIP Wenn Sie sich gar nicht entscheiden können, gönnen Sie sich eine Zeit der Klärung, indem Sie sich mit Bild und Text von *Cerato* (Seite 44) auseinandersetzen und damit den Zugang zu Ihrer inneren Stimme finden. Oft hilft auch die Einnahme von Cerato nach der Wasserglasmethode (Seite 28) über mehrere Tage, klarer und eindeutiger zu werden.

Lebenssituation und Problemlage

Häufig führt ein aktuelles Problem mit dem Körper, in der Familie oder im Beruf zu der Frage, was Sie außer den vom Arzt angeordneten Hilfsmaßnahmen selbst noch tun können. Oder Sie haben schon verschiedene andere Methoden ausprobiert und versprechen sich jetzt den Durchbruch zur Heilung von den Blütenessenzen. In diesem Fall kann Ihnen Ihre aktuelle Beschwerde als Wegweiser dienen, um die passenden Blüten für sich zu finden.

TIP Wenn Sie in einer Akutsituation schnelle Hilfe brauchen, ist Rescue Remedy (Seite 112), die Erste-Hilfe-Kombination, die beste Wahl.

Über die Selbstbefragung zur Blüte

Die Auswahl der Blüten, die Sie über längere Zeit begleiten sollen, braucht etwas Zeit. Setzen Sie sich dafür in aller Ruhe mit diesem Buch hin, wählen Sie am besten eine stille Stunde allein zu Hause, oder suchen Sie sich ein einsames Plätzchen im Freien. Nehmen Sie Schreibblock und Stift, und machen Sie sich Notizen zu folgenden Gedanken:

1 Unter welchen Beschwerden leide ich zur Zeit am meisten? Machen Sie beim Notieren verschiedene Spalten für *körperliche Schmerzen* wie Kopfschmerz, für *geistige Schwierigkeiten* wie Konzentrationsstörungen und für *seelische Nöte* wie Trauer, Stimmungstief.
2 In welcher Lebensphase, in welchen Lebensumständen befinde ich mich gerade?
3 Wenn ich ganz frei entscheiden könnte, was würde ich dann am liebsten tun? Was ist mein sehnlichster Wunsch?

Um zur passenden Blüte zu finden, haben Sie jetzt verschiedene Möglichkeiten:
zu **1**: Sie schlagen im Register des Buchs nach (ab Seite 216), ob Ihr persönliches Problem dort verzeichnet ist, und lassen sich zum Blütentext führen.
zu **2**: Sie schauen im Inhaltsverzeichnis unter dem Kapitel »Blüten fürs Leben« oder im Register, ob Ihre aktuelle, persönliche Lebenssituation aufgeführt ist, und lesen unter den im entsprechenden Kapitel empfohlenen Blüten nach, welche am deutlichsten Ihre Situation wiedergibt.
Wenn mehrere Probleme Sie beschäftigen, empfiehlt es sich, Schritt für Schritt nach Prio-

rität vorzugehen, wie wir es weiter unten beschrieben haben.
zu **3**: Sie lesen nur die Leitsätze der Blüten und wählen denjenigen aus, der Ihren sehnlichsten Wunsch am treffendsten wiedergibt. Sehen Sie sich dann erst die Blütenbeschreibung an.

TIP Wenn sehr viele Blüten Sie ansprechen und Sie sich mit der Auswahl schwer tun, versuchen Sie, entweder über die intuitive Auswahl (Seite 21) weiterzukommen, oder gehen Sie nach Priorität vor:

Selbstbehandlung nach Priorität

Nehmen Sie sich bei der Selbstbehandlung am Anfang nicht zu viel vor, sondern beginnen Sie mit den kleinen Alltagsproblemen, die sich erst kürzlich eingestellt haben, und stellen »Dauerbrenner« erst einmal zurück. Dabei ist es nützlich, sich eine »Prioritätenliste« anzulegen: Nehmen wir an, Sie leiden seit kurzem unter Wochenendmigräne, haben schon längere Zeit einen beruflichen Konflikt und eine seit Jahren unterschwellig schwelende Auseinandersetzung mit Ihren Eltern.

- Beginnen Sie am besten mit der Behandlung Ihrer jüngsten Problematik, den Kopfschmerzen (siehe ab Seite 165 und im Register). Wählen Sie unter den dort empfohlenen Blüten bis zu vier Essenzen für Ihre Mischung aus (Seite 28), und nehmen Sie diese etwa vier Wochen lang kontinuier-lich ein.
- Überprüfen Sie nach dieser Zeit, ob alle Essenzen weiterhin wichtig sind. Falls nicht, schlagen Sie unter Ihrem nächsten Thema nach – in unserem Beispiel der Beruf. In welcher der ab Seite 188 geschilderten Situationen finden Sie sich am ehesten wieder? Behalten Sie die noch wichtigen Blüten vom Thema »Kopfschmerz« bei, und wählen Sie unter den neuen jene aus, die Ihrer Problemstellung am ehesten entsprechen.
- Nach weiteren vier Wochen mit dieser Mischung können Sie sich allmählich um Ihr langfristiges Thema kümmern. Nehmen Sie sich so viel Zeit, wie Sie brauchen, denn der langsamere Weg ist auf Dauer der schnellste!
- Es kann durchaus sein und ist sogar wahrscheinlich, daß sich für Ihr aktuelles, Ihr längerfristiges und Ihr Dauerthema die gleichen Blütenempfehlungen finden. Dann sind diese Blüten besonders wichtig, und Sie können Sie als Essenz oder als Bild für längere Zeit anwenden.

Wichtig: Geduld!

Nach dem Motto »Wunder dauern etwas länger!« erwarten Sie bitte nicht, daß sich all Ihre Schwierigkeiten über Nacht in Luft auflösen! Schließlich geht es nicht um die Beseitigung von Symptomen (Seite 12), sondern um eine längerfristige Therapie, während der Sie Schicht um Schicht Ihrer Probleme abtragen, bis Sie schließlich beim Kern angelangt sind.

Grenzen der Selbstbehandlung

Manchmal erscheinen die momentanen Umstände sehr verzwickt, vielleicht haben Sie das Gefühl, an zu vielen Fronten gleichzeitig kämpfen zu müssen, und tun sich von daher schwer mit der Selbstauswahl. Oder Sie befinden sich in einer so niedergedrückten Verfassung, daß Sie selbst nicht genügend Abstand haben für eine Entscheidung. Vielleicht konnten Sie sich auch schon ein gutes Stück weit selbst helfen, sind aber jetzt bei Ihrem »blinden Fleck« (Seite 13) angelangt und kommen alleine nicht recht weiter.
In all diesen Fällen ist es sinnvoll, Hilfe zu suchen bei erfahrenen Blütentherapeuten/innen, bis Sie spüren, daß Sie alleine weitergehen können. Gönnen Sie sich die Erfahrung, von

jemandem Unterstützung zu erfahren, der Sie auf einem seelischen Entwicklungsweg begleiten kann.

Wichtig

Lassen Sie bitte Ihre Beschwerden immer erst von Arzt/Ärztin oder Heilpraktiker/in abklären, ehe Sie sich selbst behandeln!
Denn eine Blütentherapie ersetzt keine schulmedizinisch notwendigen Maßnahmen, sondern stellt grundsätzlich eine unterstützende Behandlung dar, die auf lange Sicht dazu beitragen kann, allopathische Mittel einzusparen oder im Falle einer Operation Ihre Genesung zu fördern.

Auswahl für andere

Irgendwann taucht der Wunsch auf, auch anderen, etwa Ihren Familienmitgliedern mit den Blütenessenzen zu helfen. Selbst wenn Sie ganz sicher sind, daß diese oder jene Essenz notwendig wäre, denken Sie bitte daran: Niemand darf zu seinem »Glück« gezwungen oder ohne sein ausdrückliches Einverständnis mit Blüten behandelt werden!
Eine Ausnahme von dieser Regel stellen die Erst-Hilfe-Tropfen dar (Seite 112), da Sie in einer Notfallsituation nicht lange fragen können, sondern spontan handeln müssen.
Sie haben immer die Möglichkeit, ein Blütenbild aufzuhängen oder Essenzen als Raumspray zu benutzen, und harmonisieren damit die Atmosphäre.
Eine ideale Möglichkeit, um für andere eine Mischung zusammenzustellen, ist die Auswahl über das Bild. Lassen Sie Ihre Freunde die Blütenbilder durchschauen und sich spontan für eines oder mehrere entscheiden.
Wenn Sie die Grundlagen der Kinesiologie kennen, können Sie für andere durch den Muskeltest Essenzen austesten (Seite 23).

Die Anwendung

Wissenswertes für die Anschaffung

Es war Dr. Bachs Wunsch, daß die Blütenessenzen in keinem Haushalt als Wegbegleiter für die kleineren und größeren Probleme des täglichen Lebens fehlen sollten.

Bezugsquellen

• Heutzutage können Sie die Essenz-Konzentrate in manchen Apotheken, direkt bei verschiedenen Herstellern oder über einen Versand beziehen – einzeln oder im Set. Adressen finden Sie auf Seite 215. Wenn Sie intensiver mit den Blüten arbeiten wollen, lohnt es sich, das gesamte Essenzen-Set zu besorgen und sich vielleicht die Kosten der Anschaffung mit Familie und Freunden zu teilen. Ein 10- oder 15-ml-Konzentratfläschchen reicht für die Herstellung von mindestens 50 Einnahmeflaschen (Seite 28) und ist somit sehr ergiebig.
Da die Essenzen nicht offiziell als Arzneimittel in Deutschland registriert sind, verhalten sich Apotheker unterschiedlich in der Frage, ob und wie sie die Essenzen an den Verbraucher weitergeben. Es gibt Apotheker und Therapeuten, die die von Ihnen benötigte Mischung auf Wunsch abgeben.

• Vielleicht haben Sie Lust, selbst Blüten zu fotografieren oder finden in Kalendern oder auf Postkarten die eine oder andere wieder.
Alle Blütenbilder sind einzeln oder im Set im Briefkartenformat und in verschiedenen Postergrößen unter der Bezugsadresse auf Seite 215 erhältlich. – Vor allem im Privatbereich empfehlen sich Wechselrahmen für die Poster, um nach Lust und Laune das zu Ihrer inneren Verfassung passende Bild einsetzen zu können.

Aufbewahrung und Haltbarkeit der Essenzen

Obwohl auf manchen Konzentratfläschchen ein Haltbarkeitsdatum steht, sind sie praktisch unbegrenzt haltbar.

- Bewahren Sie sie am besten an einem geschützten, kühlen Ort auf, nicht im Kühlschrank und möglichst nicht in der Nähe von elektrischen Geräten.
- Achten Sie darauf, beim Gebrauch die Pipette nicht zu berühren und das Fläschchen umgehend wieder zu verschließen.
- Wenn Sie das eine oder andere Fläschchen öfters in der Hand halten, um bereits auf diese Weise die Wirkung zu nutzen (Seite 29), entnehmen Sie beim Halten und beim Transport laufend Heilschwingung, so daß sich die Wirkung im Lauf der Zeit erschöpft. Sie sollten deshalb das Fläschchen nach etwa einem Jahr erneuern.
- Vermeiden Sie radioaktive Bestrahlung, zum Beispiel am Flughafen. Wenn es sich nicht umgehen läßt, sollten Sie die Fläschchen anschließend ein paar Stunden in der Sonne energetisch wieder aufladen.
- Wenn Sie Zweifel haben, ob Ihre Essenzen noch wirksam sind, können Sie dies durch kinesiologische Testmethoden (Seite 23) überprüfen.

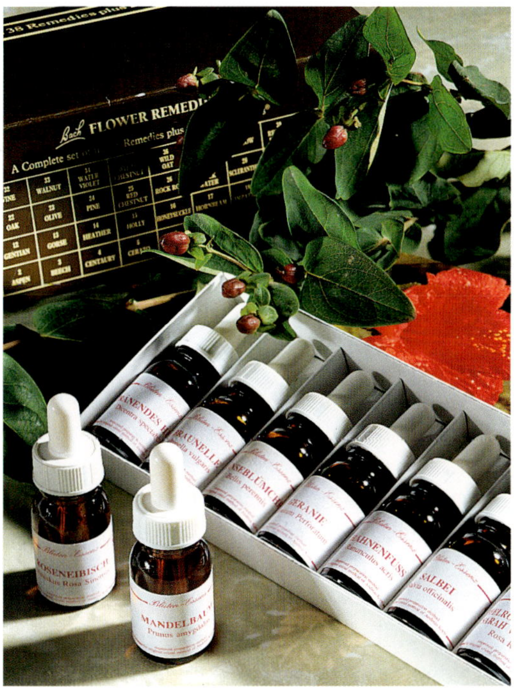

Die Konzentratfläschchen der Blütenessenzen werden von verschiedenen Herstellern angeboten.

Welche Art der Anwendung entspricht mir?

Wenn Sie einige Blüten ausgewählt haben (Seite 20), treffen Sie zunächst eine Entscheidung, ob Sie die Blüten als Essenz anwenden wollen, ob Ihnen die Bildwirkung im Moment besonders angenehm ist oder ob Sie durch verschiedene Anwendungsformen gleichzeitig mehrere Ebenen ansprechen wollen.

- Innerliche Einnahme (Seite 28): Kurzfristig und im Notfall können Sie die ausgewählten Blüten nach der »Wasserglasmethode« einnehmen. Wenn Sie sich jedoch Schritt für Schritt mit Ihren Problemen befassen und Lösungen für sich finden wollen, empfiehlt sich die Einnahme über einen längeren Zeitraum.
- Äußerliche Anwendung (Seite 29): Bei Hauterkrankungen, Muskelverspannungen und Gelenkbeschwerden, aber auch, um die Körperenergie in Fluß zu bringen und Chakren zu harmonisieren (Seite 19), empfiehlt sich die äußerliche Anwendung, sowohl als Einzelessenz als auch in einer Mischung.
- Bildanwendung und Raumspray (Seite 30 und 31): Wenn Sie zu Hause oder im Büro/Geschäft in Räume eine harmonische Schwingung bringen möchten, sind die Blütenbilder oder ein essenzhaltiger Raumspray geeignet.

Über das Mischen

Die Blütenessenz-Konzentrate werden in der Regel tropfenweise in Wasser, Körperöl oder Creme verdünnt angewendet.
Wir empfehlen, nicht mehr als vier Essenzen zu kombinieren, damit Sie den Überblick behalten.
Im Kapitel »Blüten fürs Leben« (ab Seite 163) schlagen wir Ihnen zu vielen Beschwerden und Themen Mischungen vor. Diese können Sie einsetzen, wenn Sie sich anfangs noch keine eigene Zusammenstellung zutrauen und sich spontan vom dazugehörigen Text angesprochen fühlen.
Überprüfen Sie von Zeit zu Zeit, ob Sie die Essenzen Ihrer aktuellen Mischung noch benötigen oder ob andere für Sie wichtig werden.

Innerliche Einnahme

Dies ist die traditionelle und Ihnen vermutlich geläufige Art, die Essenzen einzusetzen.

Wasserglasmethode

Die beste Methode, um akute Beschwerden kurzfristig mit einer Essenz zu behandeln oder um Rescue, die Erste-Hilfe-Kombination (Seite 112), einzunehmen:

- Geben Sie 1 bis 2 Tropfen der Essenz aus dem Konzentratfläschchen in ein Glas Wasser, und trinken Sie dieses schluckweise im Verlauf der nächsten halben bis ganzen Stunde. Das können Sie bis zu 5mal am Tag so machen, bei Bedarf auch 2 bis 3 Tage lang.

Einnahme über eine längere Zeit

Für die längerfristige Einnahme stellen Sie sich aus den Blütenessenz-Konzentraten Einnahmemischungen her.

- Besorgen Sie sich in der Apotheke ein 30-ml-Pipettenfläschchen aus Lichtschutzglas, und füllen Sie es zu drei Viertel mit Mineralwasser ohne Kohlensäure, zu einem Viertel mit Alkohol wie Cognac oder Obstwasser.
Geben Sie von jeder gewählten Blütenessenz 3 bis 4 Tropfen in Ihr Einnahmefläschchen, und schüttteln Sie dieses zum Vermischen leicht (auch vor jeder Einnahme).
Die Menge reicht für 3 bis 4 Wochen und ist bis zu 12 Wochen haltbar.

»Faustregel« für die Einnahmemischung:
3/4 Wasser, 1/4 Alkohol
4 Blütenessenzen, je 3 bis 4 Tropfen
4mal 4 (oder 3mal 5) Tropfen täglich

Wenn Sie auf den Alkohol, der zur Konservierung dient, verzichten wollen, setzen Sie einfach eine kleinere Menge an: 10 ml Wasser mit 1 Tropfen von jeder Blütenessenz. Diese Mischung hält sich etwa 2 Wochen lang.

- Geben Sie 4mal täglich 4 Tropfen (oder 3mal täglich 5 Tropfen) Ihrer Mischung direkt auf die Zunge; lassen Sie sie möglichst lange im Mund, da sie schon über die Mundschleimhaut aufgenommen wird.
- Am besten sagen Sie immer Ihren persönlichen Leitsatz dazu (Seite 24).
- Es hat sich bewährt, die Tropfen vor oder zwischen den Mahlzeiten, die letzte Dosis abends kurz vor dem Schlafengehen einzunehmen. Folgen Sie Ihrer Intuition und geben Ihrem Gefühl nach, wenn Sie anfangs sehr häufig das Bedürfnis haben sollten, die Essenzen einzunehmen. Dies gibt sich nach einigen Tagen. Vertrauen Sie auch Ihrer inneren Stimme, wenn Sie plötzlich eine Abneigung entwickeln, und beenden Sie dann die Einnahme.
- Wenn Sie den Muskeltest beherrrschen (Seite 23), können Sie Dosierung und Einnahmedauer für sich noch genauer bestimmen und werden dabei vielleicht von unseren Angaben leicht abweichende Aussagen erhalten. Vertrauen Sie dann Ihrem Testergebnis.

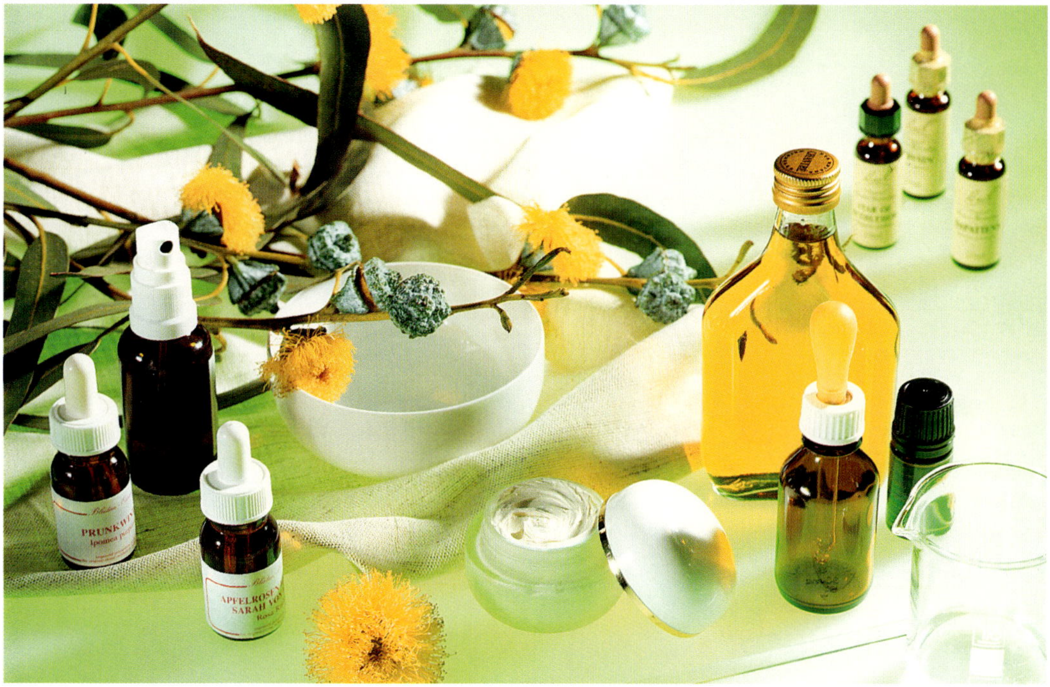

Die Essenzen anzuwenden, ist einfach: Für die Einnahme werden sie meist in Wasser verdünnt, für die äußerliche Anwendung in Creme, Körper- oder Badeöl gegeben.

Äußerliche Anwendung

Diese Anwendungsart geht auf neuere Erfahrungen und Erkenntnisse zurück. Ebenso wie über die Mundschleimhaut, werden die Essenzen auch über die Haut aufgenommen.
Sie können sie pur oder in Wasser verdünnt auftragen, in eine Creme oder Körperlotion mischen, Umschläge mit ihnen machen oder sie dem Badewasser zusetzen. Damit erreichen Sie kranke Hautpartien und alte Narben, aber auch darunterliegendes Gewebe wie Bindgewebe, Muskulatur, Nerven und Gefäße.
Besonders bewährt hat sich das Auftragen, pur oder verdünnt, auf Reflexzonen oder Akupressurpunkte (Buchtips Seite 215). Mit der passenden Essenz können Sie den gesamten Energiefluß im Körper harmonisieren (Seite 18) und Organe in ihrer Funktion stärken. Hochwirksam ist es auch, die Essenzen auf die Chakren (Seite 19) aufzutragen zur Balancierung und Harmonisierung von Körper und Seele.

TIP In vielen Situationen ist es hilfreich, einfach das entsprechende Fläschchen in der Hand zu halten oder am Körper zu tragen. Das gilt besonders für Rescue (Seite 112), das Sie am besten immer für den Notfall bereithalten. Beachten Sie bitte, daß die Essenz dadurch mit der Zeit in ihrer Wirkung nachläßt (Seite 27).

Pur oder als Verdünnung

- Im Akutfall können Sie die Essenzen direkt aus dem Konzentratfläschchen auf die entsprechenden Bereiche auftragen.
- Bei längerfristigem Bedarf setzen Sie eine Mischung an wie für die innerliche Einnahme. Dosieren Sie hier jedoch höher: etwa 7 Trop-

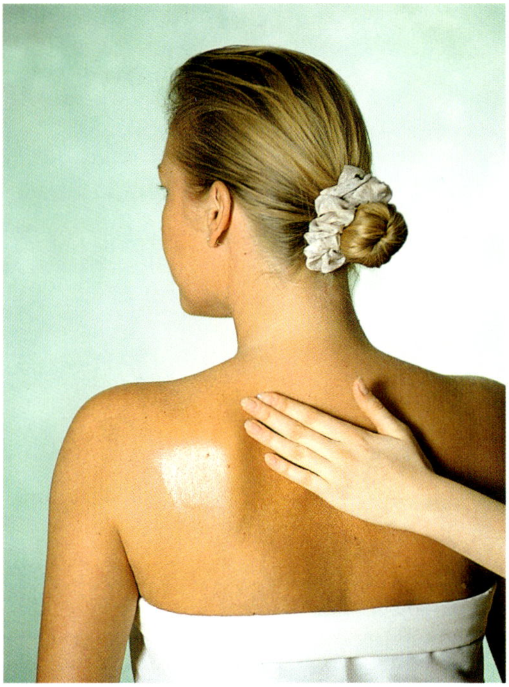

Auch über die Haut entfalten die Essenzen ihre heilsame Wirkung.

fen aus dem Konzentrat auf ein 30-ml-Fläschchen mit 3/4 Wasser und 1/4 Alkohol. Vor jeder Anwendung schütteln.

• Tragen Sie mehrmals täglich 5 Tropfen davon auf die betreffenden Bereiche auf.

In Creme oder Körperlotion/-öl

• Nehmen Sie als Basis-Creme, -Lotion oder -Öl möglichst Naturkosmetikprodukte ohne künstliche Zusätze. Geben Sie in 50 ml Basis 3 bis 7 Tropfen pro Essenz. Rühren Sie die Creme mit einem sauberen Spatel um, schütteln Sie Öl oder Lotion kräftig.

Für die Dosierung ist entscheidend, wo und warum Sie die Mischung anwenden wollen: Wenn Sie sie großflächig auftragen, wählen Sie die Tropfenzahl niedriger; für kleinere Bereiche, etwa für einen Insektenstich, kann die Dosierung der Essenz höher sein.

• Creme oder Körperlotion tragen Sie am besten 2mal täglich nach dem Waschen auf. Ein Massageöl massieren Sie nach Bedarf ein, zum Beispiel nach sportlicher Betätigung.

Im Umschlag

Umschläge sind häufig sinnvoll, zum Beispiel bei Verbrennungen, Insektenstichen, Prellungen oder Hautleiden wie Neurodermitis.

• Setzen Sie einer kleinen Schüssel mit etwa 250 ml Wasser je 4 Tropfen der gewählten Essenzen zu. Tränken Sie damit ein dünnes Tuch, und legen Sie es etwa 10 Minuten lang auf die betroffene Stelle.

• Im Akutfall, zum Beispiel bei einer Verbrennung, wiederholen Sie die Umschläge so lange, bis die Schmerzen nachgelassen haben. Längerfristig genügt im allgemeinen eine zweimalige Anwendung pro Tag.

Im Vollbad

Wenn Sie sich nach einem anstrengenden Tag etwas Gutes tun wollen, können Sie einem Vollbad einige Essenzen zusetzen. Je nachdem, welche Blüten Sie auswählen, fühlen Sie sich danach erfrischt oder entspannt und wohlig müde, bereit zu neuen Taten oder wie nach einem erholsamen Wochenende.

• Geben Sie je 4 bis 7 Tropfen der gewählten Essenzen ins Bad, und genießen Sie es bei Ihnen angenehmer Wassertemperatur.

Bei Kindern, oder wenn Sie einen labilen Kreislauf haben oder schwanger sind, sollte das Wasser nicht wärmer als 38 °C sein und das Bad nicht länger als 10 bis 15 Minuten dauern.

Im Raumspray

Zur Herstellung eines Raumsprays besorgen Sie sich einen Zerstäuber aus Plastik oder Glas, den Sie mit einer Mischung von abgekochtem Wasser (oder stillem Mineralwasser) und Alkohol füllen, im Verhältnis 2 : 1.

Geben Sie pro 50 ml Flüssigkeit je 5 Tropfen der gewünschten Essenzen zu.

TIP Zur Kombination innerlicher und äußerlicher Anwendung: Es kann sein, daß Sie eine Blütenmischung einnehmen und gleichzeitig eine oder zwei weitere Essenz/en äußerlich auftragen wollen. Die gemeinsame Anwendung beeinflußt sich gegenseitig meist sehr positiv (ganz besonders übrigens während der Geburt, Seite 180).

Anwendung der Bilder

Jedes Bild, jeder optische Eindruck beeinflußt über das Auge Gemüt und Seele. Das hängt mit Farbe und Motiv zusammen sowie mit dem Gesamtausdruck, den es wiedergibt.
Gerade im Winter haben wir häufig das Verlangen nach ausdrucksstarken, warmen Tönen wie Gelb, Rot-Orange und sattem Grün, im Sommer bevorzugen viele Menschen eher die »kühlen« Farben wie Weiß, Hellblau und zartes Violett.
Wie ein schön arrangierter Blumenstrauß jeden Raum verschönert und die Stimmung verbessert, so können Sie mit Blütenbildern – als Poster an die Wand gehängt oder als Grußkarten aufgestellt – sehr viel zur harmonischen Schwingung in diesen Räumen beitragen.
Wenn Sie am Arbeitsplatz, in der Schule oder im Privatbereich speziell ausgesuchte Blütenbilder aufhängen, wird jeder, der sich in diesem Raum aufhält, »durch die Blume« mit der Wirkung in Kontakt kommen.

Subtile Wirkung im Raum

Die Stimmung in solchen Räumen verbessert sich häufig, ohne daß es den Menschen, die ein- und ausgehen, bewußt wird.
Vor allem, wenn Sie ein Thema langfristig begleitet oder wenn mehrere Menschen, zum Beispiel die ganze Familie, daran beteiligt sind, kann das Blütenbild dazu beitragen, daß sich in subtiler Weise Konflikte lösen.
Am Arbeitsplatz kann das passende Blütenbild den Umgang der Menschen untereinander harmonisieren und Hektik und Streß reduzieren.
In Krankenzimmern hilft der Blick auf ein Blütenbild, sich positiv zu verankern und die Selbstheilungskräfte zu mobilisieren.
In Arztpraxen und Warteräumen hilft das entsprechende Blütenbild, Spannung abzubauen und den Dingen gelassen ins Auge zu blicken.
Auch als Grußkarte zum Geburtstag oder bei einem Krankenbesuch, als Beileidsbezeugung für Trauernde können Sie den Beschenkten die Schwingung übermitteln, die auch von der Blütenessenz ausgeht.

Beispiele für den Einsatz

- Bilder, die die Konzentration fördern, zum Beispiel in Schulen, im Arbeitszimmer, in Konferenzräumen: Chestnut Bud, Hornbeam, White Chestnut; Dill, Rosmarin, Wilde Möhre.
- Bilder, die die Kommunikation erleichtern, zum Beispiel in allen öffentlichen Räumen, in Gastwirtschaften, Geschäften, Zentren: Beech, Heather, Larch; Eukalyptus, Geranie, Zimtrose.
- Bilder, die beruhigend wirken, Angst nehmen und Vertrauen schenken, zum Beispiel im Wartezimmer, in Untersuchungsräumen, im Altersheim: Aspen, Cerato, Rock Rose; Johanniskraut, Lotos, Victoria Regia.
- Bilder, die fröhlich und aktiv stimmen, die Schwung in den Alltag bringen: Gorse, Mimulus, Mustard; Zinnie.

Im Privatbereich folgen Sie am besten Ihrem persönlichen Geschmack. Wechseln Sie die Bilder aus, wenn es Ihrem Innersten entspricht.

Auf Seite 214 finden Sie eine Übersicht mit vielen Tips für den Bildeinsatz in Wohn- und Arbeitsbereichen und als Grußkarten.

Behandlungsverlauf

Erste Reaktionen

Schon bald nach der ersten Anwendung können sich deutliche Reaktionen zeigen: Körperlich kann das von vorübergehendem Schwitzen und Herzklopfen bis zu spontaner Entspannung und Ruhe reichen. Sie fühlen sich vielleicht geistig frischer und aufnahmefähiger, der Schlaf kann sich verändern, vielleicht tauchen längst vergessene Personen oder Situationen plötzlich in Träumen auf.

Die weitere Behandlung

Im weiteren Verlauf glätten sich starke Anfangswirkungen, bis Sie meist nach mehreren Wochen das Gefühl haben, die Mischung nicht mehr zu brauchen. Oft vergißt man einfach die Einnahme, oder das Fläschchen ist nicht mehr aufzufinden. Das zeigt Ihnen, daß einige angesprochene Themen für Sie jetzt nicht mehr wichtig sind, weil Sie sie seelisch schon bearbeitet haben. Wenn Sie sich nun erneut Zeit nehmen, Blüten auszusuchen, sind Sie unter Umständen erstaunt, wie rasch sich Ihre Vorliebe geändert hat! Lassen Sie sich einfach auf die aktuellen Bedürfnisse ein.

Wenn Sie sehr stark reagieren

• Manchmal kann eine Mischung in Ihnen körperlich oder seelisch so viel auslösen, daß Sie sich überfordert fühlen.
Vielleicht tauchen Körpersymptome auf, die Sie von früher her kennen, sei es eine Hauterscheinung oder ein akuter Infekt. Dann hat es sich bewährt, entweder Rescue, die Erste-Hilfe-Kombination, zusätzlich innerlich oder äußerlich anzuwenden oder vorübergehend mit der individuellen Mischung zu pausieren, bis das Symptom abgeklungen ist.
Wenn seelisch etwas in Aufruhr geraten ist, können Sie sich ebenfalls mit Rescue stabilisieren. Außerdem empfiehlt es sich, die Mittelwahl noch einmal zu überprüfen, sich zunächst nur für die Blüten zu entscheiden, mit denen Sie sich wirklich wohl fühlen, und sich nicht zuviel auf einmal vorzunehmen.

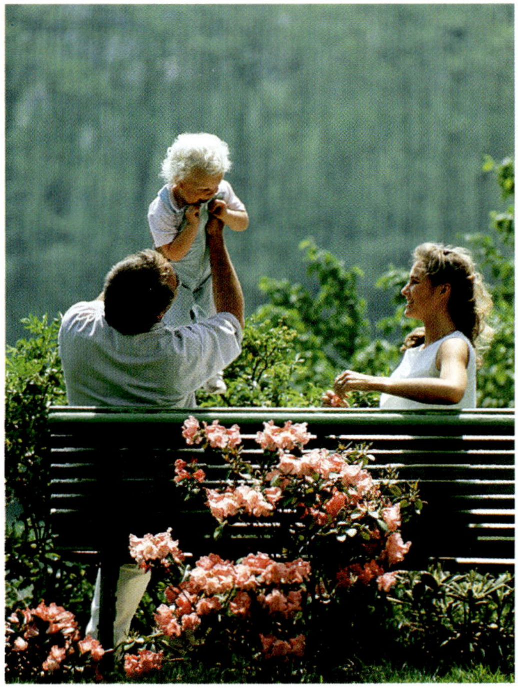

Entspannt, freudig und zuversichtlich das Leben genießen können – das ist das Ziel.

• Wenn die Symptome darauf hinweisen, daß der Körper einen intensiven Reinigungsprozeß durchmacht – wenn etwa anfangs verstärktes Schwitzen auftritt oder die Träume intensiver werden –, war die Mischung sehr gut gewählt.

Abhängig von Blütenessenzen?

Auch bei längerer Einnahmedauer werden Sie nicht abhängig von den Blütenessenzen, wie manche befürchten!

• Es ist ein ganz natürlicher Vorgang, daß Ihnen anfangs Ihr Fläschchen sehr wichtig ist. Je besser es Ihnen im Lauf der Einnahme geht, desto weniger werden Sie daran denken, bis

Sie schließlich längere Pausen einlegen wollen. Das gilt vor allem auch für die Notfalltropfen: Manche Menschen brauchen sie anfangs täglich, dann immer seltener, bis sie sie nur noch in der Handtasche haben für den Fall, daß ...

• Wenn Sie Ihrem Kind nicht bei jeder Schwierigkeit Tropfen anbieten wollen, nutzen Sie die Möglichkeit der Bildwirkung (Seite 31).

Wechselwirkungen

... mit ätherischen Ölen, Homöopathie und anderen Naturheilverfahren

• Die Kombination von Essenzen und ätherischen Ölen ist überaus wirkungsvoll, denn sie arbeiten gut zusammen. Wenn Sie natürliche Düfte lieben und sich etwas damit auskennen, können Sie sich selbst eine Körperlotion oder ein Badeöl herstellen, dem Sie zum Beispiel auf der Basis von Mandel- oder Jojobaöl ätherische Öle zusetzen und die Essenzen Ihrer Wahl. Dosieren Sie sparsam, da sich die Wirkung summiert! Am besten testen Sie wieder selbst oder mit Hilfe eines Partners aus (Seite 23). (Bezug fertiger Mischungen/Buchtip Seite 215)

• Aus unserer Sicht unterstützen sich Homöopathie und Blütenessenzen sehr gut. Vor allem lassen sich mit Hilfe der Blüten zu starke Erstreaktionen im Rahmen einer klassischen homöopathischen Therapie lindern. Manche Homöopathen lehnen allerdings die gleichzeitige Einnahme von Essenzen ab, da sie die Mittelwirkung nicht mehr so klar beurteilen können. Dann können Sie auf die äußerliche Anwendung oder die Blütenbilder ausweichen.

• Da die Blütenessenzen selbst den Naturheilweisen zuzuordnen sind, können Sie jegliche Maßnahme hervorragend kombinieren. Das kann ein Tee sein oder ein Fußbad, dem Sie die passende Essenz zugesetzt haben.

• Körpertherapeutische Behandlungen aller Art können Sie durch äußeres Auftragen der Essenzen entscheidend unterstützen, da die Blüten Ihre Aufmerksamkeit verstärkt in die behandelten Bereiche lenken. Wenn Sie mit Hilfe von Osteopathie, Atemarbeit oder tiefer Bindegewebsmassage alte Traumata auflösen wollen, bietet sich die Kombination von Blüteneinnahme und äußerer Anwendung an.

• Durch Blütenessenzen verbessert sich der Kurerfolg, was einige Kurhäuser schon erkannt haben. Fragen Sie einfach, ob Ihr Kurarzt sich mit Blütentherapie auskennt und für Sie die passende Mischung zusammenstellt. Häufig werden Essenzen zur Reinigung und zum Loslassen auf allen Ebenen wichtig, beispielsweise zu Kurbeginn und während einer Fastenkur (Seite 168). Gegen Ende der Kur können Ihnen weitere Blüten helfen, sich neu zu orientieren und die Gesundheit zu erhalten.

... mit »konventionellen« Mitteln

Bei manchen Krankheiten ist die Einnahme von allopathischen Medikamenten unumgänglich. Dennoch dürfen Sie unterstützend Essenzen anwenden, um mit Ihrer Krankheit besser zurechtzukommen und trotz der Einschränkung durch Ihr Leiden Freude und Sinn im Leben zu finden. Wenn Sie sich seelisch ausgeglichen fühlen, hat das deutliche Rückwirkungen auf Ihr körperliches Befinden und Ihre Abwehrkräfte. Vielleicht stellt Ihr Arzt dann fest, daß Sie die allopathischen Mittel reduzieren können.

Nach einer längerfristigen Therapie mit Antibiotika oder anderen stark eingreifenden Mitteln tragen die Blütenessenzen dazu bei, Ihren Körper zu reinigen und zu stärken und damit zukünftigen Erkrankungen vorzubeugen.

Wenn Sie Schlaftabletten oder Psychopharmaka einnehmen, müssen Sie die Dosierung der Essenzen erhöhen, um noch eine Wirkung zu erzielen: 7 Tropfen pro Blüte in der Einnahmemischung (Seite 28), 5mal 7 Tropfen täglich.

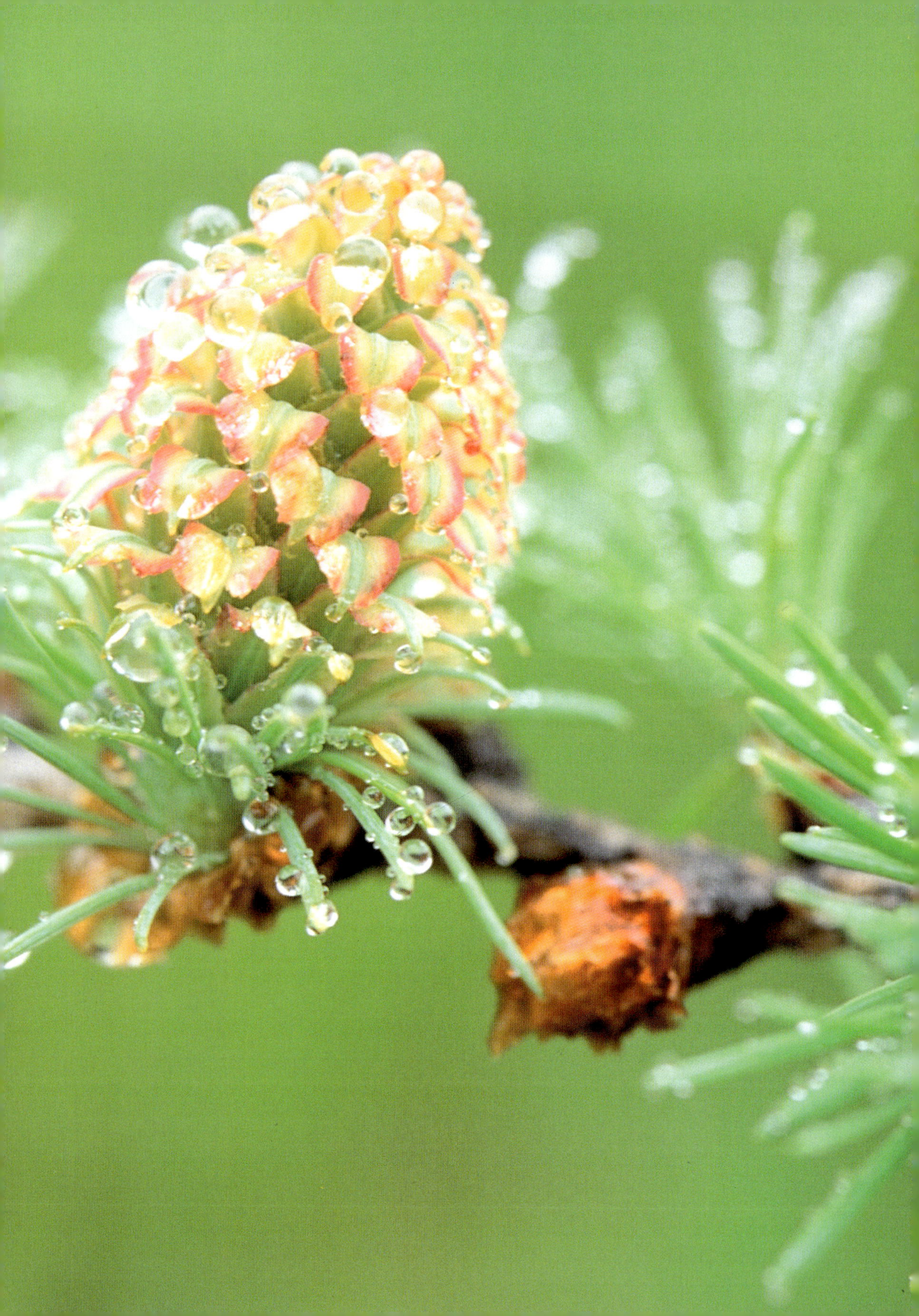

Die klassischen Bach-Blüten

Freude, Zuversicht, innerer Frieden, Selbstvertrauen – Grundstimmungen, die Basis sind für Wohlbefinden und Gesundheit. 38 Blütenessenzen und eine spezielle Mischung fand Dr. Bach, um die wichtigsten positiven »Gemütszustände« zu wecken und zu stärken.

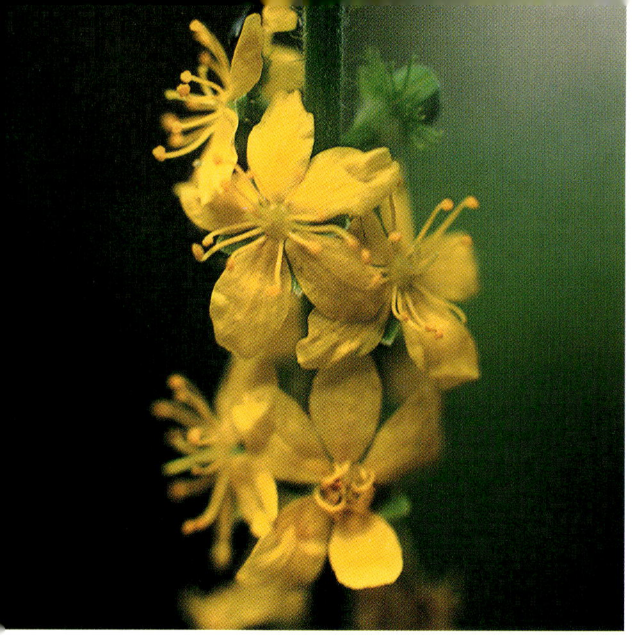

Agrimony
Odermennig

Agrimonia eupatoria

»Ich lächle von innen her.«

Der Odermennig wächst auf mageren Wiesen und steinigem, trockenem Boden. Er steht fest verankert mit aufrechtem Stengel, an dem wie an einer Ähre die gelben Blütchen sitzen. In der Volksmedizin wird er bei Husten und Magen-Darm-Erkrankungen und zur Anregung von Leber und Galle verwendet.
Als Essenz wirkt Odermennig körperlich und seelisch lösend und entgiftend. Manchmal will man jemandem »etwas husten«, oder es ist einem »eine Laus über die Leber gelaufen«, aber man läßt sich nichts anmerken, sondern gibt sich nach außen unbeschwert und fröhlich, macht lieber »gute Miene zum bösen Spiel«. Hinter dieser fröhlichen Fassade verbirgt man die wahren Gefühle: stillen Kummer, nagende Zukunftsängste, leisen Ärger, vielleicht gar heimliche Wut, die immer wieder unter den Teppich gekehrt werden müssen.
Denn man hat schon früh gelernt, Probleme für sich zu behalten, um gut anzukommen. Kinder spüren recht gut, was von ihnen erwartet wird, und machen mit bei diesem »Spiel«: der allgemeinen Verdrängung von Gefühlen innerhalb der Familie. Oft tun sie sich durch witziges Verhalten hervor; für manche ist Pumuckl ein unbewußtes Vorbild, dieser immer zu Scherzen aufgelegte kleine Kobold, der gar nicht ernsthaft lernen will. Wenn er mal traurig oder enttäuscht ist, dauert das nur kurze Zeit, dann geht er tapfer wieder zur Tagesordnung über, und wir können nur erahnen, was in seiner Seele wirklich vorgeht.
Wenn sich Jugendliche zunehmend vom Familienverband abnabeln, suchen sie nach Ersatz, meist in einer Gruppe Gleichgesinnter. Dort gilt es als Zeichen von Selbständigkeit, »cool« und immer gut drauf zu sein, denn wer will sich schon eine Blöße geben? Die Diskothek ist der typische Ort, um sich von seinen Problemen abzulenken: Man ist nicht allein, beeindruckt durch sein Äußeres, für tiefergehende Gespräche ist es zu laut, und über ein paar Stunden hinweg gelingt es, eine Fassade aufrechtzuerhalten – den Katzenjammer am nächsten Morgen muß ja niemand mitkriegen.
Viele Berufe sind mit immerwährender Freundlichkeit verbunden, in sämtlichen Dienstleistungsberufen erwartet der Kunde einen aufmerksamen, lächelnden Service und will nicht von jemandem bedient werden, den offensichtlich gerade innere Fragen umtreiben. Solange

man sich gut fühlt, läßt sich dieser Anspruch leicht erfüllen, im anderen Fall kann jedoch die freundliche Miene zur Qual werden. Manche Menschen suchen dann Entlastung im Alkohol, nehmen Medikamente oder Drogen. Die neue Droge »Ecstasy«, aber auch Kokain und andere Aufputschmittel erscheinen ihnen häufig wie geschaffen, um das »Gut-drauf-Sein« zu ermöglichen.

So wirkt die Blüte

Agrimony löst die körperliche und seelische Anspannung und gibt Ihnen Mut, nicht mehr um des lieben Friedens willen klein beizugeben, sondern auch einmal die immer lächelnde Fassade fallen zu lassen, eine Konfrontation zu wagen und jemandem die Stirn zu bieten. Wenn Sie an der richtigen Adresse aussprechen, was Sie bewegt, fühlen Sie sich nachher erleichtert und entspannt und finden Ihr inneres Lächeln wieder.

Ihre echte, von Herzen kommende Fröhlichkeit und Offenheit wirkt ansteckend und erschließt Ihnen tiefe Beziehungen zu Menschen, die Sie so annehmen, wie Sie wirklich sind. Sie können es sich, ob in Gesellschaft oder allein, gutgehen lassen.

Wann ist Agrimony hilfreich?

• Wenn Sie meinen, mit ständigem »Keepsmiling« oder »Poker-Face« kämen Sie am besten durchs Leben, finden Sie den Mut, sich jemandem mitzuteilen und mit dessen Verständnis zu rechnen.

• Vielleicht haben Sie bisher einiges investiert, um mit einem topmodischen Outfit oder einem flotten Auto bei anderen anzukommen. Mit Agrimony erkennen Sie den Unterschied zwischen Schein und Sein und finden Freunde, die Sie um Ihrer selbst willen schätzen.

• Wenn es Sie immer wieder in Gesellschaft anderer treibt, auch wenn Sie dort nicht das Ersehnte finden, fällt es Ihnen mit Hilfe von Agrimony leichter, zur Ruhe zu kommen und sich mit bisher brachliegenden Interessen zu befassen. Sie können auch dem Alleinsein positive Seiten abgewinnen.

• Wenn Sie Ruhe und Entspannung nur noch durch äußere Dinge wie Essen, Alkohol oder Medikamente, vielleicht auch Drogen erreichen, verhilft Ihnen Agrimony zur Spannungsabfuhr und läßt Sie inneren Ausgleich finden.

• Wenn Sie unter verschiedenen körperlichen Spannungen leiden, nachts mit den Zähnen knirschen oder der Magen-Darm-Bereich sich verkrampft, können Sie die seelische Ursache für Ihre Beschwerden erkennen und seelisch gelöster werden. Verspannte Muskulatur können Sie auch mit einem Massageöl behandeln, dem Sie Agrimony zusetzen.

• Erkrankungen wie Morbus Crohn oder Colitis ulcerosa liegt oft ein chronischer Agrimony-Zustand zugunde. Im Rahmen einer klärenden Therapie kann die Blüte Ihnen helfen, mögliche seelische Ursachen, etwa aus Ihrer Kindheit, zu erkennen und zu lösen.

• Frauen machen sich häufig während der Schwangerschaft Sorgen um das werdende Kind und die Zukunft; das kann sich in Unterleibskrämpfen oder vorzeitigen Wehen niederschlagen. Agrimony hilft Ihnen, den inneren Druck abzubauen und sich zu entspannen.

• Während familiärer Krisenzeiten und nach einer Trennung der Eltern werden manche Kinder vorlaut, überdrehen oder spielen den Klassenkasper. Agrimony gibt ihnen die Offenheit, ihre inneren Nöte mitteilen zu können und durch die seelische Entlastung mehr sie selbst zu sein.

• Im Verlauf einer Familientherapie hilft Agrimony allen Beteiligten, sich offen auszutauschen und neue Umgangs- und Verhaltensweisen miteinander auszuprobieren.

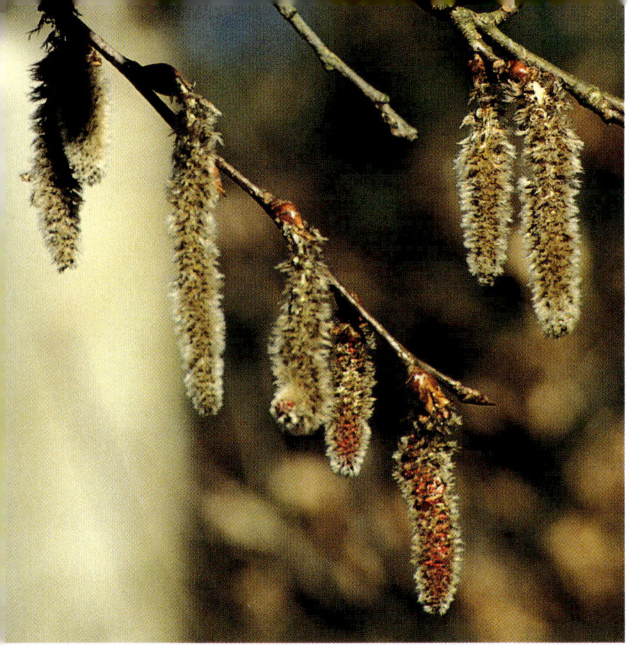

Aspen
Zitterpappel

Populus tremula

»Ich bin in mir gefestigt.«

Die Zitterpappel wächst auf feuchtem Boden rasch zu einem schlanken Baum heran. Ihr Name rührt daher, daß sich die Blätter ständig bewegen, auch wenn kein Wind geht, so daß es aussieht, als ob der ganze Baum zittere. Als einer der ersten blüht er schon im Februar und setzt seine silbrigen Kätzchen mutig Schnee und eisigem Wind aus.

Manche Menschen reagieren so stark auf ihre Umwelt, daß man das Gefühl hat, der kleinste Windhauch könne sie umblasen. Oft sind sie zartgliedrig und eher blaß und fühlen sich, als ob sie eine zu dünne Haut hätten oder »mit einer Haut zu wenig« auf die Welt gekommen seien. Die Umwelt erscheint ihnen kalt und unfreundlich, so daß sie gerne Schutz suchen bei anderen, die ihnen stark und verläßlich erscheinen, bei Menschen, an die man sich getrost anlehnen kann. Denn sie sind sehr empfindsame Naturen und reagieren stark auf äußere Reize.

Krankheiten, an denen Familienmitglieder oder Bekannte leiden, befürchten sie leicht auch bei sich selbst, sobald sich irgendwelche geringen Krankheitssymptome zeigen. Als Kinder neigen sie zu Schlafstörungen, weil sie an jeder Ecke dunkle Gestalten oder Gespenster vermuten, und schlafen am liebsten nur bei Licht oder im Beisein der Eltern ein.

Hinter all dem steht ein großes Maß an Sensibilität und Phantasie. Was diesen Menschen in der Realität widerfährt, beeindruckt sie so stark, daß nicht selten ihre Phantasie mit ihnen durchgeht und ihnen plötzlich selbst harmlose Informationen eine geheimnisvolle Botschaft zu enthalten scheinen, die sie ängstigt. Im Nachhinein und bei Licht besehen, kommen ihnen ihre Ängste selbst oft übertrieben und sogar lächerlich vor, und sie können es sich gar nicht erklären, warum sie sich so hineingesteigert haben. Aber bei der nächsten Gelegenheit reagieren sie genauso, einfach weil ihre Gefühle leicht die Oberhand gewinnen und jeder äußere Eindruck eingefärbt ist.

Schon als Kinder reagieren sie seismographisch auf ihre Umwelt, denn sie können sich außerordentlich gut in andere hineinversetzen und nehmen so deren Ängste und Schmerzen auf, bis sie kaum mehr zwischen sich und der anderen Person unterscheiden können.

Ihr mitfühlendes Wesen macht sie zu idealen Therapeuten, Ärzten, Krankenschwestern oder

-pflegern, wenngleich es sie manchmal alle Anstrengung kostet, die Ausbildung durchzustehen und trotz der ständigen Auseinandersetzung mit Krankheit und Leid gesund und stabil zu bleiben.
Aus Mitgefühl zur Tierwelt ernähren sie sich nicht selten vegetarisch und können überhaupt recht empfindsam sein, was das Essen anbetrifft. Manchmal versucht der Körper, sich ein »dickeres Fell« zuzulegen und reagiert mit Hauterkrankungen, die die Haut dick, schuppig und undurchlässig werden lassen.
In Aspen finden solche Menschen die starke Schulter, den Schutz, der ihnen Halt und Stabilität gibt und all ihre Befürchtungen zerstreut. Das kann eine reale Person sein oder eine Vorstellung, vielleicht sogar ein Schutzengel.

So wirkt die Blüte

Sie entspannen sich, werden innerlich gelassen und zuversichtlich und fühlen sich wie in einen weichen Schutzmantel gehüllt, der alles Bedrohliche von Ihnen fernhält. Sie lernen, sich bei Bedarf abzuschotten, und finden in sich selbst Halt und Stabilität – so, wie die Zitterpappel mit ihrem Stamm fest und unverbrüchlich steht, auch wenn ihre Zweige und Blätter vom Wind bewegt werden.
Ihr großes Einfühlungsvermögen lernen Sie als eine wichtige Gabe zu schätzen, die Sie für sich und zum Wohl Ihrer Mitmenschen einsetzen können.
Mit Aspen fällt es Ihnen leichter, zwischen ängstlicher Phantasie und bedeutsamer Vorahnung zu unterscheiden, so daß Sie im Alltag besser zurechtkommen.
Wenn Sie sich auf Ihre besondere Gabe einlassen, Ihre Phantasie und Sensitivität kreativ nutzen, können Sie daraus Schutz und persönliche Stärke gewinnen.

Wann ist Aspen hilfreich?

- Aspen hilft Ihnen, Ihre hohe Sensibilität als besondere Qualität anzunehmen und daraus Freiheit und Unabhängigkeit zu ziehen.
- Wenn Sie einfühlsam sein und sich ganz auf jemanden einstellen wollen, stärkt Aspen Ihre Fähigkeit zur seelischen Resonanz.
- Bei Schlafstörungen durch nächtliche Ängste und Alpträume finden Sie zu innerer Ruhe und Sicherheit. Zusätzlich zur Einnahme können Sie die Essenz vor dem Einschlafen auf die Stirn auftragen; auch ein Bild über dem Bett vermittelt Schutz und Geborgenheit.
- Wenn Sie auf verschiedene Nahrungsmittel empfindlich reagieren, stärkt Aspen Ihr Feingefühl für das, was Ihnen wirklich gut tut.
- Wenn Sie Angst vor Krankheiten haben, zum Beispiel vor Krebs, bei Angst vor Gewittern und vor unsichtbaren Kräften, bringt Aspen Sie wieder in die Realität zurück und läßt Sie Ihre innere Widerstandsfähigkeit spüren.
- Wenn Bilder aus Zeitungen oder Filmen Sie wie Horrorvisionen verfolgen, können Sie das Gesehene besser verarbeiten und sich davon freimachen.
- In Ausbildung oder Beruf können Krankheit und fremdes Leid sehr stark beeinträchtigen. Mit Aspen finden Sie das Mittelmaß, so daß Sie weder abstumpfen noch zu sehr mitfühlen, sondern Ihrer eigenen Stärke gewahr sind und Ihr empfindsames Wesen positiv einsetzen.
- Bei Hautleiden wie Neurodermitis und Psoriasis gibt Aspen Ihnen eine zusätzliche, unsichtbare Schutzhaut, so daß Ihre eigene Haut zur Ruhe kommen kann. Sie können Aspen auch Ihrer Hautcreme oder Körpermilch zufügen oder Umschläge damit machen.
- Menschen mit psychiatrischen Erkrankungen brauchen fast ausnahmslos Aspen, um mit ihrer hohen Empfindsamkeit besser zurecht zu kommen und in sich selbst mehr Schutz zu finden.

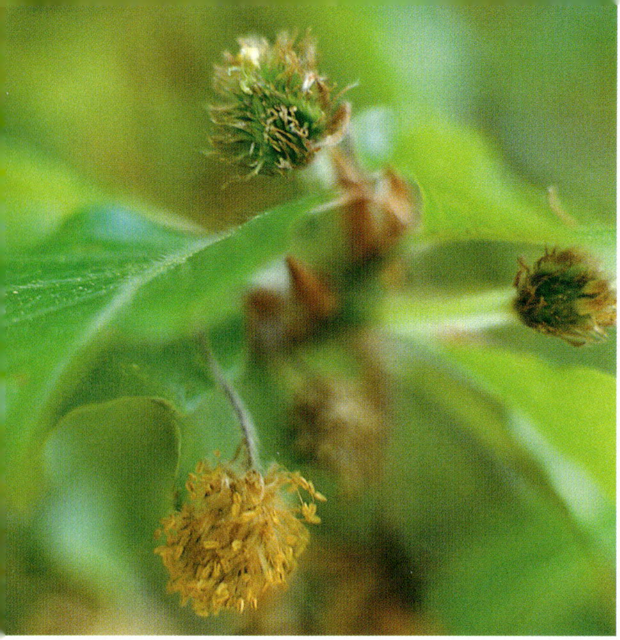

Beech
Buche

Fagus sylvatica

»Ich bin tolerant und nachsichtig.«

Die großen Buchen mit ihrer glatten Rinde und dem geraden Stamm strahlen auch an heißen Sommertagen Kühle und Klarheit aus. Wenn man zu kopflastig geworden ist, erfrischt ein Spaziergang unter ihrem Blätterdach und stellt einen vom Kopf wieder auf die Füße. Die Worte »Buch« und »Buchstabe« gehen auf ein geschnitztes Stück Buchenholz, den »Buchenstab«, zurück, der bei den Germanen als Runenorakel benutzt wurde, um anstehende Fragen zu klären und um weiszusagen.

Das Wissen, das man aus Büchern gewinnt, ist von besonderer Bedeutung für Menschen, die sich zur Essenz von Beech hingezogen fühlen. Meist haben sie einen scharfen Verstand, der ständig mit der Unterscheidung von richtig und falsch, gut und böse, Licht und Schatten beschäftigt ist. In unserer abendländischen Kultur gilt es als Zeichen von Intelligenz, Dinge kritisch zu beurteilen; der rationale Verstand hat wesentlich mehr Gewicht als das Gefühl, und Empfindungen müssen wortreich erklärt und begründet werden.

Durch die Überbetonung der intellektuellen Seite kommen bei solchen Menschen Körper und Gefühlswelt leicht zu kurz. Der gestörte Kontakt zwischen Kopf und Körper kann sich in einer Anspannung der Halsmuskulatur und des Kehlkopfes ausdrücken, so daß sie mit hoher oder belegter Stimme sprechen. Häufig neigen sie auch zu Migräne und Kopfschmerzen, die mit einem Flimmern vor den Augen einhergehen, so daß sie einer ihrer Lieblingstätigkeiten, dem Lesen, vorübergehend nicht mehr nachkommen können. Dann finden sie in der Buche eine Unterstützung, die im Kopfbereich gestaute Energie wieder fließen zu lassen, so daß das Herz mitsprechen kann und die Füße fest verankert sind.

Mit Bodenkontakt und Abstand werden wir fähig, Dinge in ihrer Gesamtheit zu erkennen und anzunehmen. Jemandem ein Zeugnis auszustellen, eine kritische Stellungnahme zu verfassen, erfordert Sachkenntnis, Einfühlungsvermögen und unparteiisches Urteilsvermögen. Solche Aufgaben übernehmen Beech-geprägte Menschen gern und gut, doch häufig spielen sie auch im Privaten ungefragt den Kritiker und stoßen andere vor den Kopf. Nur zu leicht meldet sich das Ego, der messerscharfe Verstand zu Wort, der nur analysiert und am Detail hängenbleibt; die Schattenseiten einer

Sache stehen im Vordergrund und der Blick für das Positive geht verloren.
Gerade mit dem eigenen Schatten tun sich diese Menschen oft schwer: Sie stecken nicht gern Kritik ein und lenken lieber das Augenmerk auf offensichtliche Schwächen der anderen. Manche Eltern ärgern sich gerade über jene Verhaltensweisen ihrer Kinder, die sie von sich selbst eigentlich recht gut kennen müßten! Das Kind seinerseits greift unbewußt die Probleme der Eltern auf und agiert sie aus.
Um etwas zu gelten und sich hervorzutun, geht es unter Jugendlichen häufig darum, Scharfzüngigkeit unter Beweis zu stellen. Glasklare Analyse verbindet man mit herablassendem Spott und ironischen Wortwitzeleien, die den anderen verunsichern sollen, ihm vielleicht sogar seine persönliche Würde rauben. Dabei steht hinter dem spöttischen Verhalten meist die eigene Unsicherheit, die heimliche Angst, den Anforderungen nicht zu genügen und selbst ins Kreuzfeuer der Kritik zu geraten.

So wirkt die Blüte

Beech mildert die Härte Ihres Denkens und erschließt Ihnen neue Wege der Kommunikation. Sie können Licht und Schatten in fließender Bewegung sehen und zu einem Ganzen verbinden, in dem alle Facetten eines Menschen Platz finden.
Beech gibt Ihnen Distanz und macht Sie großzügig im Urteil sich selbst und anderen gegenüber. Sie lassen sich nicht mehr in Für und Wider verwickeln und lernen, andere in ihrem Wesen zu begreifen und anzunehmen, so wie sie sind. Dadurch werden Sie auch mit sich selbst nachsichtig und liebevoll. Sie begreifen, daß alles, was ist, seine Berechtigung, seine Würde und seinen Raum hat. Angeschlossen an Ihre Gefühle und Ihr Seelenleben, finden Sie in sich zu einer Sicherheit, die nicht mehr ausschließlich auf den Intellekt angewiesen ist. Ihr Horizont öffnet sich, unbeschwert und fröhlich begegnen Sie dem Leben.

Wann ist Beech hilfreich?

- Um toleranter und kooperativer zu werden, ob in der Familie oder am Arbeitsplatz.
- Wenn Sie sich schon durch Kleinigkeiten leicht gestört fühlen und wegkommen wollen von Detailkrämerei, um Ihren Blickwinkel zu erweitern und das Gesamte erkennen zu können. Ihre Kritik fällt milder aus, Ihre Beurteilungen werden klar, einfühlsam und gerecht.
- Verkopfte Stubenhocker lernen, den Kontakt zur Natur zu schätzen, und gewinnen Sicherheit aus der Verbindung zu ihren Wurzeln.
- Bei einer Paartherapie hilft Beech beiden Partnern, gegenseitig Nachsicht zu üben und tieferes Verständnis für einander zu gewinnen.
- Kindern und Eltern erleichtert Beech die gegenseitige Ablösung. Sie können Autorität annehmen und jeden in seiner Eigenart akzeptieren und gelten lassen.
- Wenn Ihr Körper durch allergische Reaktionen wie Heuschnupfen, Asthma oder Nahrungsmittelallergien zu verstehen gibt, daß er in seiner Urteilskraft verwirrt ist, hilft Beech, auch hier toleranter zu werden.
- Wenn Ihnen körperliche Symptome wie steifer Hals und Migräne signalisieren, daß Sie sich zu sehr auf eine Meinung versteift haben, hilft Ihnen Beech, den Blick zu weiten und Dinge unbeschwerter anzugehen.
- Wenn Sie nach geistiger Anspannung einen Migräneanfall befürchten, können Sie Beech im Nacken und auf die Schläfen auftragen.
- Wenn Schüler angespannt oder mit Kopfschmerzen aus der Schule kommen, können sie mit Beech den Widerstand gegen unbeliebte Fächer oder Lehrer abbauen und sich offen und kühlen Kopfes auf Neues einlassen.
- Das Bild von Beech paßt gut in Büroräume, um den Teamgeist zu verbessern.

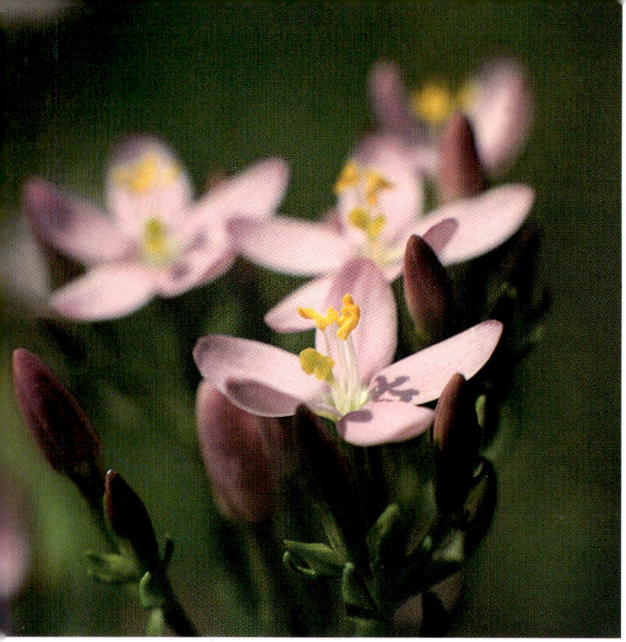

Centaury
Tausendgüldenkraut

Centaurium erythrea

»Ich nehme mich selbst wichtig.«

Das Tausendgüldenkraut wächst ganz unscheinbar in Wiesen und lichten Waldungen. Es blüht zartrosa in Dolden und öffnet sich nur bei voller Sonne. In der Naturheilkunde wird es hauptsächlich als Tee bei Magenschwäche und zur Anregung der Verdauung verwendet. Im Volksglauben gab es die Vorstellung, daß dieses Kraut für Reichtum sorge (*centum*, lateinisch hundert, *aurum* Gold).
Und so falsch ist diese Zuordnung gar nicht – Centaury-geprägte Menschen können tatsächlich für ihre Umgebung Gold wert sein: Gutmütig und in unermüdlicher Hingabe tun sie viel, ohne davon ein Aufhebens zu machen. Wie die Pflanze, bleiben auch sie lieber im Hintergrund, so daß man sie eher zufällig oder nach längerem Suchen entdeckt. Doch sie sind mobil und immer da, wo man sie braucht, genauso wie sich die Pflanze auf keinen Standort festlegt und von Jahr zu Jahr anderswo wächst. Centaury ist eine Gruppenpflanze, die Sicherheit im kleinen Verband findet und wenig Ansprüche an den Untergrund stellt. Kinder, die sich zu Centaury hingezogen fühlen, brauchen sehr viel Sicherheit und Anerkennung in der Familie und außerhalb. Deshalb orientieren sie sich in ihrem Verhalten nach dem, was bei der Umgebung ankommt. Häufig sind es besonders intelligente, sensible Kinder, die auch die unausgesprochenen Wünsche der Eltern sehr gut wahrnehmen und versuchen, sie zu erfüllen. Sie identifizieren oder solidarisieren sich innerlich mit Mutter, Vater oder den Großeltern und entwickeln sich zunächst ganz programmgemäß zum braven, vernünftigen Kind. Weil sie in wichtigen Angelegenheiten oft übergangen und nicht um ihre eigene Position gefragt wurden, entwickeln sie häufig keine eigenen Ansichten und bleiben entweder unmündiges Kind oder suchen sich im Laufe des Ablöseprozesses von der Familie andere Vorbilder. So können sie zu Mitläufern in verschiedensten Gruppierungen werden.
Als Erwachsene können sie sich schwer tun, eine eigene Karriere aufzubauen, bei der sie sich durchsetzen müßten. Lieber halten sie die Steigbügel und helfen anderen in den Sattel. Wenn der Partner zu Ansehen kommt, können sie sich mit ihm freuen und seinen Erfolg teilen, haben aber Angst davor, selbst im Rampenlicht zu stehen, weil sie diese Art der Verantwortung scheuen: Wenn Partner oder Vor-

gesetzte klare Direktiven erteilen, wissen sie, woran sie sich zu halten haben. Oft bewundern sie dann die anderen ob ihrer Durchsetzungskraft und der Fähigkeit, sich zu präsentieren. Mangels eines eigenen Standpunkts berufen sie sich gerne auf andere oder irgendwelche Lehrmeinungen. Denn sie nehmen sich und ihre Bedürfnisse zu wenig wichtig und messen dem, was andere denken und wünschen, mehr Bedeutung bei als eigenen Vorstellungen. Das kann sich auch in ihrer Körperhaltung ausdrücken: Oft halten sie den Kopf etwas schräg oder leicht gesenkt in Demutsposition und signalisieren damit ihre Bereitschaft, sich unterzuordnen und williger Zuhörer zu sein. Auf diese Weise führen sie womöglich jahrelang eine glückliche Ehe oder sind hochgeschätzt als Arbeitskraft, bis eines Tages ein Konflikt auftritt und die vorher wohlverteilten Positionen ins Wanken geraten. Vielleicht fühlen sie sich über Gebühr beansprucht und ausgenutzt und können einfach nicht mehr weitermachen wie bisher. Vielleicht erkennen sie aber auch, daß ihre selbstverständliche Hilfsbereitschaft nicht die Früchte trägt, die sie sich ersehnen, nämlich in ihrem ganzen Wesen als Mensch geschätzt und geachtet zu werden. Oft braucht es einen Anstoß von außen, um zu lernen, daß es Zeit wird, nach sich selbst zu schauen, auch einmal »Nein« zu sagen und mutig einen eigenen Standpunkt zu vertreten.

So wirkt die Blüte

Centaury stärkt Ihr Ich und Ihre Willenskraft. Wenn Sie eher zurückgezogen und bescheiden gelebt haben, können Sie sich eingestehen, daß auch in Ihnen Bedürfnisse sind, die befriedigt werden wollen. Damit lassen Sie Ihre Unentschiedenheit und Unterordnung hinter sich, haben den Mut, Farbe zu bekennen und sich auf das Abenteuer »Leben« einzulassen. Sie tanzen nicht mehr nach der Pfeife der anderen, sondern werden unabhängig von den Ansichten und Bedürfnissen der Umgebung. Auch auf die Gefahr hin, jemanden vorübergehend vor den Kopf stoßen zu müssen, äußern Sie konkret Ihre Absichten und Wünsche und kommen damit Ihrer persönlichen Lebensaufgabe und Selbstverwirklichung von Tag zu Tag näher. Ob Familie, Freundeskreis oder Arbeitsplatz, Sie nehmen sich selbst wichtig und machen damit die Erfahrung, daß die anderen Sie als unverwechselbaren, eigenständigen Menschen zur Kenntnis nehmen und respektieren.

Wann ist Centaury hilfreich?

- Wenn Sie mehr Selbstbewußtsein und Standfestigkeit gewinnen wollen.
- Als Unterstützung bei der Suche nach Ihrer Lebensaufgabe.
- Bei der Entwicklung gleichberechtigter, partnerschaftlicher Beziehungen bestärkt Sie Centaury darin, sich mutig und verantwortungsfreudig einzubringen.
- Überangepaßte »Ja-Sager«-Kinder entwikkeln mit Centaury Selbständigkeit und Durchsetzungskraft in Familie und Schule.
- Centaury stärkt Ihnen den Rücken, wenn Sie sich von einer Person, aus einer Gruppe oder Sekte lösen wollen.
- Wenn Sie eine schlechte Haltung haben und unter Nackenschmerzen leiden, können Sie sich selbstbewußt aufrichten und damit den Verspannungen den »Boden« entziehen.
- Wenn Sie entdecken, daß schon in der Kindheit Ihr Wille gebrochen wurde, können Sie leichter an Ihre ureigenste Sehnsucht, an Ihr tiefstes Wollen herankommen und so zu einer eigenständigen Persönlichkeit reifen.

TIP Äußerlich im Bereich des Nackens und der Wirbelsäule aufgetragen, stärkt Centaury Ihnen den Rücken.

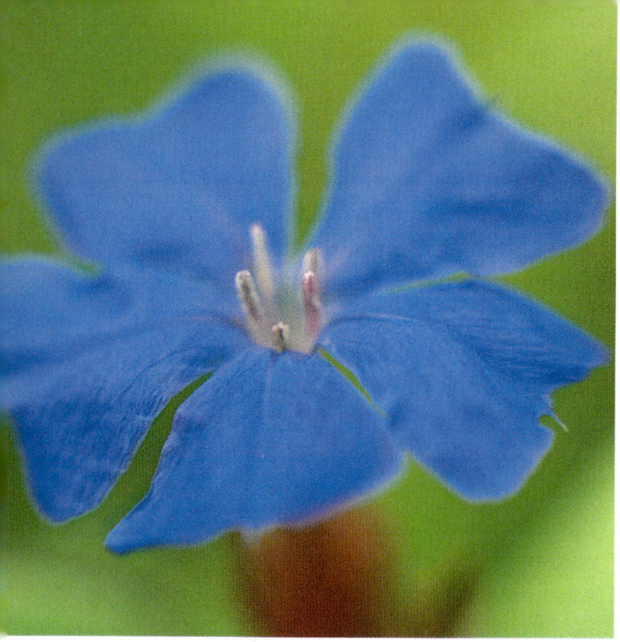

Cerato
Bleiwurz

Ceratostigma willmottiana

»Ich bin entscheidungsfreudig.«

Cerato wurde Anfang des Jahrhunderts aus dem Himalya eingeführt, in englischen Bauerngärten kultiviert und ist in Europa nicht wildwachsend anzutreffen. Der niedrige Strauch trägt im Hochsommer leuchtend blaue Blüten, die sich weit zum Himmel öffnen. Wie der deutsche Name sagt, gibt Cerato »bleierne Wurzeln«, das heißt, wir wissen wieder, wo wir stehen und wofür wir einstehen wollen.

Einen eigenen Standpunkt zu entwickeln, fällt vielen Menschen schwer, daher treffen sie ungern Entscheidungen, vor allem, wenn diese von weitreichender Bedeutung sind. Dann sehen sie sich nach Beratern um: Einige Menschen ziehen Bücher zu Rate und versuchen, sich in Besitz jedweder Information zum Thema zu bringen; andere suchen Unterstützung bei Ärzten, Therapeuten oder Unternehmensberatern. Häufig fragen sie bei verschiedenen Menschen nach, um ja nichts außer acht zu lassen – und wissen anschließend erst recht nicht, wie sie sich entscheiden sollen! Erweist sich eine eingeschlagene Richtung dann als falsch, geht die Suche von neuem los.

Manche Menschen fragen andere – auch wenn sie selbst im Grunde viel besser wissen, was zu tun ist –, weil sie sich um die Verantwortung drücken wollen. Nach dem Motto »Wer nichts macht, macht nichts verkehrt«, schieben beispielsweise manche Mütter eine tagsüber anstehende Entscheidung bei der Erziehung auf den Abend, auf die Rückkehr des Mannes, um sich hinter ihm verstecken zu können.

Solche Menschen trauen ihrer eigenen Intuition zu wenig. Der Grund dafür liegt, wie so oft, in der Kindheit, wenn Eltern die Gefühle des Kindes nicht ernstnehmen oder die Empfindungen, die es äußert, einfach in Abrede stellen. So spürt ein Kind sehr genau, wenn die Eltern miteinander einen Konflikt haben, wird aber nachhaltig verunsichert, wenn diese beteuern: »Das meinst du doch bloß, es ist alles in Butter.« Vermutlich wird dieses Kind in Zukunft seinen Empfindungen nicht mehr trauen und immer wieder an sich selbst zweifeln. Das beginnt bei kleinen Entscheidungen wie bei einem Kleidungs- oder Möbelstück, das man schon Stunden nach dem Kauf am liebsten wieder umtauschen würde, und reicht bis zum Gang aufs Standesamt, wo man am liebsten die Ehe kurz danach wieder annullieren würde. Vielleicht ist dies mit ein Grund, daß Paare lieber jahrelang unverheiratet zusammenleben …? Dann tut Bleiwurz gut, die Essenz, die wieder an die eigenen Wurzeln und den gesunden Menschenverstand anschließt.

So wirkt die Blüte

Cerato gibt Ihnen Standfestigkeit, so daß Sie Ihre Schritte in die Richtung lenken, die sich innerlich richtig »anfühlt«, und bereit sind, die Konsequenzen Ihrer Entscheidungen zu tragen. Es unterstützt die Politik der kleinen Schritte, Sie können zum Beispiel einfach ein neues Rezept ausprobieren: Selbst wenn Sie anfangs brav nach Kochbuch vorgegangen sind, geben Sie Ihrem spontanen Wunsch nach, etwas zu variieren – und das Ergebnis übertrifft alle Erwartungen! Mit Cerato lernen Sie in vielen Dingen, einen Schritt weiter zu gehen als alle Bücher und Berater, und entfalten sich frei und unabhängig. So werden Sie spontan, kreativ und selbständig.

Je mehr Kopf, Herz und Bauch beteiligt sind, desto selbstverständlicher können Sie Ihrem Weg folgen.

In einer Zeit, in der man ständig meint, sich absichern zu müssen, bevor man das Geringste sagt oder tut, ist Cerato für viele Menschen eine wichtige Essenz. In diesem Sinne fordern wir die Leser dieses Buches auf, sich bei ihren Entscheidungen für eine Blüte oder eine Essenzenmischung nicht ausschließlich von unseren Ratschlägen leiten zu lassen, sondern immer wieder aufs neue ihrem eigenen Gefühl zu folgen! Falls Sie jedoch das Buch enttäuscht oder gar wütend in die Ecke legen, weil Sie sich mehr Direktiven und »Rezepte« erwartet haben, könnte Cerato eine wirksame Blütenessenz für Sie sein! Denn die endgültige Entscheidung kann Ihnen niemand abnehmen, und sie fällt um so eindeutiger aus, je mehr Sie den Zugang zu Ihrer Intuition finden und diese nutzen.

Wann ist Cerato hilfreich?

- Wenn Sie oft Rat und Hilfe suchen und sich selbst wenig zutrauen, finden Sie zu eigener Entscheidungsfähigkeit, werden selbstsicher und erkennen Ihre eigene Kompetenz.
- Wenn Sie häufig zweifeln, ob Sie den richtigen Weg eingeschlagen haben, hilft Cerato, Ihrer Intuition zu vertrauen.
- Wenn Sie jede Entscheidung später reut, etwa eine Kaufentscheidung oder ein Reiseziel, erkennen Sie, daß Ihnen alles wertvoll werden kann, wenn Sie sich dafür entschieden und eine Beziehung dazu entwickelt haben.
- Wenn Sie nicht auf Erfahrungen zurückgreifen können, etwa an einem neuen Arbeitsplatz, während der ersten Schwangerschaft oder beim ersten Kind, können Sie mit Cerato Ihrem Instinkt folgen und sich selbständig orientieren.
- Um das Leben mit Kindern spontan und selbstverständlich zu gestalten, sie auch ohne fremde Hilfe gelassen durch gesunde und kranke Tage zu begleiten und sich dabei auf Ihren gesunden Menschenverstand zu verlassen.
- Wenn Sie durch Vorschriften und Gesetze stark reglementiert sind, trauen Sie sich, Ihrem gesunden Menschenverstand das nötige Gewicht zu geben.
- In einer leitenden Position fällt es Ihnen leichter, weitreichende Entscheidungen zu treffen. In einer abhängigen Position schöpfen Sie Ihren Entscheidungsspielraum aus und gewinnen eigenes Profil.

Vor Verhandlungen können Sie Cerato nach der Wasserglasmethode einnehmen.

- Als Bild hilft Cerato, selbständiges und mitdenkendes Arbeiten zu fördern, etwa in Besprechungsräumen.
- Wenn Sie häufig mit dem Fuß umknicken, nach Knöchel- oder Fußverletzungen tut Cerato innerlich und äußerlich gut.

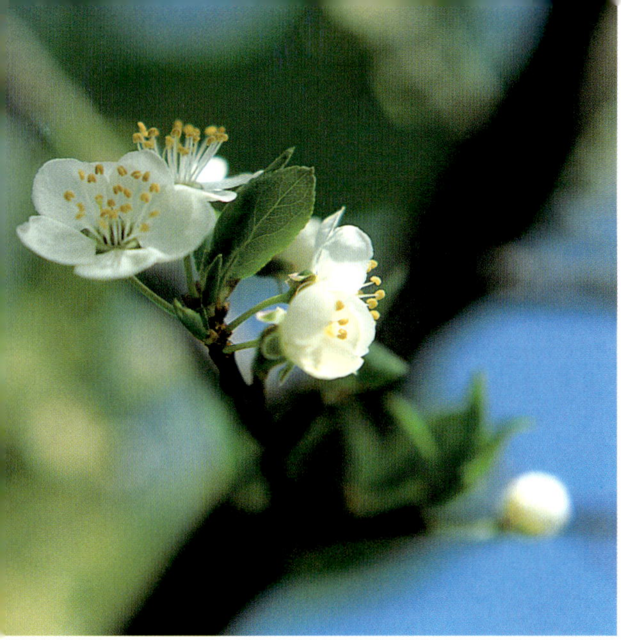

Cherry Plum
Kirschpflaume

Prunus cerasifera

»Ich gewinne Distanz und lasse los.«

Die Kirschpflaume ist ein wildwachsender kleiner Baum, der dem Pflaumenbaum ähnelt. Er blüht im Frühjahr mit weißen Blütchen und entwickelt im Sommer rote Früchte. Weil die Bäume leicht Schößlinge bilden, werden sie in England gern als Hecke und Windbrecher gepflanzt. – Als Essenz wird Cherry Plum wichtig, wenn Stürme in unserem Gemüt toben. Dann wirkt es ähnlich den Hecken im offenen Gelände: Überall dort, wo wir uns gefühlsmäßig sehr stark in etwas verwickelt haben, unterbricht es die Fixierung und läßt uns den Dingen mit neu gewonnener Distanz gegenübertreten. Es nimmt den destruktiven Kräften in uns die Spitze und lenkt sie ab.
Ein derartiger Zustand gehört für manche Menschen zum Alltag, sie stehen ständig unter innerer Hochspannung; oft genügt ein kleiner Anstoß von außen, und sie gehen buchstäblich in die Luft. Andere versuchen unter Aufbietung aller Kräfte, die Fassade zu wahren und sich nichts anmerken zu lassen. Denn es gehört sich nicht, sich gehen zu lassen oder gar auszurasten! Dafür steigen dann Verkrampfung und Druck im Inneren um so mehr und führen zum Rückstau von Körpersäften. So hat man »die Nase voll«, oder wenn kein Abfluß mehr da ist, »läuft die Galle über«, und man braucht ein Ventil, um den Überdruck abzulassen.
Wenn der innere Konflikt chronisch wird, hat das nicht selten hohen Blutdruck oder krampfartige Beschwerden und Koliken zur Folge.
Diese nervliche Überstrapaziertheit kommt nicht von ungefähr: Meist stehen solche Menschen unter gewaltigem Druck von außen. Das kann ein Chef sein, gegen den sie sich schlecht zur Wehr setzen können, das kann Arbeit unter extremem Zeitdruck oder im Akkord sein. Manchmal setzen sie sich auch selbst unter Druck, weil sie meinen, bestimmte Vorgaben einhalten zu müssen, und nicht mehr spüren, was für sie im Moment überhaupt erträglich ist. Vielleicht wollen sie dann am liebsten »aus der Haut fahren« und müssen sich nicht über Hauterkrankungen wundern, die sie durch heftigen Juckreiz fast zur Weißglut bringen.
Kinder brauchen häufig Cherry Plum, wenn sie von plötzlichen Gefühlsausbrüchen überwältigt werden, die sie nicht mehr beherrschen können. Manche lösen den Druck nur im stillen Kämmerlein, indem sie an den Nägeln kauen oder bettnässen, und verschieben damit das

Problem von der seelischen auf die körperliche Ebene. Wenn Jugendliche die innere Unsicherheit über ihren weiteren Lebensweg und ihr emotionales Chaos nicht mehr überblicken, geraten sie leicht in eine gewalttätige Szene. Dies gilt auch für Menschen, die herausgefallen sind aus der sozialen Ordnung und auf der Straße leben; Alkohol und Drogen dienen dann dazu, Gefühle nicht mehr spüren zu müssen und sich vom inneren Druck zu entlasten. Partnerschafts- und Ehekrisen gehen häufig damit einher, daß sich zwischen beiden Beteiligten immense Spannung aufbaut. Jeder Versuch, sich in Ruhe auszutauschen, ist zum Scheitern verurteilt, weil die mühsam beherrschten Emotionen beim ersten Reizwort des anderen überschwappen. Da kann es sogar zu Handgreiflichkeiten kommen, deren Hergang im Nachhinein nicht mehr zu klären ist, weil sich alles überstürzt hat.

In diesen Fällen sind die Betreffenden Opfer ihrer eigenen Unfähigkeit, Distanz zu wahren, und sind deshalb den Gefühlsstürmen in ihrem Inneren wie ein Spielball ausgeliefert. Je wirrer die Gefühle sind, desto schwerer wird es, bei der richtigen Adresse Dampf abzulassen. Daher treffen die Ausbrüche oft vollkommen Unbeteiligte, einfach, weil diese ahnungslos das Faß zum Überlaufen brachten.

So wirkt die Blüte

Cherry Plum reguliert das Seelenleben und hilft Ihnen, den inneren Druck zu reduzieren, indem Sie nicht mehr in Konfrontation gehen, sondern innerlich Distanz zum Geschehen entwickeln. Dann sind Sie Ihren Gefühlskräften nicht mehr ausgeliefert, sondern haben sich selbst in der Hand. So sind Sie in der Lage, Ihre jetzige Lebenssituation klar und gelassen zu überblicken. Ihr Blickwinkel öffnet sich, und Sie können auch Empfindungen zulassen, die Sie bisher ausgegrenzt haben. Seelisches Chaos ordnet sich, weil Sie wieder Boden unter die Füße bekommen und sich in der Welt angenommen und geborgen fühlen.

Wann ist Cherry Plum hilfreich?

- Wenn Sie sich einem Strudel von Gefühlen ausgeliefert sehen und befürchten, auszurasten oder unkontrolliert zu handeln, bekommen Sie wieder Abstand und die Fähigkeit, die Ursache für Ihren Zustand zu ergründen.
- Wenn Sie sich unter Druck gesetzt fühlen oder sich selbst unter Druck setzen, finden Sie Wege, diese Kräfte anders zu kanalisieren.
- Wenn sich im Körper etwas anstaut, stark verkrampft oder unter zu hohem Druck steht (Migräne, Nebenhöhlenentzündung, Bronchitis, Asthma, hoher Blutdruck, Verstopfung, Koliken), können Sie Angestautes loswerden und innere Spannung abbauen.
- Wenn die Haut überempfindlich und gereizt ist oder juckt, kann Cherry Plum dazu beitragen, die ursächliche innere Anspannung zu lösen. Setzen Sie Cherry Plum auch Ihrer Körperlotion zu oder verwenden Sie die Rescue-Creme (die Cherry Plum enthält, Seite 112).
- Kinder, die zu Tics neigen wie Nägelbeißen, Kopfschlagen oder Bettnässen, und Kinder mit plötzlichen Wutausbrüchen finden ein Ventil für ihren inneren Druck.
- Wenn Sie an Selbstmord denken, kann Cherry Plum zur Erleichterung in Ihrer seelischen Notlage beitragen.
- In ärztlichen Wartezimmern schafft ein Bild von Cherry Pum eine gelöste Atmosphäre.

TIP Cherry Plum ist im allgemeinen eine Essenz für akute Zustände. Langfristig kommen dann meist weitere Essenzen, etwa Sweet Chestnut, in Frage. Benötigen Sie laufend Cherry Plum, sollten Sie sich dringend einer/m Therapeutin/en anvertrauen, um grundlegend Ordnung in Ihr Seelenleben zu bringen.

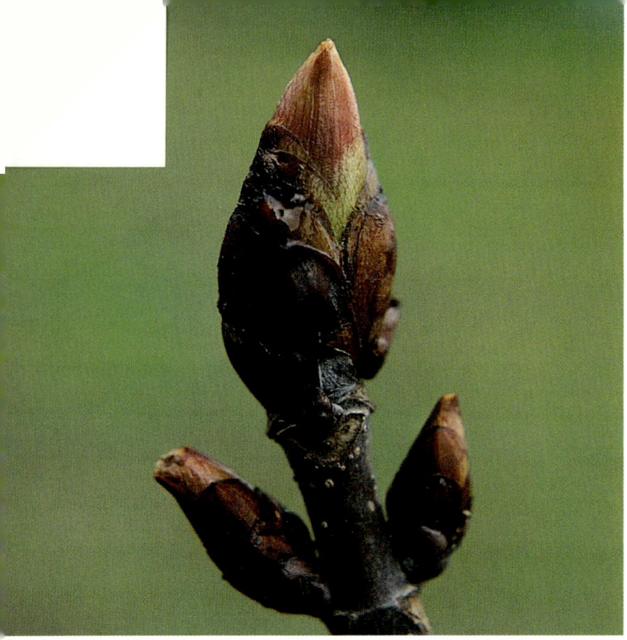

Chestnut Bud
Kastanienknospe

Aesculus hippocastanum

»Ich sammle Kraft
für den nächsten Schritt.«

Diese Essenz wird aus Knospen der Weißen Kastanie (Seite 104) bereitet. Es macht einen Wirkungsunterschied, in welchem Stadium der Entfaltung sich eine Pflanze gerade befindet: Jede Knospe birgt noch ein Geheimnis, ihr ganzes Potential wartet darauf, sich zu entfalten. Mit fest verklebten Deckblättern wartet sie den ganzen Winter, während sie im Innern immer dicker wird. Wenn die wärmende Sonne lockt und der Saft aus den Wurzeln nach oben steigt, wird die Sprengkraft groß genug, um den Widerstand zu überwinden. Dann »platzt« sie und entfaltet ihre weißen Kerzen.

Der Wechsel von einem Stadium zum anderen setzt voraus, daß sich innerlich Kräfte ansammeln, eine Vorbereitung, die im Stillen stattfindet und sich von außen nicht beschleunigen läßt. Alles, was nachher in seiner ganzen Pracht erstrahlt, hat einmal klein angefangen. Doch wer möchte nicht gleich ein guter Sportler oder Musiker sein, ohne die dazu notwendige Übungszeit zu absolvieren? Für Kinder und Jugendliche ist es dann ganz heilsam, sich mit den Lebensläufen berühmter Menschen auseinanderzusetzen und zu begreifen, daß vor den Erfolg der Schweiß gesetzt ist, oder, wie eine berühmte Sängerin über sich sagte: 10% Talent, 90% Disziplin! Die Vorarbeiten sind ganz unspektakulär: Atemübungen oder Yoga vor dem Singen, Aufwärmgymnastik, Lauf- und Sprungtraining vor der sportlichen Leistung. Häufig mangelt es an Geduld und Durchhaltevermögen, und manche geben auf oder belassen es beim ersten Versuch. Daher bringen sie nicht die Leistung, zu der sie fähig wären, und sind mit sich selbst unzufrieden. Oder sie machen den letzten Schritt vor dem ersten, verhaspeln sich beim Sprechen, verwechseln Buchstaben und Wörter und machen mehrmals die gleichen Fehler, weil sie sich keine Zeit nehmen, in aller Ruhe und in gleichmäßigem Tempo vorwärts zu gehen. Dann gibt Chestnut Bud die Gelassenheit, sich noch einmal mit dem gleichen Thema zu befassen und konzentriert einen neuen Versuch zu starten.

Manche Jugendliche haben zwar einen Traumberuf vor Augen, tun aber nichts dazu, sich die entsprechenden Ausbildungsunterlagen zu beschaffen oder praktische Erfahrungen in diesem Terrain zu sammeln, um zu sehen, ob sich ihre Träume auch realisieren lassen. So, wie die Knospe im Schutz der Deckblätter heran-

wächst, wäre es für sie wichtig, den Schutzraum zu nutzen, den ein Praktikum oder eine Orientierungszeit vermitteln, um frei von Verantwortung Erfahrungen zu sammeln und ihr Ziel klar zu erkennen.
Erwachsene möchten manchmal angesichts all dessen, was täglich neu auf sie einstürmt, die Verantwortung wieder los sein und sich am liebsten in sich verkriechen, umhüllt von schützenden »Deckblättern«. Dabei sollten sie innerlich spüren, daß sie sich Neuem nicht verschließen können und das Leben ein ständiges Weiterlernen ist. So durchläuft innerhalb einer Beziehung jeder in seinem Tempo persönliche Entwicklungen. Nur, wenn von beiden Seiten Bereitschaft da ist, aus Fehlern zu lernen, sich immer wieder aufeinander einzulassen, hält ein spannender Austausch beide zusammen; andernfalls wird man sich irgendwann neu orientieren. Auch am Arbeitsplatz sind wir gefordert, ständig neue Erkenntnisse und Entwicklungen in unser tägliches Tun einzubeziehen und auf dem laufenden zu bleiben.

So wirkt die Blüte

Chestnut Bud hilft Ihnen zu erkennen, daß noch kein Meister vom Himmel gefallen ist! Um erfolgreich zu sein und die Leistungen zu erreichen, die Sie sich vorstellen, müssen Sie konsequent am Ball bleiben. Mit Chestnut Bud nehmen Sie sich die Zeit, die nötigen Kräfte zu sammeln und Vorarbeiten zu leisten in dem Bewußtsein, daß Sie mit jedem Lernschritt Ihrem Ziel näher kommen. Wenn dann die Zeit reif ist, gibt Ihnen die Essenz einen kleinen Schubs und bringt Sie in die Gänge. Sie kundschaften mit Freude Ihre neuen Möglichkeiten aus und finden Geschmack daran, verborgene Talente zu entfalten und das Potential Ihrer Fähigkeiten zu entdecken. Es macht Ihnen Spaß, sich neugierig und experimentierfreudig auf Neues einzulassen.

Wann ist Chestnud Bud hilfreich?

- Damit Sie sich Zeit nehmen, Ihr eigentliches Ziel herauszufinden und Ihre volle Energie in diese Richtung zu lenken.
- Wenn das Schicksal Sie zwingt, eine »Ehrenrunde zu drehen«, gibt Ihnen Chestnud Bud mehr Geduld und Durchhaltevermögen.
- Wenn es Ihnen schwerfällt, einen Schritt zur Veränderung zu tun, zum Beispiel eine längst überfällige Beziehung zu beenden, finden Sie Schwung und Motivation dazu.
- Kinder, die sich nicht gern auf die Schule und auf neuen Lernstoff einlassen, werden neugieriger und finden Spaß am Lernen.
- Chestnut Bud gibt Ihnen die Ausdauer zu üben, zu trainieren oder sich mit anstehendem Lernstoff auseinanderzusetzen, damit Sie den Erfolg erzielen, den Sie anstreben. Daher ist die Essenz ein wichtiger Bestandteil der Prüfungsvorbereitungsmischung (Seite 173/174).
- Bei Konzentrations- und Lernproblemen können Sie ein Bild von Chestnut Bud über dem Schreibtisch aufhängen, auch für Klassenräume eignet sich dieses gut.
- In der Phase der Berufsfindung nehmen Sie sich mit Chestnut Bud die Zeit, sich umzutun, in etwas hineinzuschnuppern und einen Entschluß reifen zu lassen.
- Wenn Sie sich auf neue Geräte am Arbeitsplatz einarbeiten oder sich in einem neuen Team zurechtfinden müssen, können Sie zu Ihrer anfänglichen Unwissenheit stehen, in aller Ruhe Fragen stellen und sich etwas erklären lassen. So finden Sie rasch Freude an diesen Neuerungen und können sicher damit umgehen.
- Wenn Sie unter körperlichen Symptomen leiden, die mit steter Regelmäßigkeit wiederkehren, etwa einer Wochenendmigräne, unterstützt Sie Chestnut Bud dabei, herauszufinden, was das dahinterliegende Lernthema ist.

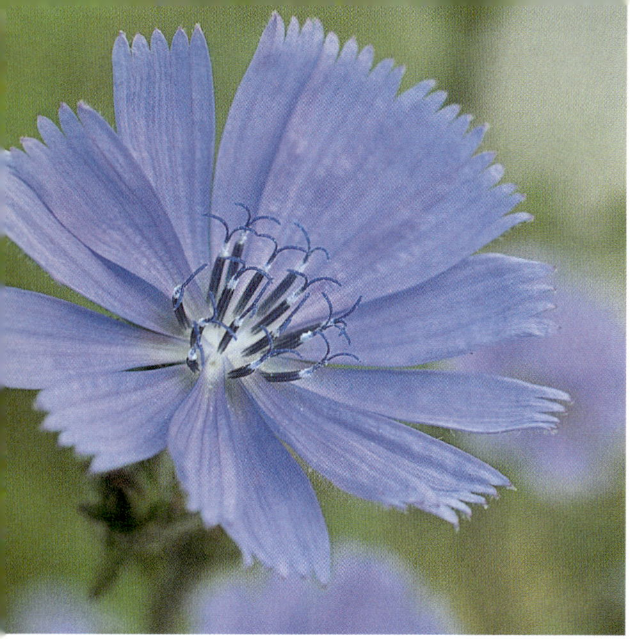

Chicory
Wegwarte

Cichorium intybus

»Ich gebe von Herzen
und nehme an, was kommt.«

Die Wegwarte oder auch Wegeleuchte trägt nicht umsonst ihren Namen: Mit ihren strahlend bläulich-violetten Blüten säumt sie Autostraßen und Fußwege, ohne sich um Abgase zu kümmern. Ihr verästelter Stengel ist so zäh, daß sie sich nicht abreißen läßt; mäht man sie ab, nimmt sie binnen weniger Tage wieder ihren angestammtem Platz ein.
Einer alten Legende zufolge ist die Wegwarte eine verwandelte Frau, die treu auf den Geliebten wartet.
Als Essenz eignet sie sich für Menschen, die in unverbrüchlicher Treue parat stehen und sich immer wieder geduldig darauf einlassen, anderen aus der Patsche zu helfen. So wie die Wegwarte einfach immer da ist, wo etwas los ist, und sei es auch der tobende Verkehr, sind sie immer für andere da. Sie scheuen keine Mühe und keinen Einsatz, holen für andere die Kohlen aus dem Feuer und entwickeln Kreativität darin, Schwierigkeiten jeder Art in Ordnung zu bringen.
Dieser schöne Wesenszug wird oft ausgenützt oder führt an den Rand der eigenen Kraft. Das gilt für die Mutter, die auch die halbwüchsigen Kinder noch so bemuttert, als ob sie nicht für sich selbst sorgen könnten. Das gilt für jene, die sich in der Pflege oder Therapie anderer aufopfern, bis sie selbst am Boden liegen, weil sie sich nicht vorstellen können, daß ohne sie alles richtig läuft. Und das gilt für die Menschen, die am Arbeitsplatz so viel Fürsorge und Verantwortung an den Tag legen, daß den anderen keine Entwicklungschance bleibt und sie in der Rolle des unmündigen Kindes verharren.
Dann leiden die allzeit bereiten Helfer vielleicht eines Tages darunter, daß ihre große Leistung, ihre selbstlose Präsenz von der Umgebung als völlig selbstverständlich ohne Dankeswort hingenommen wird. Im Gegenteil, je hilfsbereiter und einsatzfreudiger sie sind, desto größer ist oft das Unverständnis der Mitmenschen, wenn plötzlich die zuverlässige Quelle erschöpft ist und versiegt, vielleicht darniederliegt mit Bronchitis, Herz- oder Gallenbeschwerden oder einem Hexenschuß. Jetzt müssen die Helfer selbst Hilfe in Anspruch nehmen und erhalten wenigstens als Kranke die Aufmerksamkeit und Zuwendung, die man ihnen bisher versagt hat.
Mit Hilfe von Chicory lernen die Betroffenen, den Menschen ihrer Umgebung ihren Weg

in die Selbständigkeit zuzugestehen und es zuzulassen, daß diese sich somit auch der kontrollierenden Fürsorge entziehen.

Denn die Kehrseite der Medaille von Treue und Immer-für-den-anderen-da-Sein ist das Verlangen, festzuhalten und auf andere Einfluß zu nehmen.

Gut beobachten läßt sich das bei Kindern, die sich phasenweise stark an die Eltern klammern und sehr einfallsreich darin sind, die geliebten Menschen in ihrer Nähe zu halten. Da ist das Kind, das sich verletzt oder von jetzt auf nachher Fieber entwickelt, sobald die Mutter weggehen will, und sei es auch nur, weil sie Einkäufe erledigen muß.

Häufig hilft dann Chicory Mutter und Kind, die zu enge symbiotische Beziehung zu lockern und beiden eine gesunde Distanz und seelische Freiheit zu ermöglichen.

So wirkt die Blüte

Herzraum und Atem werden weit, und Sie spüren, wie Sie mit jedem Atemzug Liebe und Kraft von überallher in sich aufnehmen. Mit tiefem inneren Frieden und aus einem neuen Selbstverständnis können Sie sich aus der zu starken Verhaftung mit anderen lösen.

Großzügig und zuversichtlich, mit gesunder Distanz, lassen Sie die individuelle Entwicklung all Ihrer Lieben zu, weil Sie wissen, daß Fehler oder Gefahren dazu da sind, an ihnen zu wachsen und zu reifen.

Je mehr sich alle von Ihnen abnabeln, desto größer wird Ihr eigener Freiraum.

Sie können selbst entscheiden, wieviel und wann Sie zu geben bereit sind, und befreien sich damit auch von Vorstellungen, in welcher Form Ihnen Dank zuteil werden müßte. Wenn Sie in sich die große weiblich-mütterliche Kraft entwickeln, sagt Ihnen jeder Sonnenstrahl, jede Blüte, jeder freundliche Blick eines Menschen Dank und bereichert Sie.

Wann ist Chicory hilfreich?

- Wenn Sie sich ausgenutzt fühlen, finden Sie zur Gewißheit, daß der Ausgleich zwischen Geben und Bekommen von selbst geschieht und daß Sie oft von ganz unerwarteter Seite besonders viel Gutes erfahren.
- Wenn Ihre Partnerschaft sich zu sehr in eine Fürsorgegemeinschaft gewandelt hat, erkennen Sie, daß es Ihr Zusammenleben bereichert, wenn beide auch eigene Wege gehen.
- Wenn Kinder Tag und Nacht sehr an den Eltern klammern, kränkeln oder häufig Unfälle erleiden, die den Appel zur besonderen Fürsorge enthalten, hilft Chicory beiden, mehr Distanz zuzulassen und eigenständig zu werden.
- Als junge Mutter finden Sie mit Chicory dem Neugeborenen gegenüber das richtige Maß an Fürsorge und Zuwendung. Somit erleichtert es das Stillen und zu gegebener Zeit das Abstillen.
- Sowohl in einer leitenden Position als auch im Team finden Sie den Mittelweg zwischen Verantwortung-Übernehmen und Delegieren. Dadurch lassen Sie die anderen in Eigenverantwortlichkeit hineinwachsen.
- Wenn ein pflegebedürftiger Mensch Sie keine Minute aus den Augen läßt und Ihnen kein eigenes Leben mehr erlaubt, brauchen Sie beide längerfristig Chicory innerlich. Ein Bild der Wegwarte kann Ihren Räumen dann eine Atmosphäre der Offenheit verleihen.
- Wenn Sie unter einem »Helfer-Syndrom« leiden, auch als Partner oder Familienmitglied eines suchtgefährdeten Menschen, lernen Sie mit Chicory, sich zurückzunehmen und den anderen seinen Weg gehen zu lassen.
- Wenn Sie häufig unter Infekten der Atemwege, plötzlichen Atemnotszuständen und Herzenge, aber auch Leber-, Galle- und Verdauungsstörungen leiden, hilft Ihnen Chicory, sich wieder auf sich selbst zu besinnen.

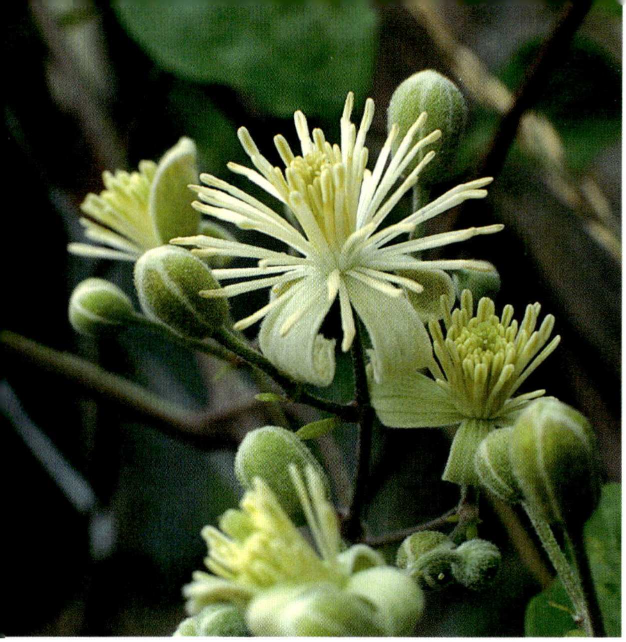

Clematis
Weiße Waldrebe

Clematis vitalba

»Ich stelle mich der Realität.«

Die Wildform der Clematis ist eine Kletterpflanze, die sich meterweit an anderen Pflanzen entlanghangelt und ganze Bäume so umrankt, daß kaum noch etwas von ihnen zu sehen ist. Die mangelnde Stabilität in sich selbst ersetzt sie durch die Stütze von außen und bahnt sich mit langen Trieben den Weg zur Sonne. Der darunterliegenden Pflanze wird Licht und Luft genommen und ihr Wachstum gebremst, ohne sie jedoch zu stark zu schädigen. Im Sommer ist die Waldrebe übersät mit kleinen, cremeweißen Blüten, im Herbst und Winter schmückt sie mit weichen, wolkigen Samenbällen das Gesträuch.

Die Essenz hilft uns, aus Wolkenträumen und Phantasiewelten auf den Boden zu kommen und standfest zu werden. Manche Menschen verhalten sich im Leben wie die Clematis: Sie siedeln sich schwebend zwischen Himmel und Erde an, finden wenig Halt und Struktur in sich selbst und brauchen andere, die sie in der Organisation ihres Alltags unterstützen. Sie empfinden die Realität des Lebens als sehr hart und sind deshalb nur mit halber Aufmerksamkeit bei der Sache. Das kann zur Folge haben, daß sie ständig etwas suchen, vom Hausschlüssel bis zum geparkten Auto. Oder sie verspäten sich um Stunden, lassen vielleicht auch einen Termin platzen, weil irgendetwas spontan dazwischen gekommen ist.

Sie sind in phantastischen Welten zu Hause, seien es Romane, Filme oder Computerspiele, mit denen sie sich der rauhen Realität entziehen. Sind sie Künstler wie Musiker oder Maler, brauchen sie dringend einen Organisator, der ihr Talent entdeckt und fördert und gleichzeitig bereit ist, die zuverlässige Stütze im Alltag zu sein und immer mal wieder die Träumernatur von »Wolke sieben« herunterzubefördern. Im Familienleben übernehmen Eltern oder Partner diese Rolle und werden dabei in ihrer Geduld manchmal auf eine harte Probe gestellt. Doch wegen ihrer liebenswerten, hilfsbereiten Art sieht man den Clematis-Menschen viel nach, vor allem, weil sie ja immer guten Willens sind, aber ihr Verhalten, selbst wenn sie es sich noch so sehr vornehmen, einfach nicht ändern können und zum Beispiel trotz ständigen Erinnerns wieder nicht rechtzeitig mit etwas fertig werden.

Als Kinder befinden sie sich oft in einer Traumwelt und nehmen die Umwelt nur ver-

schwommen wahr, in der Schule gibt es nicht selten Klagen, weil sie ganz abwesend erscheinen und schwer über längere Zeit ihre Konzentration einem stark rationalen Stoff zuwenden können. Dann ist es gut, wenn die Eltern das Kind darin unterstützen, Ausdrucksmöglichkeiten für seine Kreativität zu finden – sei es durch Musizieren, Theaterspielen oder anderes künstlerisches Gestalten –, und es gleichzeitig zur Erfüllung alltäglicher Pflichten anhalten.
Der Sehnsucht, in eine Traumwelt abzuschweben, liegt oft das Bedürfnis zugrunde, einer Realität entfliehen zu wollen, in der man sich mit persönlichen oder familiären Problemen konfrontiert sieht. Jugendliche leiden zum Beispiel unter Zukunftsängsten und sehen keine Möglichkeit, ihren seelischen Druck durch eigene Kreativität abzuleiten. Dann besteht die Gefahr, daß sie zu Drogen greifen, sich in einer Pseudowelt einrichten und ganz aus dem realen Alltag abdriften. Doch die Realität holt sie mit Macht und Brutalität ein, und nach jedem Sturz in die harte Wirklichkeit brauchen sie noch mehr Ablenkung und Fluchtwege, um die Situation auszuhalten.

So wirkt die Blüte

Sie werden geistig wach und bekommen Lust, sich aktiv ins Leben zu stellen und Ihre Träume in die Realität umzusetzen. Alle Sinne nehmen intensiv und klar die Informationen aus der Umwelt auf und helfen Ihnen so, sich zu orientieren und präsent zu sein. Sie lernen, sich auf das Machbare zu konzentrieren und aus dem, was Ihnen zur Verfügung steht, Ihr Eigenes zu gestalten.
Clematis ist Bestandteil der Erste-Hilfe-Kombination (Seite 112), weil sie die Sinnesorgane zu aktivieren vermag und im Falle einer Ohnmacht dazu beitragen kann, wieder klar und wach zu werden.

Wann ist Clematis hilfreich?

- Wenn Sie aktiv und bewußt Ihr Leben gestalten wollen, hilft Ihnen Clematis, Ihre starke Phantasie mit der Realität zu verbinden.
- Wenn Sie häufig Dinge verlegen, zu spät kommen oder sich verirren, um Sie in die Realität von Zeit und Raum zurückzubringen.
- Wenn Sie sich von einer Überfülle an Material und Ideen erdrückt fühlen, um diese zu sichten und Struktur hineinzubringen.
- Wenn Kinder in der Schule vor sich hin träumen und mehr aus dem Fenster statt auf die Tafel sehen, holt Clematis sie in die Realität zurück und gibt ihnen die Wachheit, im Hier und Jetzt ihre Aufgaben zu meistern.
- Wenn Jugendliche sich mit Musik, Romanen oder Fernsehen in eine Pseudowelt zurückziehen, gibt ihnen Clematis wieder Freude am eigenen Tun und Gestalten.
- Suchtgefährdete Menschen sehnen sich häufig nach einer Welt der schönen Illusionen. Sie können versuchen, ob Clematis das Interesse an konkreten Dingen und Menschen weckt (siehe auch Seite 209!).
- Wenn Sie zu lymphatischen Schwellungen neigen und morgens leicht aufgedunsen aussehen, bei Neigung zu Blutarmut und niedrigem Blutdruck oder häufig kalten Händen und Füßen, bringt Clematis die Energie in Fluß. Bei Lymphstauungen können Sie Clematis auch Ihrer Körperlotion zusetzen.
- Häufig treten Erkältungskrankheiten oder Ohrenentzündungen auf, weil die eigene Abwehrkraft geschwächt ist. Clematis erhöht die Fähigkeit, sich abzugrenzen, und aktiviert das Immunsystem.
- Wenn Sie Probleme mit dem Sehen haben, nicht gut hören oder Ihnen leicht schwindlig wird, fördert Clematis die Funktion der Sinnesorgane und Ihre Aufmerksamkeit für die Umgebung.

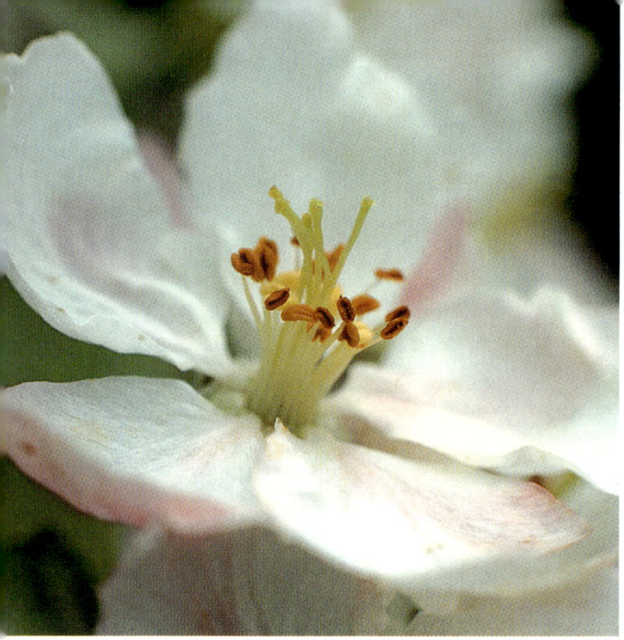

Crab Apple
Holzapfel

Malus pumila

»Ich ordne und kläre im Innen und Außen.«

Die fünfblättrigen Knospen des Holzapfels schimmern zunächst rosa und werden nach dem Öffnen weiß. Diese im frischen Glanz strahlenden Apfelblüten sind für viele Menschen der Inbegriff von Mai, neu erwachter Natur, Reinheit und frischem Mut. –
Viele Menschen sehnen sich nach Sauberkeit und Ordnung, in einer unsauberen Umgebung leiden sie regelrecht, was sich körperlich als Hautleiden niederschlagen kann. Da sie jeder kleine Pickel und jede äußerlich sichtbare Unreinheit außerordentlich stört, ergreifen sie ständig noch intensivere Maßnahmen, bis die Haare möglicherweise vom zu häufigen Waschen spröde werden und die Haut vom übermäßigen Duschen austrocknet.
Dieser Perfektionsanspruch wurzelt meist in einem tieferliegenden Problem, der Unzufriedenheit mit sich selbst. Eine stark reinlichkeitsgeprägte Erziehung und strenge moralische Grundsätze wirken zusammen und lassen das Gefühl ständiger Unzulänglichkeit und Unreinheit entstehen. Alles, was den eigenen Körper, seine Ausscheidungen und Bedürfnisse betrifft, wird als unangenehm erlebt, und man fühlt sich in der eigenen Haut nicht wohl.
Manche Menschen fühlen sich auch durch sexuelle Übergriffe in der Kindheit beschmutzt und haben zeitlebens den Wunsch, sich davon »reinzuwaschen«. So entsteht das starke Verlangen nach Reinheit und Makellosigkeit, zumindest im Außen – in einer Perfektion, die gar nicht aufrechtzuerhalten ist.
Vielfach gibt ein ausgeprägtes Sauberkeitsbedürfnis Anlaß zu familiären Konflikten, insbesondere, wenn nicht alle Hausbewohner den Anspruch an Ordnung und Ästhetik teilen. Gerade Jugendliche fühlen sich in vollkommen chaotischer Umgebung durchaus wohl. Die Eltern aber mäkeln vielleicht herum und lassen im Kind den Eindruck entstehen, daß es nicht so angenommen wird, wie es ist.
Dabei spiegelt die Unordnung im Außen nur den chaotischen Seelenzustand wider, der phasenweise in der Pubertät, aber auch bei Erwachsenen auftritt, wenn starke innere Umwälzungsprozesse stattfinden.
Manche Menschen versuchen, eine solche innere Unordnung mit einem Übermaß an äußerer Kontrolle in Schach zu halten, so werden sie zum Beispiel sehr pingelig, was ihre Nahrung angeht, junge Mädchen können mager-

süchtig werden. Andere befürchten nach engerem Zusammensein mit Menschen sofort, von einer Krankheit angesteckt worden zu sein, und ergreifen übertriebene Vorsorgemaßnahmen, oder es entsteht ein Sauberkeitsfimmel, der jegliche Spontanität untergräbt.
Dann sollte man sich eingestehen, daß Klärung not tut, nicht nur im Außen, sondern im Innern der eigenen Seele. Denn wir sehnen uns danach, Altlasten abzutragen und die Luft zwischen uns und anderen wieder »zu bereinigen«, indem wir in unserer häuslichen und beruflichen Umgebung »klar Schiff« machen.

So wirkt die Blüte

Crab Apple bringt Sie auf ein gesundes Maß zwischen Schlampigkeit und Sauberkeit, zwischen lebendigem Chaos und hilfreicher Ordnung. Sie können akzeptieren, daß »rein« und »unrein« eine Frage des individuellen Standpunkts ist und können unterschiedliche Sauberkeitsbedürfnisse Ihrer Mitmenschen akzeptieren.
Sie sagen sich vom Alten los und schaffen Platz für das Neue, das nur darauf wartet, sich entfalten zu können. Selbst etwas, das Ihnen bisher zäh anhaftete und Sie vielleicht in den letzten Jahren untergründig belastet hat, können Sie jetzt abstoßen wie eine alte Haut.
Sie spüren in sich das Verlangen nach Frischem, wie gesunder frischer Kost, und nach Erneuerung im Innen wie im Außen.
Anfallende Sortier- und Aufräumarbeiten gehen Ihnen leicht von der Hand, sei es das Abtragen von Aktenbergen oder das Entrümpeln von Haus und Hof.
Sie können klärende Gespräche führen und damit Vorbehalte ausräumen, Dinge bereinigen und einen neuen Anfang machen.
Sie nehmen sich selbst so an, wie Sie sind, äußerlich wie innerlich, mit all Ihren menschlichen Bedürfnissen.

Wann ist Crab Apple hilfreich?

- Damit Sie sich so leiden können, wie Sie sind, mit Ihrer Figur, Ihrer Haut, Ihren Haaren, und um sich dessen bewußt zu werden, daß wahre Schönheit von innen kommt.
- Wenn Sie Altes abstreifen wollen, können Sie nun das Großreinemachen angehen – in Ihrem Körper und Gemüt ebenso wie in Ihrer äußeren Umgebung.
- Crab Apple erleichtert es Ihnen, belastete Beziehungen zu bereinigen, Differenzen zu klären und in Gesprächen dafür zu sorgen, daß die Luft zwischen Ihnen wieder rein ist.
- Bei Waschzwang und Sauberkeitsfimmel läßt Crab Apple Sie in puncto Hygiene toleranter werden. Wenn Sie sich nach allem, was Sie berührt oder in sich aufgenommen haben, unrein und beschmutzt fühlen, können Sie diesen Ekel überwinden, gegebenenfalls Ihr Eßverhalten umstellen und eine freiere Einstellung zum Körperlichen gewinnen.
- Wenn Sie Sexualität als problematisch empfinden, hilft Ihnen Crab Apple, begleitend zu einer Therapie, sich von negativen Erfahrungen zu befreien und von Altem »reinzuwaschen«.
- Crab Apple fördert die Entgiftung und Reinigung nach Infekten, Antibiotikatherapie und Narkose und kann unterstützend während einer Darmsanierung eingesetzt werden.
- Nach längerem beruflichem Umgang mit Giftstoffen, im OP, in der chemischen Industrie, in der Landwirtschaft, brauchen Sie längerfristig Crab Apple, um sich von der Belastung zu reinigen.
- Bei Hauterkrankungen mit starker Schuppung wie Psoriasis oder Neurodermitis können Sie Ihr Äußeres und die Umwelt besser akzeptieren und werden kommunikativer (Seite 169).
- Ein Bild von Crab Apple bringt frischen Wind in Ihre Räume.

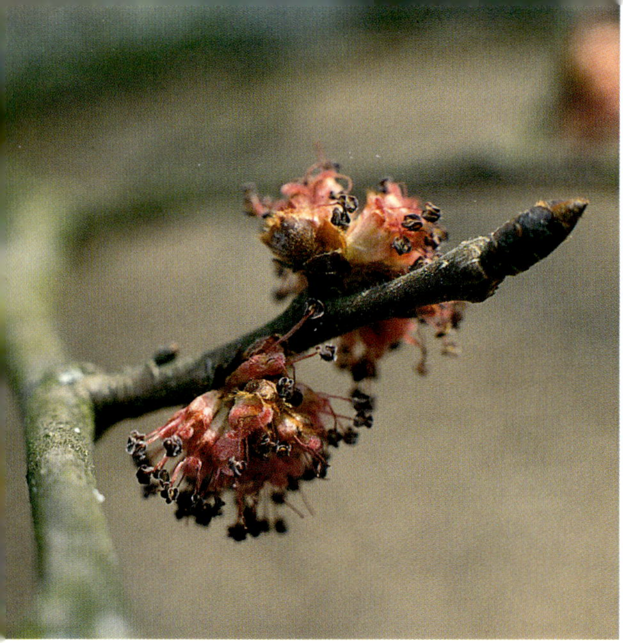

Elm
Ulme

Ulmus scabra

»Ich bin meinen Aufgaben gewachsen.«

Ulmen sind große, majestätische Bäume mit verhältnismäßig zarten Ästen und Zweigen. Schon im frühesten Frühjahr treiben sie kleine, rosafarbene Blüten. Seit den 30er Jahren fielen viele dieser stolzen Bäume einer Ulmenkrankheit zum Opfer, deshalb sind sie sehr selten geworden.

So, wie auch ein mächtiger Baum geschwächt werden kann, haben selbst starke Menschen Phasen, in denen der Körper anfällig ist und sich von Krankheitserregern vorübergehend in die Knie zwingen läßt. Dem liegt häufig der Kampf an mehreren Fronten gleichzeitig zugrunde: In guten Zeiten fühlen sich die Betreffenden im Vollbesitz ihrer Kräfte und sehen kein Problem darin, die verschiedensten Aufgaben nebeneinander zu bewältigen. Im Überschwang wird der Terminkalender vollgepackt bis zum Rand, ohne daran zu denken, daß meist noch etwas Unerwartetes dazwischen kommt. Das Übermaß an Arbeit, das sich manch einer auf diese Weise aufhalst, macht nervös und fahrig. Körpersymptome wie eine plötzliche Erkältung, ein Herpesbläschen an der Lippe oder ein Bauchinfekt sind dann das Signal dafür, es etwas ruhiger angehen zu lassen und sich trotz akuter Überlastung Zeit für geregelte Mahlzeiten, einen Spaziergang und ausreichend Schlaf zu gönnen.

Manchmal drückt man sich auch vor anstehenden Arbeiten, verliert sich in vielerlei Tätigkeiten, bis die Zeit zu knapp wird, um termingerecht fertig zu werden.

Besonders vor Prüfungen fehlen am Schluß immer noch ein paar Tage, um den anstehenden Stoff sicher zu beherrschen … Auch am Arbeitsplatz lassen es viele Menschen immer wieder »drauf ankommen«, dann werden unter Termindruck Überstunden gemacht und Nachtschichten eingelegt, bis zum letzten Moment vor dem Abgabetermin. Hausfrauen bringen sich nicht selten vor größeren Festen, vor allem vor Familienfeiern, in Streß, weil im Endeffekt doch viel mehr Arbeit anfällt, als anfangs gedacht.

Bei rechtzeitiger Planung könnte vieles davon ohne weiteres delegiert werden, so daß man nicht allein vor der großen Aufgabe stünde. Selbst einen Umzug oder eine Wohnungsrenovierung kann man durch überlegte Vorbereitung weniger aufreibend gestalten. Dadurch ließe es sich vermeiden, daß man sich schließlich nur noch mit letzter Kraft über die Runden schleppt und danach »in ein Loch fällt«.

So wirkt die Blüte

Elm hilft Ihnen, Termine im Auge zu behalten, ohne sich in die bevorstehenden Aufgaben hineinzusteigern. Sie bewahren gedanklich den Abstand und können umsichtig planen. Mit offenen Augen und Ohren nehmen Sie Ihre Umgebung wahr und können in jedem Moment entscheiden, was gerade vorrangig ist. Sie lernen, Ihre Kräfte besser einzuschätzen, und nehmen sich die Freiheit, auch mal etwas zurückzustellen, wenn sich neue Aufgaben dazwischen schieben.
So finden Sie die Balance zwischen Tun und Lassen und lernen, mit Ihren Kräften hauszuhalten. Ihre Aufgaben machen Ihnen wieder Freude, so groß sie auch im Moment erscheinen mögen. Sie können das, was zu tun ist, mit Lust und Liebe, mit einem Lied auf den Lippen angehen und einfach eine Arbeit nach der anderen erledigen. So schmilzt der Berg vor Ihnen zusammen und wird überschaubar.
Fest verwurzelt und mit einem sicheren Gefühl für Ihren Standort, behalten Sie den Überblick über vielfältige Aufgaben und organisieren Ihren Alltag geschickt und überlegt.

Wann ist Elm hilfreich?

- Wenn Sie familiär oder beruflich gerade besonders beansprucht sind, finden Sie zusätzliche Kraft, diese Phase locker und freudig durchzuhalten.
- Wenn Sie so viel um die Ohren haben, daß Sie schon gar nicht mehr zuhören können oder Ihnen alles vor den Augen verschwimmt, kommen Sie wieder zu sich und nehmen Impulse von außen soweit auf, wie sie wichtig sind, um Ihre Aufgaben zu meistern.
- Wenn Sie häufig zu spät dran sind, weil Sie dringliche Arbeiten hinausschieben und schließlich nur auf den letzten Drücker alles termingerecht fertigkriegen, hilft Ihnen Elm, Ihr Tun besser zu planen und sich rechtzeitig Ihren Aufgaben zu stellen.
- Wenn Sie sich zu sehr in bevorstehende Aufgaben hineinsteigern und sich mit Hexenschuß und ähnlichen Beschwerden selbst lahm legen, finden Sie mehr Halt in sich, so daß Sie gefestigt und gelassen die Dinge auf sich zukommen lassen können.
- Vor einer Reise behalten Sie mit Elm den Überblick, was wann erledigt und gepackt werden muß. Wenn Sie dazu neigen, vor einer Reise krank zu werden, bei »Reisefieber«, gibt Elm Ihnen Sicherheit und innere Stabilität und hilft Ihnen, einen kühlen Kopf zu bewahren.
- Elm ist ein wichtiger Bestandteil der Prüfungsvorbereitungsmischung (Seite 174). Fangen Sie am besten rechtzeitig, durchaus schon mehrere Wochen vorher, mit der Einnahme an, um die fürs Lernen zur Verfügung stehende Zeit optimal zu nutzen. Während Prüfungen und Auftritten stärkt Sie ein Fläschchen Elm in der Tasche.
- Zur Stärkung Ihrer Abwehrkräfte bei Infekten aller Art. Vor allem, wenn verschiedene Erreger im Spiel sind, wie bei einer Pilzerkrankung, nach einem Virus- oder bakteriellen Infekt, können Sie es mit Elm versuchen.
- Gegen Ende der Schwangerschaft hilft Ihnen Elm, Ihre Kräfte auf die bevorstehende Geburt hin auszurichten. Während der Geburt fördert der Zusatz von Elm im Badewasser eine effektive Wehentätigkeit.
- Bei chronischen Lungenerkrankungen mit Luftnot, um sich der Kraft Ihres Atems anzuvertrauen und jeden Atemzug auszukosten.
- Bei Schmerzen im Handgelenk, etwa durch eine Sehnenscheidenentzündung, kann Sie Elm darin unterstützen, Ihre eigentlich anstehenden Aufgaben zu erkennen und selbstständig handlungsfähig zu werden.

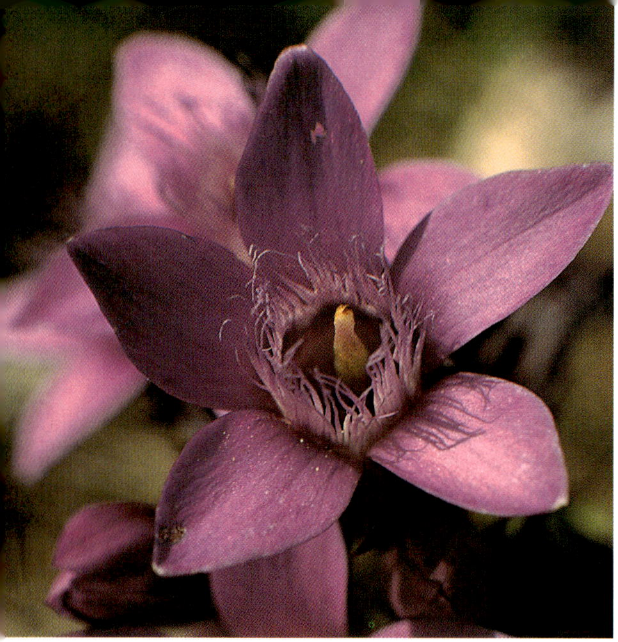

Gentian
Violetter Herbstenzian

Gentiana amarella

»Ich halte vertrauensvoll durch.«

Der seltene Herbstenzian steht unter Naturschutz. Er wächst auf trockenen, kalkhaltigen Hügeln und läßt den ganzen Sommer verstreichen, wartet geduldig auf den Herbst, um dann erst mit Büscheln von intensiv violetten Blütenkelchen in Erscheinung zu treten; die schwächere Herbstsonne genügt ihm vollkommen. Im Volksmund heißt er wegen seines bitteren Geschmacks »Bitterwurz«.
Als Blütenessenz regt Gentian Körper und Seele dazu an, schwermütige Empfindungen loszulassen, die sich im Gemüt festgesetzt haben. Es gibt im Leben immer wieder Phasen, in denen uns etwas »bitter aufstößt« und aufs Gemüt drückt – etwa Situationen, die uns dazu zwingen, unseren Lebensplan gänzlich zu ändern. Das kann eine Krankheit sein, die trotz aller Bemühungen fortschreitet und für die keine Heilung in Aussicht ist, oder ein Rückfall, obwohl wir uns schon fast genesen glaubten.
In Beziehungen häufen sich manchmal Mißverständnisse und Probleme, und allen unseren Bemühungen zum Trotz sieht es so aus, als ob wir nie mehr zu einer Einigung finden könnten. Dann überkommen nicht selten alle Beteiligten Zweifel an Sinn und Richtigkeit ihres Tuns, am liebsten würde man die Flinte ins Korn werfen und einfach alles aufgeben. Manchmal stauen und verdicken sich dann im Körper die »bitteren Säfte« wie Gallensaft oder Bauchspeicheldrüsensekret, mit Gallensteinen oder Pankreatitis als Folge.
Auch in wirtschaftlicher Hinsicht bläst uns zu Zeiten der Wind scharf ins Gesicht, und wir müssen harte Erfahrungen machen. So kann trotz aller Anstrengung das Geschäft Konkurs gehen, oder man verliert seinen Arbeitsplatz. Ob im privaten oder beruflichen Bereich, ohne Prüfungen verschiedenster Art geht es selten ab, und sie alle zwingen uns, seelisch zu wachsen und zu reifen. Denn wir kommen nur weiter, wenn wir uns nicht in niedergeschlagene Resignation und Pessismismus fallen lassen, sondern beharrlich am Ball bleiben, immer wieder einen neuen Vorstoß machen und darauf vertrauen, daß sich eines Tages alles richtig fügt. Religiösen Menschen fällt dies leichter, weil sie in allem, was ihnen widerfährt, Gottes Willen erkennen. Andere mögen sich vielleicht als Hilfe vor Augen halten, daß es gerade die schwierigen Situationen sind, die einen Umschwung im Leben bewirken und eine Ent-

wicklung einleiten, die sich vielleicht im Nachhinein als sehr positiv und befreiend auswirkt.

So wirkt die Blüte

Gentian läßt Sie begreifen, daß jeder Stillstand Rückschritt bedeutet. Nur wenn Sie auch in schwierigem Gelände, unbeirrt von dunklen Wolken und Zweifeln, vorangehen, öffnet sich irgendwann der Ausblick, und Sie stehen wieder im hellen Sonnenschein. Gentian kann so zum hilfreichen Begleiter durch dunkle und scheinbar aussichtlose Wegstrecken in Ihrem Leben werden und Ihnen immer wieder mit seiner unerschütterlichen Ausdauer als Vorbild dienen. Das Violett der Blüte, die Farbe der Verwandlung, der Transformation, signalisiert Ihnen, daß alles, was Ihnen widerfährt, als Lernprozeß dienen kann, um neue geistig-seelische Entwicklungsschritte zu machen.

Mit Gentian fällt es Ihnen leichter, Ihr Schicksal anzunehmen, was immer es schicken mag. Wenn Sie eher zu den Zweiflern gehören, schenkt Ihnen Gentian Optimismus und die Fähigkeit, in allem, was geschieht, für sich etwas Positives zu finden.

Wann ist Gentian hilfreich?

- Um in einer schwierigen, ja sogar aussichtlos erscheinenden Situation durchhalten zu können und auf einen guten Ausgang zu vertrauen.
- Um trotz mancher Zweifel sich immer wieder vertrauensvoll auf etwas einlassen zu können und einen weiteren Versuch zu starten.
- Wenn Sie kurz davor sind aufzugeben, etwa in geschäftlichen Angelegenheiten, oder deprimiert sind, weil es mit Ihren körperlichen oder geistigen Fähigkeiten bergab zu gehen scheint, können Sie allem, was Ihnen widerfährt, auch Positives abgewinnen, das Tief überwinden und Ihre aktuellen Möglichkeiten voll ausschöpfen.
- Wenn Sie sich schon auf dem Weg der Besserung glaubten und einen Rückschlag hinnehmen müssen oder wenn trotz aller Bemühungen kein Heilungsfortschritt sichtbar ist, gibt Ihnen Gentian den Ansporn, alles Erdenkliche zu tun, um Ihre Situation zum Guten zu wenden. Daher ist Gentian sowohl für die Kranken selbst als auch für ihre Angehörigen wichtig, um immer wieder Mut zu fassen. Denken Sie daran bei Erkrankungen wie Mukoviscidose, Muskeldystrophie, Multipler Sklerose und anderen neurologischen Systemerkrankungen, auch bei Rheuma, Krebs, Aids.
- Das Bild von Gentian gibt Krankenzimmern eine zuversichtliche Atmosphäre.
- Während der Schwangerschaft und besonders im Verlauf einer langwierigen Geburt, um Ihre Zuversicht zu stärken und Ihnen zu helfen, auch eine vorübergehend Ihre Kräfte übersteigende Belastung durchzuhalten. Nach einer schwierigen Geburt fördert Gentian den Lebenswillen des Kindes und eine zuversichtliche Lebenshaltung der Mutter.
- Kinder mit Lernschwierigkeiten gewinnen Ausdauer und Konzentrationsvermögen und bringen ihre Aufgaben zu einem guten Ende.
- Vor Prüfungen und Vorstellungsgesprächen, besonders nach einem vorangegangenen Mißerfolg, stärkt es Ihr Durchhaltevermögen und Ihre seelische Kraft.
- Sie können Ihrer Partnerbeziehung noch einmal eine Chance geben und gemeinsam nach Hilfe zur Lösung Ihrer Konflikte suchen.
- Bei Arbeitsplatzverlust, längerer Arbeitslosigkeit, geschäftlichen Einbrüchen – um die Chance wahrzunehmen, die sich für Sie aus den veränderten Lebensumständen ergibt, und um offen zu sein für ganz neue Möglichkeiten.
- Wenn Ihnen im Verlauf einer längeren (Psycho-) Therapie Zweifel kommen, können Sie entscheiden, wohin Ihr Weg weitergeht.
- Bei Gallensteinen und Pankreasbeschwerden, um Ihre Bitterkeit und Depression loszulassen und wieder Freude am Leben zu gewinnen.

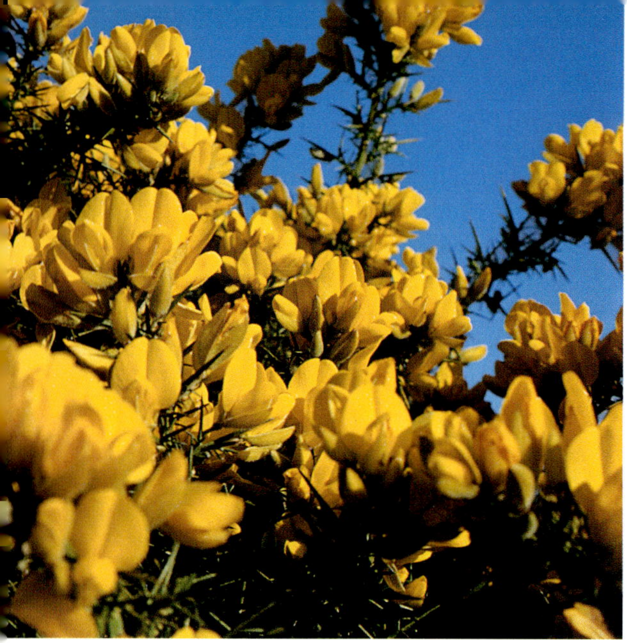

Gorse
Stechginster

Ulex europaeus

»Ich mache mit Schwung einen neuen Anfang.«

Der Stechginster wächst als holziger Busch auf mageren, Wind und Wetter ausgesetzten Flächen und wird unter günstigen Bedingungen bis zu 3 Meter hoch. Vom frühen Frühjahr an treibt er intensiv-gelbe Blüten, die wie kleine Laternen aussehen. Bei den Kelten galt er als Symbol dafür, daß nach einem langen Winter das Licht des Frühlings wiederkehrt. Wer sehnt sich nach einer Zeit der Dunkelheit und Kälte nicht nach Sonne und Wärme? Die strahlendgelbe Blütenfarbe ist dann eine wahre Wohltat für Herz und Auge.
Als Essenz hilft Gorse Menschen, in deren Herzen es längere Zeit »Winter« war, wieder Hoffnung auf einen Neubeginn und auf neue Lebenskraft zu bekommen. Wir können oft kaum glauben, daß es nach einer schweren Zeit tatsächlich aufwärts geht – wie man nach einem harten Winter befürchtet, es könnte noch einmal eine Kältewelle kommen und den Frühling am Durchbruch hindern.
So fühlen sich viele Menschen nach längerer Krankheit derart am Ende ihrer Kräfte, daß sie sich kaum vorstellen können, wie ein Leben in Gesundheit aussehen könnte. Selbst an einen schlechten Zustand haben sie sich im Lauf der Zeit gewöhnt und sich mit Schmerzen, Einschränkungen oder gar Aussichtslosigkeit bis zu einem gewissen Grad abgefunden. Wenn ihnen dann jemand den Vorschlag macht, doch noch einmal einen neuen Versuch zu wagen, braucht es geraume Zeit, ehe sie sich darauf einlassen können.
Damit wir auf dem Weg der Besserung weiterschreiten können, brauchen wir eine Zukunftsperspektive, eine Idee, in welche Richtung eine Entwicklung möglich wäre. Das gilt nicht nur für körperliche Erkrankungen, sondern auch für viele andere Lebensumstände.
Bei einem Scheidungsverfahren oder einer anderen juristischen Auseinandersetzung sieht man oft kein Land mehr, weil finanzielle Interessen, gefühlsmäßige Konflikte, reale Lebensbedingungen wie ein unentwirrbares Knäuel wirken. Den Dingen nun resigniert ihren Lauf zu lassen, wäre nicht das Richtige, sondern es geht darum, gegenzusteuern und sich ein eigenes Ziel zu setzen. Oft bedeutet das, Rat und Hilfe anzunehmen, nach vorn zu sehen und neue Strategien zu entwickeln.
Es gibt Menschen, die sich schon in der Kindheit durch widrige Umstände das Recht auf

Lebensglück und einen ihren Fähigkeiten angemessenen Weg versagt haben. Für sie ist Gorse wichtig, um ihr volles Potential zur Entfaltung zu bringen.
Auch überraschende Wendungen des Schicksals, zum Beispiel eine ungewollte Schwangerschaft, können uns zeitweilig blockieren, bis wir uns mit der neuen Situation angefreundet haben und die momentanen Möglichkeiten erkennen und ausschöpfen.
Doch oft sind es auch nur kleine Dinge im Leben, vor denen wir kapitulieren. Manch einer verzweifelt allein beim Gedanken daran, einmal wieder den Keller und den Dachboden entrümpeln zu müssen oder einfach nur liegengebliebenen Schreibkram zu sortieren. Manche Menschen vernachlässigen ihre eigentlichen Talente und Hobbies und brauchen dann Aufmunterung und Zuspruch aus der Umgebung, um sie wieder aufleben zu lassen.

So wirkt die Blüte

Mit Gorse kommt Licht in die Dunkelheit des Gemüts und der Existenz. So, wie wir nach jedem Winter die Kräfte neu mobilisieren müssen, um zu säen und zu pflanzen, hilft er Ihnen, brachliegende Bereiche Ihrer selbst wieder zum Blühen zu bringen. Sie erkennen, daß es nie zu spät ist, etwas im Leben zu verändern und es sich besser gehen zu lassen. Wenn Sie bereit sind, Hilfe anzunehmen, wird sie Ihnen zuteil: Einigen Menschen hilft die Erfahrung, daß sie alles Belastende von sich abschütteln und erleichtert ihren Weg auf das neue Licht zugehen können; andere möchten an die Hand genommen und aus ihrer Sackgasse hinausbegleitet werden, bis sie selbst genügend Hoffnung und Energie verspüren für einen Neuanfang. Eine solche Hilfe auf geistiger Ebene kann Gorse vermitteln, indem er Schubkraft gibt und einen Lichtpunkt in der Ferne setzt, auf den Sie sich zubewegen können.

Hinter den Situationen, in denen Sie Gorse benötigen, steht eine anspruchsvolle Lebensaufgabe, die Sie als Persönlichkeit wachsen und reifen läßt. Denn gerade nach einem harten Winter fallen Blüte und Frucht oft besonders reich aus.

Wann ist Gorse hilfreich?

- Wenn Sie sich mit Freude und Energie an neues Denken und Handeln heranwagen und einen neuen Anfang machen wollen.
- Wenn Sie sich privat oder beruflich in einer Sackgasse fühlen, können Sie die Dinge entwirren und eine neue Richtung einschlagen.
- Wenn sich eine Krankheit lange hinzieht, hilft Ihnen Gorse, sich das Ziel vorzustellen, auf das Sie hinarbeiten können.
- Wenn Sie sich in Lebensumständen befinden, die Ihnen aussichtlos erscheinen, zum Beispiel während längerer Arbeitslosigkeit oder bei chronisch fortschreitender Krankheit, können Sie sich neue Hilfe erschließen.
- Wenn Sie mit Behinderten oder pflegebedürftigen alten Menschen zu tun haben, hilft Ihnen Gorse, täglich neue Kraft zu finden, für die Ihnen Anvertrauten ein Hoffnungsträger und Lichtstrahl zu sein. In Altenheimen, Krankenhäusern oder Sanatorien trägt ein Bild von Gorse zu einer positiven Atmosphäre bei.
- Nach Trennung der Eltern hilft Gorse der ganzen Familie, ein neues Leben aufzubauen.
- Wenn Sie im Verlauf einer Psychotherapie darauf kommen, daß Sie sich irgendwann einmal selbst das Lebensrecht abgesprochen haben, etwa weil Sie sich als ungewolltes Kind erlebten und abgeschoben fühlten, finden Sie eine Perspektive für Ihr jetziges Dasein.

TIP Bei ernsteren Krankheiten läßt sich Gorse gut mit Gentian und Passiflora kombinieren; alle Anwendungsmöglichkeiten (ab Seite 27) können parallel wichtig sein.

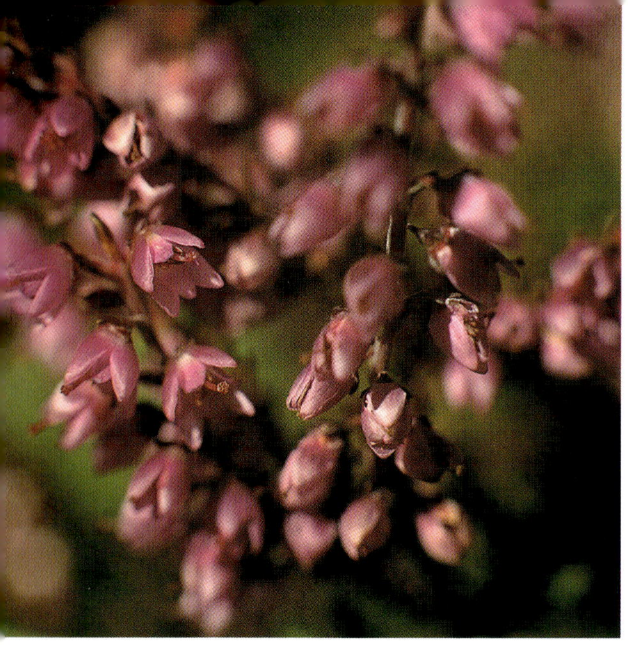

Heather
Heidekraut

Calluna vulgaris

»Ich ruhe in mir selbst.«

Gegen Ende des Sommers bedeckt das blühende Heidekraut wie ein rosa bis zartvioletter Teppich einsame Moor- und Heidegebiete. Die niedrigen, holzigen Büsche wachsen dicht gedrängt und lassen wenig anderen Bewuchs zu. Heather gedeiht auf kargem, saurem Boden und hält dem rauhen Wind stand, der über die offene Landschaft fegt. Zum besseren Überleben sind alle Büsche etwa gleich hoch, so daß keiner den Naturgewalten mehr Angriffsfläche bietet als der andere.

Die Essenz dieser Gruppenpflanze hilft Menschen, ihren Platz in der Umwelt zu finden, sich gleichberechtigt einzubringen und fähig zu sein, zwischen Gemeinschaft und Alleinsein, zwischen Gespräch und Stille, Auseinandersetzung mit anderen und Beschäftigung mit sich selbst abzuwechseln.

Für ein aufwachsendes Kind ist es lebensnotwendig, daß es genug Aufmerksamkeit aus der Umgebung bekommt; im Spiegel der Eltern und Geschwister findet es seine Identität. Deshalb reagieren Kinder sehr stark, wenn sie das Gefühl haben, daß andere Menschen oder Belange in den Vordergrund rücken. Nicht selten zeigt das ältere Kind auffällige Verhaltensweisen, sobald die Mutter wieder schwanger ist. Dann will es pausenlos beschäftigt sein, läßt die Mutter keine Minute in Ruhe und versäumt keine Gelegenheit, sich in Szene zu setzen, wenn Gäste da sind. Versteht die Umgebung es nicht, die Signale des Kindes richtig zu deuten, zieht es sich möglicherweise schmollend oder gar resigniert zurück und lehnt plötzlich jede Zuwendung und Zärtlichkeit ab.

In der Schule liegen die Dinge ähnlich: Welches Kind ist bei der Lehrerin und den Mitschülern am beliebtesten? Nimmt man mich als eigenständige Persönlichkeit wahr, oder habe ich das Gefühl, darum kämpfen zu müssen? Es ist sicher nicht einfach, jedem Kind gerecht zu werden, vor allem, weil wir auffälliges Verhalten mit Tadel und Mißachtung strafen, ohne die seelische Not dahinter zu sehen, den Schrei zu hören: »Bitte nimm mich an als Mensch, als unverwechselbares Individuum, und hilf mir dadurch, mich selbst zu erkennen!«

Ist dieser Schritt in der Jugend nicht geglückt, suchen wir häufig auch im Erwachsenenalter noch nach Bestätigung durch andere. Das schlägt sich in Formen der Selbstdarstellung nieder wie schriller Kleidung, topmodischem

Outfit, auffälligem Auto oder Verhaltensweisen wie unablässiges Reden über sich selbst. Die Medien geben genügend Gelegenheit, aus der Not eine Tugend zu machen und sich zu präsentieren. Manche Menschen kultivieren dagegen das resignierte Kind von damals und leben ein Mauerblümchendasein in der steten Hoffnung, doch einmal gefunden und in ihrem wahren Kern erkannt zu werden. Im stillen ärgern sie sich oft, daß andere groß rauskommen und einfach das Gespräch an sich reißen, aber gleichzeitig bewundern sie sie wegen ihrer lockeren, souveränen Umgangsweise.
Ob man sich zu extrovertiert oder zu introvertiert verhält, dahinter steht jeweils das gleiche Problem: Man achtet zu sehr auf die Reaktionen der Umgebung und braucht diese als Spiegel. Rastlos auf der Suche nach Zuwendung und Anerkennung, verliert man den Kontakt mit sich selbst und braucht Unterstützung, um wieder bei sich selbst anzukommen.

So wirkt die Blüte

Heather polt die zu stark nach außen gerichtete Energie um und lenkt sie nach innen, auf sich selbst. Vielleicht verläßt Sie auf einmal die Lust, die Umgebung auf sich aufmerksam zu machen, weil Sie einen neuen Wert entdecken, der Sie unendlich tief berühren kann: den inneren Reichtum Ihrer Seele, inneren Frieden, wunderbare Geborgenheit in sich selbst.
Mit Heather erfahren Sie, was es heißt, zu meditieren, einfach auf sich selbst gestellt, bei sich selbst anzukommen und in sich zu ruhen. Mit diesem Bewußtsein begegnen Sie der Welt neu und absichtslos und machen es damit anderen Menschen leichter, Sie selbst in Ihrem wahren Wesen zu erkennen.

Wann ist Heather hilfreich?

• Wenn Sie sich in jeder Gruppe wohlfühlen wollen, finden Sie das richtige Maß dafür, sich im Gespräch zurückzunehmen oder einzubringen und einfach nur Sie selbst zu sein.
• Wenn Sie die Gedankenmühle in Ihrem Inneren zum Stillstand bringen wollen: Sie bekommen mehr Distanz zu Ihrer eigenen Person und finden inneren Frieden.
• Wenn Kinder um die Aufmerksamkeit und Liebe der Eltern oder umgekehrt die Eltern um die Kinder rivalisieren, trägt Heather zu einem harmonischen Famlienleben bei, indem jeder in sich selbst ruht.
Ein Bild von Heather im Eß- oder Wohnbereich unterstützt ein gleichberechtigtes Verhalten aller Familienmitglieder.
• Kleinkindern, die nicht alleine sein können, sich auffällig verhalten, besonders wenn ein Geschwisterchen kommt, hilft Heather, mit sich selbst zufrieden zu sein und innerlich zur Ruhe zu kommen. Auch kleinere Beschwerden, die immer wieder die spezielle Aufmerksamkeit der Eltern erfordern und häufige Arztbesuche notwendig machen, weisen darauf hin, daß dem Kind Heather gut tun würde.
• In Klassenräumen fördert ein Bild von Heather die innere Sammlung, aber auch die Bereitschaft, sich zum richtigen Zeitpunkt zu zeigen und zu äußern.
• Wenn tausend kleine Beschwerden Ihre Aufmerksamkeit auf sich ziehen und vom Eigentlichen ablenken, bekommen Sie Distanz zu Ihren körperlichen Empfindungen und lassen Schmerzen, Juckreiz, was auch immer, einfach kommen und gehen. Sie können die Symptome aus dem Brennpunkt rücken und hinter ihnen das Wesentliche finden.
• Im Verlauf eines therapeutischen Rückblicks auf Kindheit und Jugend hilft Ihnen Heather, das mißachtete Kind in sich verabschieden zu können und sich auf Ihre jetzigen inneren Werte zu besinnen.
• Wenn Sie sich in Meditation üben wollen, finden Sie in Heather gute Unterstützung.

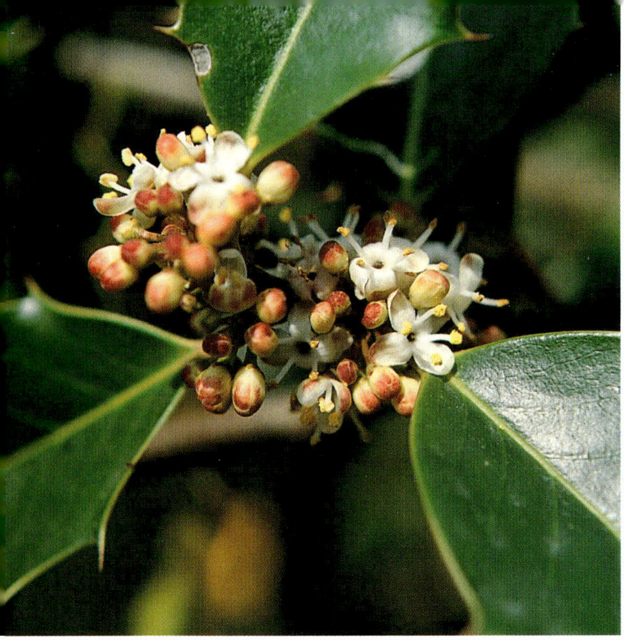

Holly
Stechpalme

Ilex aquifolium

»Ich bin offen, freundlich und liebesfähig.«

Die Stechpalme ist ein immergüner Laubbaum – eine Kombination, die es nur selten gibt. Vielleicht wegen ihrer dornenbewehrten Blätter verwandten die Menschen sie schon früh als Abwehrzauber gegen negative Kräfte. In England ist es eine alte Tradition, zu Weihnachten, dem Fest der Liebe, die Türeingänge mit Stechpalmenzweigen zu schmücken.
Steht man vor der Pflanze, mutet sie an wie eine undurchdringliche und abweisende Säule. Die dornigen Blätter befinden sich überwiegend in Bodennähe und dienen dem Selbstschutz. Im Gegensatz dazu locken die kleinen weiß-rosa Blütchen mit süßem Duft.
Manchmal möchten auch wir uns nach außen abschotten, weil wir die Welt als feindlich erleben. In den Gesichtern der Menschen sehen wir Ablehnung oder Neid, in manche Gespräche schleicht sich ein spitziger Ton ein. Wir fühlen uns verkannt, ungeliebt und sehen keinen Ausweg, weil wir uns mit unseren eigenen, negativen Gefühlen im Kreis drehen.
Ob in der Partnerschaft, im Familienkreis oder am Arbeitsplatz, Anlässe zu solchen Gefühlen gibt es zur Genüge: Manchen Frauen ist das exzessive Hobby ihres Partners ein echter »Dorn im Auge«, und sie verfolgen es mit Eifersucht. Umgekehrt reagieren viele Männer äußerst gekränkt, wenn sich die Partnerin einer Sache zuwendet, der sie selbst nichts abgewinnen können, und seien es auch nur die Blütenessenzen ... Manchmal kommt die Kommunikation zeitweise ganz zum Erliegen.
In vielen Familien entzündet sich ein langjähriger Schwelbrand, wenn es an die Verteilung des Erbes geht. Dann werden selbst Kinder und Enkelkinder angewiesen, auch die Nachkommen der verfeindeten Verwandten keines Blickes zu würdigen, obwohl die Ursache längst in Vergessenheit geraten ist.
Ein klassisches Beispiel für eine »Holly-Geschichte« liefert uns die Tragödie von Romeo und Julia: Das Gift, das sich die verfeindeten Familien am liebsten gegenseitig verabreichen würden, tötet letztlich die Kinder, und erst über deren Leichen ist ein Friedensschluß möglich.
Menschen, die sich zu Holly hingezogen fühlen, brauchen besonders viel Wärme und Zuwendung, um sich aus der Reserve locken zu lassen und auf andere zugehen zu können. Dann hilft ihnen Stechpalme und zeigt,

daß sie täglich aufs neue die Wahl haben, sich zu verschließen oder loszulassen, sich den Mitmenschen zu öffnen und sich auf die ganze Bandbreite menschlicher Empfindungen einzulassen.

Gefühle, die wir als negativ bewerten, machen nicht durch ihre Existenz krank, sondern durch den krampfhaften Versuch, sie unter Verschluß zu halten. Dadurch staut sich zu viel Hitze im Körperinnern oder in den Gelenken, Fieber kann ein Ventil sein, oder man entlastet den seelischen Druck über die Haut, die stellenweise rot und heiß wird.

Nach einem kräftigen Gewitterregen glänzen die oft staubig wirkenden Blätter der Stechpalme wie frisch poliert und sind wieder bereit, Sonne aufzunehmen. In einem zwischenmenschlichen Konflikt tut oft ein »reinigendes Gewitter« ebenso gut, das die belastenden Empfindungen löst und neuen Raum schafft.

So wirkt die Blüte

Holly zeigt Ihnen, daß Sie sich im Notfall gut verteidigen können. Dies wird aber nur in seltenen Fällen wirklich nötig, denn Sie kommen mit Offenheit und Vertrauen viel weiter.

Was auch immer in der Vergangenheit war, Sie können es ablegen und finden den Mut zum ersten Schritt auf andere zu. Holly drängt das in Körper und Seele eingesperrte Feuer an die Oberfläche und hilft Ihnen so, die innerlich gestaute Hitze abfließen zu lassen.

Anschließend sind Sie bereit zur Kommunikation, zum Geben und Nehmen. Sie lassen Gefühle zu, ohne sie zu bewerten, und spüren, zu wieviel Liebe und Großherzigkeit Sie fähig sind.

Wann ist Holly hilfreich?

- Um das Liebenswerte in jedem Menschen zu entdecken und wieder Zugang zu Ihren eigenen positiven Gefühlen zu bekommen.
- Wenn Sie sich abgelehnt und unverstanden fühlen, können Sie den ersten Schritt tun, um die Situation zu klären.
- Wenn Sie das Gefühl haben, im Leben zu kurz gekommen zu sein, zum Beispiel beim Erbe benachteiligt worden zu sein, können Sie damit innerlich Frieden schließen.
- In Ehe- und Partnerkonflikten, wenn der seelische Kontakt abgebrochen ist und sich beide in Schweigen hüllen, hilft Holly, die Stacheln einzuziehen und wieder ins Gespräch zu kommen. Sie können die Situation bereinigen und spüren, was Sie tief innen noch verbindet. Holly innerlich eingenommen, äußerlich auf den Herzbereich aufgetragen oder als Bild tut dann beiden Partnern gut.
- Wenn Kinder sich durch die Ankunft eines Geschwisterchens zurückgesetzt und verletzt fühlen, sich abweisend oder aggressiv verhalten, hilft ihnen Holly, sich dieser Situation positiv zu stellen und den Neuankömmling als Bereicherung wahrnehmen zu lernen.
- Sie können schwelende Konflikte mit Ihrer Familie und Freunden, den Nachbarn oder Kollegen beilegen. Wenn zu Hause oder am Arbeitsplatz »Kriegszustand« herrscht, trägt ein Bild von Holly dazu bei, die Atmosphäre zu entspannen und Frieden zu schließen.
- Wenn sich Hitze im Körper oder auf der Haut staut, bei fieberhaften Erkrankungen, hitzigen körperlichen Schmerzen, akutem Gelenkrheuma, hochroten, juckenden Hauterscheinungen, zeigt Holly Ihnen Wege, Überschüssiges loszuwerden und mit sich und den Mitmenschen in Frieden zu kommen.
- Depressionen sind oft nichts anderes als unterdrückte Aggressionen und negativ bewertete Gefühle. Holly hilft Ihnen, sich zu öffnen und zu befreien von allem, was Sie vielleicht seit Jahren in sich aufgestaut haben wie alte Kränkungen oder Wut. So schaffen Sie Raum für angenehme, warme, herzliche Empfindungen.

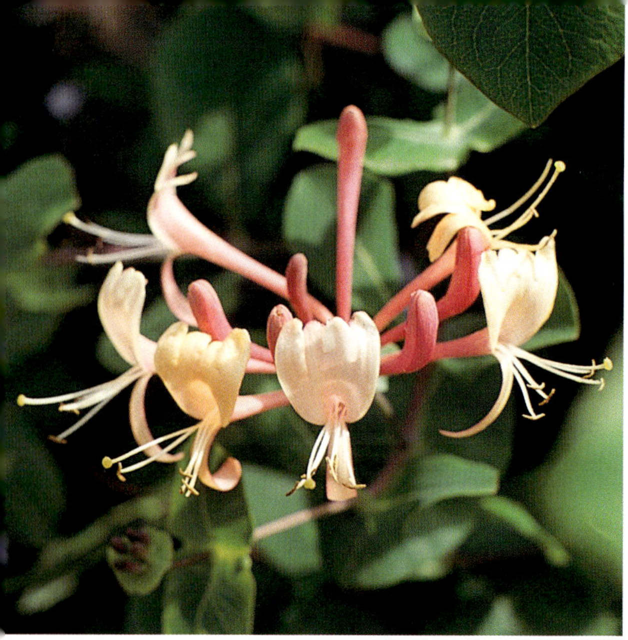

Honeysuckle
Geißblatt

Lonicera caprifolium

»Ich genieße mein Leben im Hier und Jetzt.«

Das Geißblatt rankt sich an Bäumen und Zäunen empor, und seine Blüten duften stark süß, daher der Name Honeysuckle, was »Honigsaugen« bedeutet. Im Volksmund trägt es den schönen Namen »Je-länger-je-lieber«. In einer Laube aus Geißblatt kann man getrost die Zeit vergessen und vor sich hin träumen. Als Blütenessenz hat es ebenfalls etwas mit der Zeitqualität zu tun. – Manchmal würden wir gerne die Zeit anhalten, weil wir das Gefühl haben, daß keine Steigerung des Wohlbefindens möglich sei, aber die Zeit schreitet unaufhörlich fort. Manche Menschen wollen dies nicht wahrhaben, mit ihren Gedanken und Gefühlen verharren sie in vergangenen Tagen und können diese nicht loslassen. Die gepriesenen »goldenen Zeiten« werden immer in die Vergangenheit verlegt, denn man will sich dadurch ein Stück Jugend lebendig machen oder auch etwas aufarbeiten.
Schaut man genau hin, war die Kindheit und Jugend der Menschen, die ständig von früher reden, gar nicht so rosig. Familiäre Probleme, der Krieg, finanzielle Einschränkungen machten ihnen vielleicht zu schaffen, und das Bedürfnis, immer wieder davon zu erzählen, ist nur ein Ausdruck dessen, daß sie sich von diesem Druck befreien und endgültig die Vergangenheit hinter sich lassen wollen.
Das Gefühl der Wehmut kennen schon Kinder, wenn sie ihre alten Spielsachen betrachten und merken, daß sie darüber hinausgewachsen sind. Jugendliche hängen in Nostalgie einem vergangenen Schwarm nach. Frauen in den Wechseljahren möchten wieder so jung und attraktiv sein wie einst und trauern um den Verlust ihrer Fruchtbarkeit. Älter werdende Männer brauchen ein schnelles Auto oder eine junge Frau, um sich ihre jugendliche Frische zu beweisen. Manche Menschen hängen so sehr am Alten, daß sie zum Beispiel das Zimmer eines Verstorbenen möglichst unberührt lassen oder an einer Lebensführung festhalten entgegen allen neueren Entwicklungen. Dadurch gehen sie vielfach an dem vorbei, was ihnen das Leben im Hier und Jetzt bieten würde und verpassen wichtige Chancen für neue Begegnungen, neue Lebensinhalte und Aufgaben.
»Je-länger-je-lieber« ist die Essenz, die uns hilft, die gesamte Gefühlswelt noch einmal aus der Versenkung auftauchen zu lassen, wie ein altes Tagebuch Seite für Seite umzublättern,

um die Vergangenheit anzunehmen, so wie sie war, und das Gute daran zu bewahren.
Im traditionsbewußten England wächst Honeysuckle in vielen Vorgärten und erinnert daran, daß es durchaus Sinn macht, Altes zu bewahren, Erbstücke wertzuschätzen und Bräuche zu erhalten.

So wirkt die Blüte

Ob ein körperlicher Schmerz oder ein schmerzhaftes Erlebnis Sie mit Ihren Gefühlen in der Vergangenheit festhält, mit Honeysuckle trennen Sie sich von Belastendem und akzeptieren, daß alles, was Ihnen widerfahren ist, seinen Sinn und Wert hatte, um Sie zu der Persönlichkeit werden zu lassen, die Sie heute sind. Angenehme Erlebnisse, die Sie vielleicht vergessen haben, stehen Ihnen wieder vor Augen und bereichern Ihr jetziges Dasein.
Honeysuckle bringt Ihren Verstand und Ihre Gefühlsebene miteinander in Einklang. Jeder Augenblick des Lebens, jede Altersstufe, hat ihre ganz besonderen Qualitäten, und mit Hilfe von Honeysuckle finden Sie heraus, was Ihnen jetzt Freude und Sinn gibt. Sie schaffen sich Ihre Gegenwart und dadurch die Zukunft täglich neu, und auch das Alter kann damit ein »Honiglecken« werden. Denn Sie bleiben so jung wie Ihre Gefühle im Innern und schöpfen Ihre aktuellen Möglichkeiten von Tag zu Tag in vollem Umfang aus.

Wann ist Honeysuckle hilfreich?

- Um die Vergangenheit positiv annehmen zu können, die Gegenwart zu genießen und der Zukunft offen und heiter entgegenzugehen.
- Wenn Sie das Heimweh plagt, Sie umgezogen sind oder sich nach Ihrer alten Heimat zurücksehnen, lernen Sie die neuen Lebensumstände schätzen und finden Freude darin. Sie erkennen, daß bestimmte Gegenstände, häusliche Traditionen und seelisch-geistige Werte Ihnen ein Heimatgefühl vermitteln können, das Sie zeitlebens begleitet, ganz gleich, wohin das Schicksal Sie auch führt.
- Kindern, die alleine wegreisen, können Sie schon vorbeugend Honeysuckle geben, damit Sie das Neue ganz genießen können.
- Wenn Sie einer alten Beziehung nachtrauern oder der Vergänglichkeit der Welt an sich, lernen Sie, mit dem zufrieden zu sein, was jetzt ist und werden frei für Neues.
- Bei unerfülltem Kinderwunsch, bei einer geplatzten Karriere, immer wenn Sie das Gefühl haben, Sie hätten etwas im Leben versäumt oder es sei Ihnen etwas genommen worden, hilft Ihnen Honeysuckle, die Vergangenheit zu akzeptieren und zu sehen, was Sie jetzt noch verwirklichen können. Sie lassen von alten Träumen ab und gestalten Ihre Zukunft neu.
- Wenn der Tod eines nahen Angehörigen Sie noch nach Jahren so schmerzhaft betrifft wie in der Zeit direkt danach, hilft Ihnen Honeysuckle, sich mit der damaligen Wendung des Schicksals abzufinden und das Leben mit den Menschen zu genießen, die jetzt um Sie sind.
- Es fällt Ihnen leichter, sich von ererbten Gegenständen und persönlichen Besitztümern zu trennen. Wenn Sie eine Sammlung auflösen, eine alte Wohnung oder ein Haus räumen, behalten Sie nur das, was von Bestand ist.
- In Altersheimen und Aussiedlerlagern hilft ein Bild von Honeysuckle den Menschen, positiv auf ihr Leben zurückzuschauen und sich auf die Gegenwart einzulassen.
- Alternde Haut und schlaffes Gewebe können Sie auffrischen, indem Sie Gesichtscreme und Körperlotion Honeysuckle zusetzen.
- Bei Narbenschmerzen und verhärteten Narben können Sie Honeysuckle einer Narbencreme zusetzen (Seite 201).

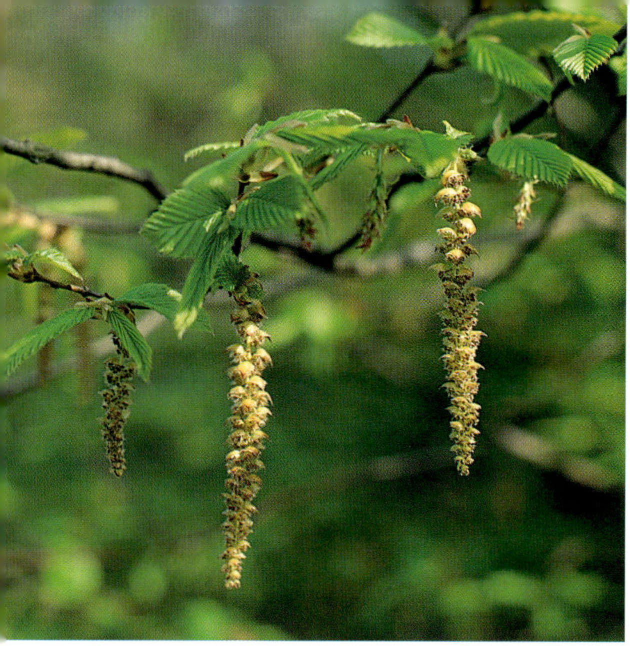

Hornbeam
Hainbuche

Carpinus betulus

»Ich gehe frisch und motiviert an meine Aufgaben.«

Die Hainbuche ist ein kräftiger Baum, der 20 m hoch werden kann. Weil mehrere Stämme aus einer Wurzel wachsen und sie sich gut in Form schneiden läßt, eignet sie sich als Hecke und für Laubengänge. Im dichten Geäst finden Vögel das ganze Jahr über Schutz, denn sie behält ihre Blätter im Winter und wirft sie erst im Frühjahr kurz vor der Blütezeit ab.

Am Stamm einer Hainbuche zu lehnen, geschützt vom dichten Blattwerk der hängenden Äste, beruhigt, kräftigt und erfrischt zugleich. Manchmal sehnen wir uns nach solch einem Plätzchen im Grünen, wo wir abgeschirmt von der Außenwelt wieder zu uns finden und den überhitzten Geist kühlen können – besonders dann, wenn uns die Aktivitäten über den Kopf zu wachsen drohen. Vor allem, wenn wir uns geistig intensiv mit etwas beschäftigt haben, signalisieren ein »Brummschädel«, ein leiser Spannungskopfschmerz oder müde Augen, daß es jetzt Zeit wäre, abzuschalten und zur Ruhe zu kommen.

In unseren Breiten führen die wenigsten Menschen ein so beschauliches Leben, daß sie längere Zeit einfach nur die Natur auf sich wirken lassen. Alle sind ständig beschäftigt, und wenn einmal Ruhe einkehren könnte, schalten sie schnell Radio oder Fernseher an, um wenigstens einen gewissen Geräuschpegel zu halten. Manche Jugendliche lernen angeblich am besten, wenn nebenher ihre Lieblingsmusik läuft, das heißt, ohne ein gewisses Maß an Ablenkung können sie sich gar nicht mehr konzentrieren. Um sich selbst auszutricksen, gehen andere am liebsten nachts ihren geistigen Tätigkeiten nach, wenn keine Gelegenheit mehr besteht, mit jemandem zu plaudern oder rasch irgendetwas außer Haus zu erledigen.

Die unendliche Vielfalt der Möglichkeiten, sich zu beschäftigen, öffnet unsere Wahrnehmung wie ein Weitwinkel: Wir nehmen ein so breites Spektrum wahr, daß es kaum mehr gelingt, sich nur auf eine einzige Sache zu konzentrieren. Das Gehirn ist laufend in Aktionsbereitschaft, doch irgendwann ist »der Kanal voll«, und man hängt nur noch schlapp und lustlos in der Gegend herum.

Einigen Menschen geht es so am Montagmorgen, wenn die unübersehbare Routine einer Schul- oder Arbeitswoche vor ihnen liegt; andere begeben sich nur mit Überwindung an ihre täglichen Pflichten oder einen Lernstoff, weil sie sich nicht motiviert fühlen. Oft stellt sich dann heraus, daß das Wochenende der geistigen Erholung nicht gerade dienlich war: Prall gefüllt mit außerhäuslichen Unternehmungen, oder nach stundenlangem Blick auf Mattscheibe und Computer, müßte eigentlich eine Ruhe- und Einkehrphase folgen, um wieder aufnahmebereit zu sein.

So, wie der Baum sich vom Überholten, den alten Blättern, erst kurz vor der neuen Blüte trennt, müssen wir zuerst unwichtig gewordene Informationen loslassen, Wissen von Wert sich absetzen lassen und so im Gehirn Platz schaffen. Dann können wir uns mit neuer Motivation ans Werk begeben und herausfinden, wo wirklich der Schwerpunkt unserer Interessen liegt. Insofern ist es durchaus sinnvoll, nach ausgiebigen Lernphasen, zum Beispiel nach dem Abitur, Zeiten zwischenzuschalten, in denen man sich mehr praktischen und handwerklichen Tätigkeiten widmet oder sich in verschiedene Arbeitsbereiche Einblick verschafft, um alle Möglichkeiten vor sich auszubreiten und schließlich den Blick auf das zu richten, was sich herauskristallisiert.

So wirkt die Blüte

Hornbeam lenkt Ihre Aufmerksamkeit auf das Wesentliche. Gedanken und Informationen, die Sie im Moment eher hindern, rücken beiseite; das, worum es gerade geht, bleibt im Mittelpunkt Ihres Interesses. Dadurch fällt es Ihnen leichter, sich geistig frisch und aufnahmebereit Ihren Aufgaben zu stellen. Egal, womit Sie sich zu beschäftigen haben – Sie finden Spaß daran, Wissen zu sammeln und zu verwerten. Wenn Sie zu kopflastig beansprucht waren, kann sich mit Hornbeam all die aufgenommene Information setzen, Sie entspannen sich und kommen zur Ruhe. Anschließend spüren Sie selbst, wann Sie wieder zu neuer geistiger Tätigkeit bereit und motiviert sind.

Wann ist Hornbeam hilfreich?

- Sie überwinden geistige Tiefs und Schlappheit und bekommen wieder Lust, sich Ihren Aufgaben zuzuwenden.
- Wenn nach geistiger Anstrengung der Kopf randvoll und heiß ist, Kopfschmerzen auftreten und Sie sich nicht mehr konzentrieren können, gönnen Sie sich eine Ruhepause, am besten bei einem Spaziergang im Freien, bis Sie wieder aufnahmefähig sind.
- Wenn Sie ständig mehrere Dinge gleichzeitig tun, aber nichts richtig, lernen Sie, Unwesentliches auszusparen und sich auf das einzulassen, was vordringlich ist.
- Wenn Sie sich »vom Nichtstun müde«, nach dem Wochenende erholungsbedürftig oder am Morgen unausgeschlafen fühlen, können Sie in der Ruhezeit tatsächlich entspannen und sich anschließend wieder fit und motiviert Ihrem Alltag stellen.
- Während Prüfungsvorbereitungen oder wenn Sie eine umfangreiche schriftliche Arbeit verfassen, fällt es Ihnen leichter, Ihre Aufgaben durchzuziehen und sich ihnen mit immer neuer, kreativer Energie zu stellen.
- Zusammen mit Elm und Rosmarin, innerlich eingenommen oder äußerlich, zum Beispiel auf die Schläfen, aufgetragen, kann es Ihr Konzentrationsvermögen stärken.
- Wenn Sie nach der Schulzeit orientierungslos, in »Null-Bock-Stimmung« oder seit längerer Zeit arbeitslos sind, bekommen Sie neuen Schwung, einfach mal irgendwo hineinzuschnuppern und herauszufinden, wo Sie Ihren zukünftigen Schwerpunkt setzen wollen.

TIP Ein Bild von Hornbeam paßt in jeden Unterrichtsraum. Zur Bepflanzung von Pausenhöfen in Schulen oder von Plätzen vor Universitäten und Bürogebäuden eignet sich die Hainbuche besonders gut.

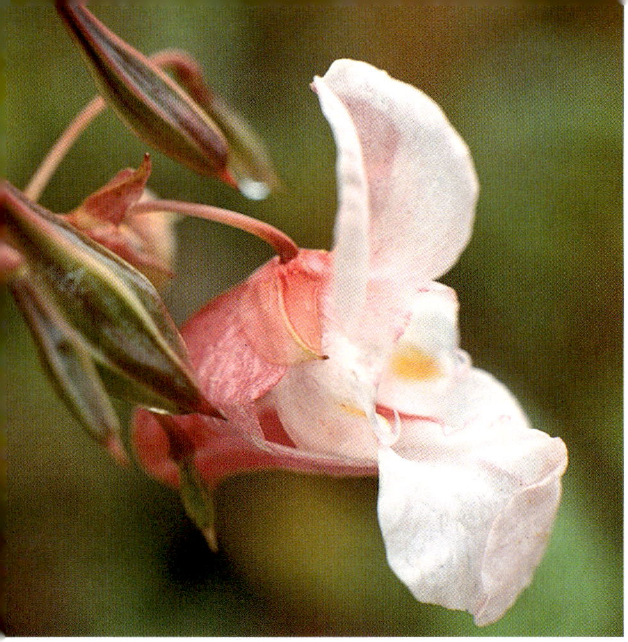

Impatiens
Drüsentragendes Springkraut

Impatiens glandulifera

»Ich nehme mir Zeit.«

Impatiens ist ein saftiges, einjähriges Kraut, das auf feuchten Auwiesen, an Flüssen und Waldrändern wächst. Seine unverwüstliche Lebenskraft läßt es im Sommer rasch bis auf 2 m Höhe schießen, und es bringt bis zum Spätherbst Knospen, Blüten und Samen gleichzeitig hervor. Die meisten seiner Blüten leuchten in kräftigem Rot, einige wenige in sanftem Rosa, aus den letzteren wird die Blütenessenz hergestellt.

Der Name geht auf eine spezielle Eigenart der Samenschoten zurück: Bei der kleinsten Berührung springen sie mit einem Knacken auf und schleudern ihre Samen weit von sich.

Die Essenz hilft Menschen, die sich durch ein rasches, ungestümes Verhalten auszeichnen. Schnell im Denken und Handeln, ist es für sie eine echte Prüfung, die langsamere Gangart anderer aushalten zu müssen. Sie treiben sich selbst und andere zu flottem Tempo an und reagieren ungeduldig und verständnislos, wenn die Mitmenschen nicht Schritt halten können. Menschen, die sich zu Impatiens hingezogen fühlen, bringen sich in erster Linie selbst in Streß und Hektik, werden nervös und gereizt und brauchen dadurch oft länger für eine Sache, weil sie in der Eile den zweiten Schritt vor dem ersten gemacht haben. Manche Hektiker nehmen sich nicht einmal zum Essen genügend Zeit, geregelte Mahlzeiten sind ihnen nicht wichtig. Hin und wieder überkommen sie Heißhungerattacken, und sie stopfen unkontrolliert so viel in sich hinein, daß sie anschließend mit Magendrücken zu tun haben. Der Weg zu Ruhe und gemächlicherer Gangart führt oft über den akuten Leidensdruck, denn so lange es gut geht, besteht ja kein Grund, irgendetwas am eigenen Verhalten zu ändern. Der Körper reagiert dann mit Symptomen, die darauf schließen lassen, daß das vegetative Nervensystem aus der Balance ist, weil der ruhende Pol fehlt. Das kann von anfallsartigem Herzrasen über Durchfallneigung bis zur Schilddrüsenüberfunktion oder Hautjucken reichen. Weil diese Menschen häufig die ersten Signale eines Unwohlseins überhören und dem natürlichen Ruhebedürfnis nicht nachgeben, holt sich der Körper den Schmerz oder die Krankheit als Bremse, um Geduld zu lehren. Die zwangsweise Ruhepause ist um so schwerer auszuhalten, als die Schmerzen, zum Beispiel Kopfschmerzen oder Neuralgien,

blitzartig einschießen können, und dieser Reiz den ganzen Körper einerseits in Hochspannung versetzt, aber andererseits zur Untätigkeit verdammt.
Solche Patienten können es kaum erwarten, wieder fit und aktiv zu sein, und es fällt ihnen besonders schwer, eine längere Genesungszeit zu ertragen, zum Beispiel nach einem Knochenbruch. Oft müssen sie die Verletzung ihrer Hektik zuschreiben und finden jetzt bei längerem Liegen Gelegenheit, ihr Verhalten zu überdenken. Jetzt haben sie endlich einmal Zeit, anderen Menschen zuzuhören und auf sie einzugehen, und können so Verständnis und Mitgefühl entwickeln, das vielleicht in der Hetze des Alltags bisher zu kurz kam.
Wie kaum eine andere Blüte, entspricht Impatiens dem aktuellen Zeitgeist. Ob es der hektische Feierabendverkehr, der Techno-Sound oder rapide wechselnde Filmschnitte sind, wir können uns dieser Geschwindigkeit nicht mehr entziehen. Um so wichtiger wird es daher, in sich selbst zu ruhen und das Tempo zu leben, das dem eigenen Inneren entspricht.

So wirkt die Blüte

Impatiens gibt Ihnen innere Ruhe und Stabilität, so daß Sie sich die Zeit nehmen, auf Ihren Körper zu horchen. Schmerz ebbt ab, weil Sie ihn als Signal verstehen und sich entsprechend verhalten.
Sie können an einer Sache bleiben und sich auf eine Aufgabe nach der anderen konzentrieren. Dadurch entwickeln Sie Ihre persönliche Stärke: die konzentrierte Schnelligkeit. Innerlich ausgeglichen, lernen Sie Ihr rasches Tempo so einzusetzen, daß Sie sich bei Teamarbeit auf andere einstellen können.
Nach dem Motto »Eile mit Weile« wirkt Impatiens als Balsam für Körper, Geist und Seele, indem es Sie wieder ruhig macht und zu sich selbst bringt.

Wann ist Impatiens hilfreich?

- Wenn Sie ruhiger, geduldiger und toleranter werden und den Dingen mehr auf den Grund gehen wollen.
- Wenn Sie immer unter Zeitdruck arbeiten, aber nicht so viel fertig bringen, wie Sie sich eigentlich vorstellen, können Sie mit Impatiens in aller Ruhe und trotzdem zügig Ihre Arbeit erledigen.
- Wenn Ihnen leicht der Geduldsfaden reißt, können Sie andere besser aushalten und einfühlsamer und toleranter werden.
- Im privaten Gespräch und in Diskussionsrunden lernen Sie, zuzuhören, den anderen ausreden zu lassen und erst dann überlegt und in aller Ruhe eine Antwort zu geben.
- Wer gerne rasant Auto fährt und sich dabei übermäßig über die anderen Verkehrsteilnehmer aufregt, kann mit Impatiens gelassener werden und anderen ihr eigenes Tempo zugestehen.
- Wenn Kinder ständig quengeln, sprunghaft sind, zu Tics und überschießenden Emotionen neigen, können sie mit Impatiens besser abwarten und sich in den Gang der Dinge fügen.
- Kinder, die zu Flüchtigkeitsfehlern neigen und ungeduldig sind, lernen, sich besser zu konzentrieren. Stotterer finden den Fluß der Sprache.
- Wenn Sie unter Schmerzen leiden, die blitzartig beginnen, oder Symptome wie Herzrasen oder hoher Blutdruck Ihren Körper auf Trab halten, lernen Sie, umzuschalten und ein gemäßigtes Tempo anzuschlagen.
- Äußerlich angewandt bei juckenden Hauterkrankungen, nach Knochenprellungen und Verletzungen, lindert Impatiens Juckreiz und Schmerzen.
- Warteräumen und Wohn- und Arbeitsräumen, in denen Unrast herrscht, verleiht ein Bild von Impatiens eine ruhigere Atmosphäre.

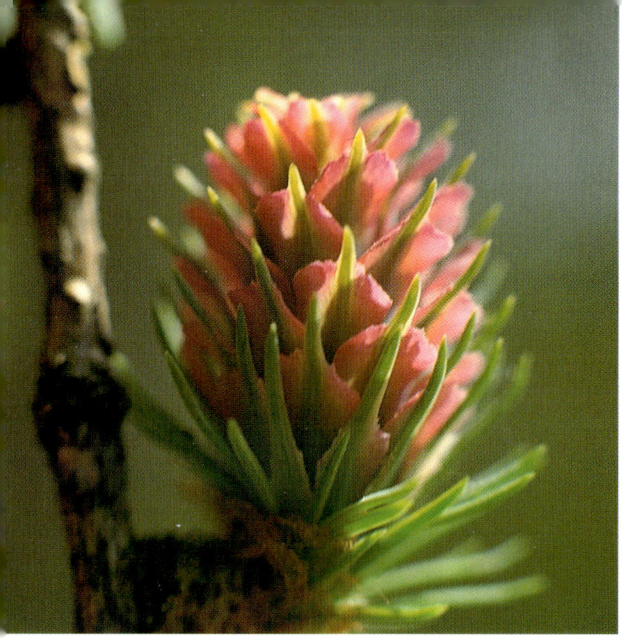

Larch
Lärche

Larix decidua

»Ich entwickle mich zu voller Größe und Schönheit.«

Die Lärche ist ein sehr widerstandsfähiger Nadelbaum, der bis hoch ins Gebirge hinauf auch unter ungünstigen klimatischen Bedingungen gedeiht. Sie belebt im Herbst mit ihrer intensiven goldgelben Färbung die Landschaft und tritt da auf, wo für sie Platz gelassen wird. Wegen ihres geraden Wuchses und weil sie extrem hart und biegsam zugleich ist, wurde ihr Holz früher für Schiffsmasten benutzt. Schon im frühen Frühjahr treibt sie Blüten, kurz danach künden die weichen, zartgrünen Nadeln den Frühling an.

Menschen, die sich zur Lärche hingezogen fühlen, ziehen sich lieber aus dem Getümmel zurück und kämpfen nicht gern mit Ellbogen, sondern bescheiden sich mit dem Platz, der ihnen überlassen wird, und sind dort ganz zufrieden. Vielleicht sind sie von anderer Abstammung, Hautfarbe oder Religion als die Menschen ihrer Umgebung und fühlen sich deswegen nicht anerkannt. Oder sie fürchten, wegen ihres Äußeren in den Augen anderer unattraktiv zu sein. Selbst wenn es nur vorübergehende Kleinigkeiten sind wie die Pickel in der Pubertät, genieren sie sich unter Umständen so, daß sie sich kaum in Gesellschaft wagen. Auf abweisende oder geringschätzige Reaktionen der Mitmenschen reagieren sie sehr empfindlich und machen sich deren Wertmaßstäbe zu eigen, auch wenn sie selbst dabei schlecht abschneiden.

Bei Naturvölkern ist die Gemeinschaft anders aufgebaut: Jeder steuert mit seinen besonderen Fähigkeiten etwas zum Allgemeinwohl bei und nimmt einen wichtigen Platz ein. In unserer Kultur fällt es schwer, mit der eigenen Leistung oder dem Äußeren zufrieden zu sein, denn täglich werden wir mit sportlichen und musikalischen Höchstleistungen anderer konfrontiert, verfolgen im Fernsehen das Auftreten berühmter Menschen, die sich trotz großer Zuhörerschaft gewandt ausdrücken und von ihrer besten Seite zeigen. Manche Menschen lassen sich in resigniertes Nichtstun fallen, weil es sich ihrer Ansicht nach gar nicht lohnt, selbst etwas auszuprobieren: »Mein Ergebnis wird ja ohnehin nicht so gut wie das anderer sein!« Andere dagegen strampeln sich ab und fordern von sich Höchstleistungen, um das gesteckte Ziel zu erreichen, verlieren aber sich selbst dabei, weil sie die eigene Leistung zu sehr an anderen messen.

Häufig sind es die zweitgeborenen Kinder, die unter einem derartigen Minderwertigskeitskomplex leiden, weil sie sich von Anfang an damit abfinden müssen, den Bruder oder die Schwester nie einholen zu können. Vielleicht kompensieren sie das damit, daß sie sich extrem viel Disziplin abfordern und ihre Sicherheit daraus beziehen, alles so korrekt wie möglich durchzuführen, zunächst die Schulaufgaben und später die am Arbeitsplatz. Damit wachsen sie zwar in Leistungen hinein, finden aber oft erst spät heraus, wo ihre wirkliche Begabung liegt, die sie pflegen sollten, um sich selbst gerecht zu werden.

So wirkt die Blüte

Auch wenn das Äußere der Lärche filigran erscheint, hat sie außerordentliche Überlebenskraft und Standvermögen und zeigt Ihnen so, wie auch Sie auf kargem Boden festverwurzelt zu voller Größe, Stärke und Schönheit heranwachsen können. Aufrecht und kraftvoll stehen Sie im Leben und erkennen, was Sie genauso gut oder besser können als andere, was Ihre ganz besondere Begabung ist, mit der Sie Ihren Platz in der Gemeinschaft einnehmen und Ihren individuellen Beitrag leisten können.
Sie trauen sich etwas zu und finden den Wertmaßstab in sich selbst.
Das läßt Sie das Leben leicht und zuversichtlich angehen, weil Sie wissen: Ich kann mit mir zufrieden sein. Auf diese Art und Weise hilft Ihnen Larch, die Herausforderungen des Lebens anzunehmen, einen Schritt nach vorne zu tun und sich in der Welt auf Ihrem Platz zu behaupten.

Wann ist Larch hilfreich?

- Wenn Sie Minderwertigkeitskomplexe überwinden wollen, werden Sie sich mit Larch Ihrer tatsächlichen Fähigkeiten und Talente bewußt und entwickeln und pflegen sie.
- Um die guten Leistungen anderer einfach stehenlassen zu können, weil Sie erkennen, daß diese Ihr eigenes Tun in keiner Weise in den Schatten stellen. Sie erkennen Ihre unverwechselbaren Stärken, machen etwas aus sich und wissen damit um Ihren Wert innerhalb von Familie und Gesellschaft.
- Wenn Sie in Gesellschaft häufig am Rand stehen und öffentliche Auftritte meiden, hilft Ihnen Larch, klar und frei Ihre Meinung zu vertreten. Sie können dazu Larch neben der innerlichen Einnahme auch äußerlich auf Nacken und Kehlkopfbereich auftragen.
- Wenn Kinder sich als Schulversager fühlen, Idolen nacheifern und sich keine eigene Leistung zutrauen, unterstützt Larch das Selbstvertrauen, aus sich heraus zu gehen, sich für etwas zu interessieren und etwas zu wagen. Ein besseres Selbstwertgefühl erhöht das Leistungsvermögen.
- Als Bild schafft Larch in Klassenzimmern und vor allem in Prüfungsräumen eine Atmosphäre, die Mut und Tatkraft fördert und das Zutrauen zum eigenen Können stärkt.
- Wenn Sie meinen, nicht attraktiv zu sein, zum Beispiel wegen einer dicken Brille, einer Wirbelsäulenverkrümmung oder sehr früher Glatzenbildung, können Sie mit Larch Ihre Bedenken hinter sich lassen und über sich selbst hinauswachsen.
- Wenn die männliche Potenz oder Zeugungsfähigkeit beeinträchtigt ist oder wenn Frauen Fehlgeburten hinter sich haben, trägt Larch dazu bei, sich als Mann oder Frau trotzdem vollwertig zu fühlen und aus Ihrer Situation das Beste zu machen.
- Um sich als Flüchtling, Asylant, Zuwanderer selbstverständlich in die neue Umgebung integrieren zu können, indem Sie mit Ihren unverwechselbaren Kenntnissen und Fähigkeiten, Ihrem Gefühlsreichtum zum mitmenschlichen Zusammensein in der neuen Heimat beitragen.

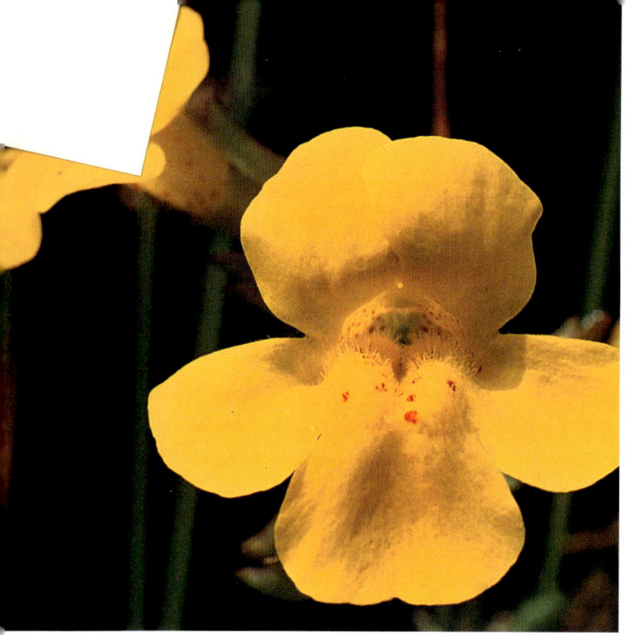

Mimulus
Gefleckte Gauklerblume

Mimulus guttatus

»Ich bin sicher und mutig.«

Die Gauklerblume wächst an steinigen Ufern klarer Flüsse und Bäche und ist leider wegen der Begradigung und Verunreinigung der Gewässer nur noch selten zu finden. Sie wagt sich sehr nah ans Wasser heran, hängt sogar mit ihren bis zu 30 cm langen Trieben darüber und läßt es ihre Samen davontragen. Die gelben Blüten mit ihren lustigen roten Tupfen wirken ein bißchen wie ein schelmisches Gesicht, das die Zunge aus dem Mäulchen herausstreckt.

Dr. Bach stellte aus dieser wagemutigen, kecken Pflanze eine Essenz her, die Mut und Tatkraft wecken kann. Viele Menschen leiden unter Ängsten aller Art und fühlen sich dadurch in ihrem Tun und im Zusammensein mit anderen beeinträchtigt. Manchmal gelingt es ihnen geschickt, ihre Ängste zu überspielen, aber oft werden diese für die Umgebung ganz offensichtlich. Sie bekommen zum Beispiel schweißnasse Hände und erröten rasch, wenn sie mit Unbekannten sprechen müssen, oder sie geraten bei Aufregung leicht ins Stottern.

Meist sind sie schon von Kind auf empfindsame Naturen, die der Lärm anderer Kinder im Kindergarten und in der Schule sehr belastet. Vor einer fremden Umgebung scheuen sie zunächst zurück, klammern sich unter Umständen an die Mutter und brauchen ihre Zeit, bis sie sich ins Getümmel wagen. Manchmal wird ihnen alles zuviel, und sie suchen den Rückzug, vor allem bei besonderen Anforderungen: Ein Kind hat plötzlich Husten und Schnupfen am Tag des gefürchteten Schwimmunterrichts, ein anderes kann vor einer Klassenarbeit keinen Bissen zu sich nehmen, klagt vielleicht über Bauchschmerzen, um dann am Nachmittag, wenn die Gefahr überstanden ist, mit gutem Appetit wieder loszulegen ... Andere futtern sich ein Ränzchen an, als könne die Speckschicht sie vor der Umwelt schützen. Auch als Erwachsene brauchen sie viel Harmonie und suchen sich einen Arbeitsplatz, an dem ein guter Umgangston herrscht. Auseinandersetzungen, bei denen es etwas hart zur Sache gehen könnte, meiden sie tunlichst und hoffen darauf, daß sich alles von selbst erledigt.

Vor Prüfungen geraten sie unter Druck, je näher der gefürchtete Moment rückt, je weniger ein Entkommen möglich ist, und es kostet sie Überwindung, Vorstellungsgespräche oder andere öffentliche Auftritte innerlich gefaßt

über die Bühne zu bringen. Nachts machen sich solche Belastungen manchmal in akut auftretenden Angstträumen bemerkbar.
Es sind eher die kleinen Dinge des Alltags, die ihnen zu schaffen machen, die großen Gefahren meistern sie im allgemeinen ganz gut. Ihre stark subjektive Gefühlswelt läßt ihnen vieles wesentlich gefährlicher erscheinen, als es in Wirklichkeit ist, und häufig steigern sie sich schon vorweg in etwas hinein oder betreiben Vogel-Strauß-Politik, statt es einfach auf einen Versuch ankommen zu lassen. Ihre Befürchtungen und Sorgen verstärken sich oft noch dadurch, daß sie sich mit niemandem darüber aussprechen und so Zuspruch finden können. Denn oft genügt schon eine kurze Aufmunterung, um ihnen über anfängliche Bedenken und Hürden hinwegzuhelfen und sie zur Erfahrung innerer Stärke zu führen.

So wirkt die Blüte

Mimulus kann Ihnen zum Vorbild dienen, fest mit beiden Beinen auf der Erde zu stehen und sich dem Fluß des Lebens anzuvertrauen. Welche Gefühle auch immer in Ihnen auftauchen, Sie sind Ihnen nicht willenlos ausgeliefert, sondern lernen, mit all Ihren Bedenken und Befürchtungen umzugehen und sie als Ansporn zu nehmen. Mit wachen Sinnen nehmen Sie wahr, was um Sie herum vorgeht, und fühlen sich stark genug, um dem, was von außen auf Sie einstürmt, die Stirn bieten zu können.
Nach dem Motto »Wo die Angst ist, geht es lang« können Sie Ihre Empfindungen sogar als Wegweiser nutzen und die Erfahrung machen, daß Sie sich mit jedem neuen Anlauf innerlich stärker fühlen, bis Sie schließlich Ihre Schüchternheit und Furcht hinter sich lassen und selbstsicher und tapfer werden. Mit Gelassenheit und Mut relativieren sich Belastungssituationen, so daß Sie sich mehr zutrauen und überall zurechtkommen.

Wann ist Mimulus hilfreich?

- Wenn Sie vor Neuem zunächst zurückschrecken und unter Schwellenangst leiden, gibt Ihnen Mimulus die Energie, sich durch Anfangsschwierigkeiten hindurchzuarbeiten.
- Wenn Sie zu Lampenfieber und Aufregung vor wichtigen Gesprächen oder Prüfungen neigen, stärkt Mimulus Ihren Mut und Ihre innere Sicherheit.
- Bei Ängsten wie Höhenangst, Flugangst, Angst vor dem Wasser lernen Sie, Ihre Angst zu überwinden und sich auf solche Situationen einzulassen.
- Bei Überempfindlichkeit gegen Lärm, grelles Licht, bei der Schwierigkeit, sich in Menschenmengen zu bewegen, zum Beispiel U-Bahn zu fahren; Sie finden in sich selbst Schutz und können die Umgebung einfach so sein lassen, wie sie ist.
- Kinder behaupten sich besser in der Gemeinschaft, werden offener und selbständiger und können leichter auf andere zugehen.
- Wenn Sie sich bei Konflikten eher zurückziehen: Um die Emotionen und Gedanken anderer konfrontieren zu können und mutig eine für Sie stimmige Lösung anzustreben.
- Wenn Sie dazu neigen, durch kleine Krankheitssymptome Konfrontationen oder anstehenden Aufgaben aus dem Weg zu gehen, stärkt Mimulus Sie darin, Dinge nicht auf die lange Bank zu schieben und zu tun, was getan werden muß.
- Wenn Sie sich nicht trauen, Ihre Sorgen und Befürchtungen anderen mitzuteilen oder sich ein bißchen Kummerspeck zulegen, können Sie sich von diesem Druck befreien und sich anderen mitteilen.

TIP Mimulus ist oft ein Dauerthema; ein Bild mit dem lustigen Clownsgesicht der Blüte kann Ihnen immer wieder Mut machen.

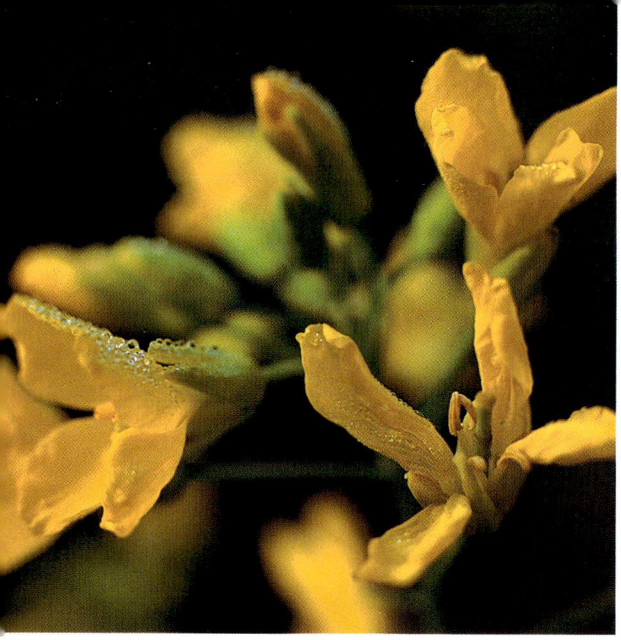

Mustard
Wilder Senf

Sinapis arvensis

»Mit heiterem Gemüt begegne ich dem neuen Tag.«

Der Ackersenf gilt als Unkraut, und beständig, wie er ist, taucht er nach jedem Umgraben des Bodens wieder auf. Er läßt sich nicht daran hindern, den Sommer über mit seiner leuchtend gelben Farbe die Felder und Straßenränder zu beleben. Seine Saat kann jahrelang im Boden überdauern, bis die Gelegenheit da ist, nackten, trockenen Boden als Pionier zu überwuchern.
Die Senfkörner des ihm verwandten schwarzen und weißen Senfs wurden schon in der Römerzeit als Gewürz verwendet. Schwere Kost wird besser verdaulich, weil Senf das innere Feuer, das Verdauungsfeuer schürt. Senfwickel regen die Entgiftung des Körpers an und lösen Husten und festsitzenden Schleim in den Bronchien.
Auch als Essenz wirkt Senf entgiftend und anregend. – Vieles, was uns im Leben widerfährt, breitet sich »unterirdisch« wie ein unheimliches, schleichendes Gift aus, das nach und nach den Lebenswillen und die seelische Kraft lahmlegt. Die betreffenden Menschen fühlen sich dann zu nichts mehr motiviert, jeder Schritt wird ihnen zu viel; am Morgen kann man sie kaum aus dem Bett bewegen, und selbst die kleinen alltäglichen Verrichtungen stehen vor ihnen wie ein Berg.
Aber sie können beim besten Willen nicht sagen, woher diese Depression rührt, denn die äußeren Verhältnisse sind, oberflächlich betrachtet, seit Jahren dieselben, große Einbrüche oder Schicksalsschläge sind nicht zu verzeichnen. Um so schwerer fällt es ihnen selbst und den Menschen ihrer Umgebung, die seelische Veränderung zu begreifen und zu akzeptieren.
Das langfristig lähmende Gift nehmen wir unter Umständen schon mit der Muttermilch auf: Nicht selten werden Frauen von depressiven Zuständen nach der Geburt heimgesucht, die sowohl Folge der starken hormonellen Umstellung sind als auch des Gefühls, den riesigen Berg der Verantwortung, die voraussehbaren jahrelangen Einschränkungen nicht überblicken zu können.
Auch später können hormonelle Veränderungen die Stimmung beeinträchtigen: Manche Jugendliche fühlen sich in der Pubertät schwankenden Stimmungen machtlos ausgeliefert und ziehen sich brütend von der Welt zurück.

Viele Frauen kennen ähnliche Empfindungen in der Zeit vor der Monatsblutung; die depressive Verstimmung drückt sich dann häufig in Anspannung und nervlicher Gereiztheit aus. Mit nachlassender Hormonproduktion können sowohl Frauen als auch Männer in ein unerklärliches seelisches Tief geraten, das oft als Krise in der Lebensmitte in Erscheinung tritt. Dann kommen sie sich vor wie von einer dunklen Wolke umgeben und fühlen sich dem Altern ohne Zukunftsperspektive ausgeliefert. Hinter diesen Verstimmungen scheint immer wieder die gleiche Grundursache durch: Die Auseinandersetzung mit dem Leben als endlosem und gleichzeitig sich im Kreise drehendem Ablauf, dem man nicht entrinnen kann. Von Kindheit an bestimmten Sachzwänge das Leben und schränkten die persönliche Freiheit ein: Enge Moral, strenge gesellschaftliche Verpflichtungen, geringe finanzielle Mittel, der Hader mit dem geschlechtsspezifisch vorgegebenen Lebensweg – dies alles läßt in den Betroffenen den Eindruck entstehen, sie hätten keine Wahl, dieser Kerker sei einfach ihr Schicksal. Aber gleichzeitig regt sich in ihnen Widerspruch, der dringende Wunsch, auszubrechen und auszuprobieren, wie Freiheit schmeckt. Erziehungsgemäß halten sie jedoch dieses Bedürfnis in sich nieder und verharren in düsterer Schwermut. Hier hilft Mustard, das innere Feuer zu entfachen und sich dem zu öffnen, was das Leben bereithält.

So wirkt die Blüte

Mustard heizt Ihnen ein. Sie entdecken, wieviel Kraft und Kreativität in Ihnen steckt und an die Oberfläche drängt. Möglicherweise spüren Sie, daß Sie nicht so weiterleben können wie bisher und drastische Veränderungen vornehmen müssen, um wirklich gesund zu werden. Selbst wenn Sie jetzt noch zurückschrecken, spüren Sie, daß die Zeit reif ist, die dunkle Wolke aufzulösen und sich vom hellen Sonnenlicht durchstrahlen zu lassen.
Sie finden den Schwung und die Tatkraft, sich über veraltete Normen und Einschränkungen hinwegzusetzen, und spüren, wie mit jedem selbständigen, aktiven Schritt sich Ihr Gemüt aufhellt. Ihr Inneres gibt Ihnen die Richtung vor auf dem Weg zu einem selbstverantwortlichen, erfüllten Leben.

Wann ist Mustard hilfreich?

- Wenn Schwermut Ihr Gemüt verdüstert, wenn Sie sich in letzter Zeit vor der Welt verkrochen haben oder dumpf und phlegmatisch hängenließen, verscheucht Mustard die dunkle Wolke und zeigt Ihnen den Weg aus Ihrer Abgeschiedenheit ins Licht des Tages.
- Wenn auch die schönen Dinge des Lebens wie strahlendes Wetter, Essen und Trinken, die Gesellschaft lieber Menschen Sie nicht aufmuntern können, bringt Mustard Wärme und Sonne in Ihr Gemüt.
- Es fällt Ihnen leichter, hormonell bedingte Tiefs wie Pubertätsdepression oder prämenstruelles Syndrom zu überwinden. Bei starken Hormon- und Stimmungsschwankungen, zum Beispiel während der Wechseljahre, können Sie Mustard zusammen mit Scleranthus nach der Wasserglasmethode über Tage oder Wochen einnehmen und äußerlich auf Unterbauch, Schilddrüse oder Stirnbereich auftragen, bis Sie sich seelisch wieder stabilisiert fühlen.
- Wenn Sie nach der Pensionierung und im Alter an nichts mehr Freude haben, weckt Mustard in Ihnen die Energie zu neuem Tun.

TIP Ein Bild von Mustard bringt Sonne in die Wohnung und ins Herz.

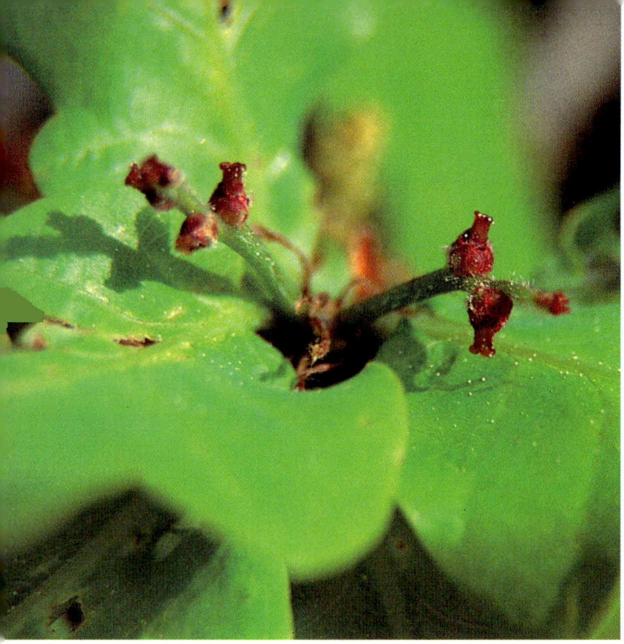

Oak
Eiche

Quercus robur

»Ich bin stark und nachgiebig zugleich.«

Die Eiche wächst am Waldrand oder in lichten Hainen langsam zu einem stattlichen Baum heran. Die unverwechselbar gelappten Blätter dienen in vielen Wappen als Symbol für Kraft, Ausdauer und langes Leben. Eichenholz ist so hart und beständig, daß Schiffs- und Hausbau in früheren Zeiten ohne dieses gar nicht denkbar waren.
Als *der* Baum schlechthin war in früheren Kulturen die Eiche dem höchsten Gott, sei es Zeus, Jupiter oder Odin, geweiht. Sie ist Sinnbild königlicher Herrschaft, die sich ganz der Verpflichtung stellt und sich kein Zeichen von Schwäche anmerken läßt, auch wenn die Zeiten schwer sind und die Gewitter toben.
Die Eiche füllt ihren Platz aus und stellt sich selbst gewaltigen Stürmen unnachgiebig entgegen, riskiert aber dabei, daß danach der eine oder andere Ast abgerissen am Boden liegt; die »gestutzte« Eiche – ein Sinnbild für den Menschen, der ebenfalls im Laufe seines Daseins »Äste« einbüßt und dennoch weiterlebt. Das kann uns zur Warnung dienen, uns nicht zu viel abzuverlangen, sondern mit Widerständen flexibel umzugehen und hin und wieder auch mal nachzugeben.
Würden wir wie in früheren Zeiten zu den Eichen pilgern und sie um Rat fragen, könnten wir etwas von der Weisheit unserer Vorfahren erfahren und uns den Baum zum Lehrer machen, der uns vermittelt, daß feste Verwurzlung und Stärke gut, Starrheit jedoch von Nachteil ist. So macht es keinen Sinn, auf schwierigem Posten sich beharrlich zu behaupten, bis einen der Herzinfarkt niederstreckt, sondern lieber rechtzeitig umzuschwenken und sich Pausen zu gönnen.
Menschen, die die Oak-Essenz brauchen, sind die unermüdlichen Kämpfer, ohne die in Politik und Wirtschaft nichts ginge. Sie fragen nicht lange, was zu tun sei, sondern packen sofort auf verantwortlichem Posten mit an. Oft sind sie dieses Verhalten schon von klein auf gewöhnt, weil ihnen »nichts geschenkt« wurde, oder sie sind es sich als Resultat ihrer Erziehung einfach schuldig, ihren Beitrag zur Gesellschaft zu leisten, ohne mit der Wimper zu zucken. Diese Standfestigkeit kann ihnen jedoch zum Verhängnis werden, wenn sie die natürlichen Grenzen ihrer eigenen Leistungsfähigkeit nicht respektieren. Das macht sich anfangs als Beschwerden im Nacken und in

den Schultern bemerkbar, weil das Joch der Verantwortung zu schwer geworden ist. Da sie gewohnt sind, nicht nach sich selbst und ihrem Befinden zu fragen, nehmen sie oft kleinere Symptome nicht ernst, sondern halsen sich eher noch mehr Aufgaben auf. Je schwächer sie sich fühlen, desto schwerer fällt es ihnen zu pausieren und zu delegieren, und so treiben sie sich unermüdlich zu weiterem Tun an. Dann brauchen sie oft einen kräftigen Wink vom Schicksal als Signal, mehr für sich selbst zu sorgen und auf lange Sicht ihre Vitalität zu erhalten.

Die Oak-Essenz stärkt andererseits aber auch in uns einen unbeugsamen Lebenswillen und hilft daher zu nachgiebigen Menschen, sich ihren Raum zu nehmen und in ihre eigene Kraft und Verantwortungsbereitschaft, in Haltung und Würde hineinzuwachsen.

So wirkt die Blüte

Mit Hilfe der Eiche können Sie Ihr eigenes Verhalten in Frage stellen und neue Wertmaßstäbe entwickeln. Dazu gehört, daß Sie sich nicht mehr über Ihre Leistung zu definieren brauchen und bei allem Durchhaltevermögen und -willen die natürlichen Grenzen Ihrer physischen und psychischen Belastbarkeit spüren und respektieren. Das macht Sie flexibel und anpassungsfähig an äußere Anforderungen. So, wie ein König auch nicht alle Aufgaben selbst übernehmen kann, finden Sie Menschen, an die Sie vertrauensvoll delegieren können, und Helfer, die genau wie Sie verantwortungsvoll ihren Platz ausfüllen.

Auf diese Art und Weise wachsen Sie zu voller Menschlichkeit und innerer Größe, verbinden kraftvolles Tun mit spielerischer Freude am Dasein, leben Mitmenschlichkeit und sanfte Stärke. Mit Verständnis und Einfühlungsvermögen werden Sie für Ihre Mitmenschen Stütze und Vorbild in allen Bereichen.

Wann ist Oak hilfreich?

- Wenn Sie sich aus einem Übermaß an Verantwortung befreien wollen, hilft Ihnen Oak, Ihr Menschsein mit allen Facetten zu leben und eine sanfte, lockere Seite an sich zu entdecken.
- Oak stärkt Ihre Kraft, Engpässe zu überwinden, extreme Herausforderungen zu überstehen und Ihre Rolle als Halt und Stütze für andere anzunehmen und zu bejahen.
- Wenn Sie sich Gefühlsäußerungen verkneifen und als Schwäche empfinden, lernen Sie mit Oak, Ihren Gefühlen Ausdruck zu geben und so anderen Menschen näherzukommen.
- Wenn Sie sich im Team immer besonders viel Arbeit aufladen, hilft Ihnen Oak, auch andere ihren Teil übernehmen zu lassen. Ein Bild von Oak gibt Ihrem Büro eine kraftvolle und zugleich lockere, menschliche Atmosphäre.
- Wenn Sie durch familiäre und berufliche Verpflichtungen doppelbelastet sind, spüren Sie rechtzeitig, wann es nötig ist, Hilfe anzunehmen und nach sich selbst zu schauen.
- Bei plötzlicher Erkrankung können Sie mit Oak die erzwungene Ruhepause annehmen und das Beste für sich draus machen.
- Bei Beschwerden im Nacken, in Schultern, Brustkorb und Hüftgelenken hilft Ihnen Oak, Lasten abzuladen, Pflichten zu reduzieren und das Leben mehr von seiner spielerischen Seite anzugehen. Äußerlich angewandt, fördern Oak und Olive die Entspannung der Muskulatur.
- Wenn aus voller Arbeit heraus starke Herzbeschwerden oder andere unüberhörbare Körpersignale auftreten, brauchen Sie Oak, um sich einzugestehen, daß Sie in Ihrem Leben etwas ändern müssen. Sie finden die Zeit für den dringend anstehenden Arztbesuch, vielleicht sogar für einen Kuraufenthalt, denn nur im Vollbesitz Ihrer Kräfte können Sie Ihren Mitmenschen weiterhin zur Seite stehen.

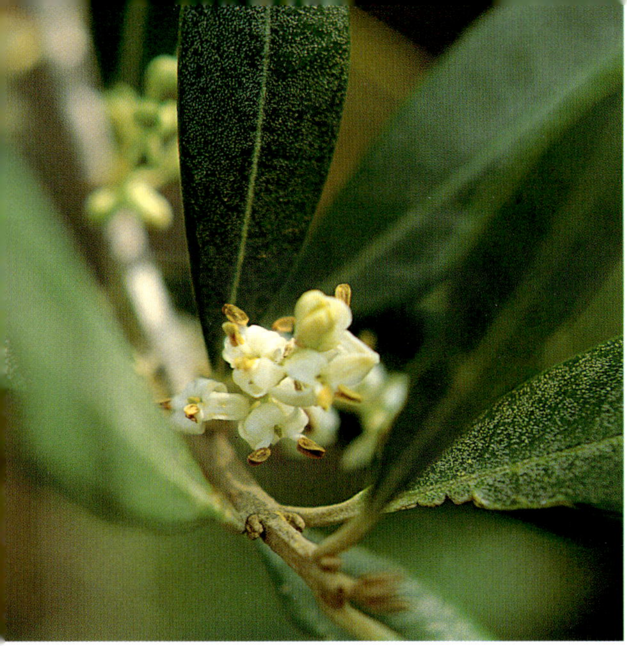

Olive
Olivenbaum

Olea europaea

»Ich tanke neue Energie.«

Kaum eine Pflanze prägt das Gesicht der Mittelmeerlandschaft so stark wie der Oliven- oder Ölbaum. Mit seinen verschlungenen, knorrigen Ästen, dem uralten Stamm und den matt silbrigen Blättern ist er Sinnbild des Alters, der Ausdauer und der Erneuerung. Selbst Dürrezeiten unter heißer Sonne übersteht er problemlos, weil er sich mit ausladenden Wurzeln das Frischwasser in der Tiefe erschließt. Oft zeigen viele Wunden in Rinde, Stamm und Krone Spuren eines harten Überlebenskampfes, denn der Olivenbaum gibt nicht so leicht auf, und es ist erstaunlich, in welch bizarren Positionen er die Stellung hält und nach Rückschnitt, selbst nach einem Brand wieder neu austreibt.
In der Bibel gilt der Ölbaum als Symbol der unerschöpflichen Energie und der Erneuerung: So bringt die Taube, die Noah von seiner Arche aussendet, einen Ölzweig im Schnabel mit und zeigt ihm, daß die Sintflut überstanden und neues Leben möglich ist.
Ohne das wohlschmeckende und außerordentlich haltbare Olivenöl wäre die Mittelmeerküche nicht denkbar, und es ist kein Zufall, wenn Sie sich abgekämpft nach einem langen Tag heißhungrig auf eine Handvoll würziger Oliven stürzen oder von einem erholsamen Urlaub im Schatten von Olivenbäumen träumen! Auch äußerlich aufgetragen, wirkt Olivenöl kräftigend und wurde deshalb schon im alten Griechenland von den Kriegern angewandt, um sich für den Kampf zu rüsten.
Für viele heutige Menschen gestaltet sich der Alltag als ständiger Existenzkampf: Diverse Verpflichtungen, ob im Haus oder am Arbeitsplatz, Zeitdruck, Karrieresorgen laugen auf lange Sicht aus, so daß man oft abends zu erschöpft ist, um die Freizeit kreativ für sich zu nutzen, und sich dann nur noch vom Fernseher berieseln läßt. Gerade nach einem Übermaß an Arbeit fällt es manchen Menschen schwer, aus der Mühle auszusteigen.
Durch Schlafentzug wird man leicht reizbar und nörgelig, das läßt sich gut bei Kleinkindern beobachten, die zu spät ins Bett gekommen sind. Auch Erwachsene werden oft schwierig im Umgang, wenn sie »sich übernommen haben«, sie brauchen dann dringend eine Verschnaufpause. Manchmal ist man jedoch so »überdreht«, daß man nicht zur Ruhe kommt, selbst wenn man sich kaum mehr auf

den Beinen halten kann. Da bleibt als Lösung nur noch, daß man krank wird und dadurch aus der Tretmühle geholt und zu Rückzug und Muße gezwungen wird. Auch nach einer überstandenen Krankheit braucht man Zeit, muß sich in Geduld üben und langsam wieder Kräfte sammeln.

So wirkt die Blüte

Wie eine Mutter ihr Kind in den Schlaf wiegt und es nach einem quirligen Tag wieder zu sich selbst bringt, verbindet Sie die Olive mit Ihrem innersten Ruhepol und führt Sie tief an die Quellen der Kraft. Aus dieser Ruhe heraus finden Sie zu der Erkenntnis, daß wir zeit unseres Lebens für geistige und körperliche Aktivitäten, aber auch für emotionale Auseinandersetzungen Treibstoff brauchen. Angeschlossen an das eigene Kraftpotential können Sie zehrende Lebensphasen mit Elan durchstehen.
Aus Ihrer Umgebung holen Sie sich die Hilfe, die Sie brauchen. Auch aus der Unterstützung und dem Mitgefühl Ihrer Mitmenschen schöpfen Sie Kraft und nehmen einfach an, was Ihnen ringsum zur Verfügung steht.
Wie jede Pflanze natürliche Ruhephasen einlegt, finden Sie wieder in den organischen Ablauf von Ruhe- und Aktivitätsphasen und kommen bei sich selbst an. Sie lernen, das Nichtstun zu genießen und regenerieren sich auf die Weise, die Ihnen am besten entspricht. Dabei nehmen Sie sich so viel Zeit, wie Sie brauchen, weil Sie spüren, wann es Sie wieder zum Tun drängt.

Wann ist Olive hilfreich?

- Mit Olive tanken Sie Kraft.
- Wenn Sie sich abgekämpft fühlen, stärkt Olive Ihre Fähigkeit, sich zu regenerieren und zu erholen. In Phasen, in denen Sie über Gebühr beansprucht sind, zum Beispiel als Mutter eines Neugeborenen, in Zeiten intensiver beruflicher Arbeit lernen Sie, jede Gelegenheit für eine Ruhepause wahrzunehmen und wieder rasch einsatzbereit zu sein.
- Wenn Sie das »Programm« verinnerlicht haben, daß das Leben ein Kampf und man nur durch besondere Anstrengung zu Erfolg berechtigt sei, spüren Sie, daß mit Muße und Ruhepausen vieles ganz einfach vonstatten geht.
- Bei Schwächezuständen nach längerer Krankheit, vor allem wenn sie mit hohem Fieber, Blutverlust oder Durchfällen einherging, können Sie sich mit Hilfe von Olive wieder kräftigen und regenerieren.
- Bei anhaltenden Schlafstörungen, bei Schicht- und Nachtarbeit hilft Ihnen Olive, aus der Überanspannung herauszufinden und zur Ruhe zu kommen. Auch Säuglingen und Kleinkindern verhilft Olive zu besserer Nachtruhe.
- Nach körperlichen Höchstleistungen, etwa nach einer großen Berg- oder Fahrradtour, auch bei Muskelkater und Muskelverspannungen, wirkt Olive entspannend und stärkend, vor allem im Badewasser.
- Als alleinerziehende/r Mutter und Vater müssen Sie häufig einer beruflichen Tätigkeit nachgehen und gleichzeitig den Kindern gerecht werden. Dann öffnet Ihnen Olive wieder den Zugang zu Energie und Liebe in Ihrem Innern und hilft Ihnen, Ihre Kräfte gut einzuteilen.
- Wenn Sie sich in Ihrer Jugend alleingelassen und überfordert fühlten und die Mutter als selbstverständliche Kraftquelle und Unterstützung entbehrt haben, vermittelt Ihnen Olive den Kontakt zur Mutter Erde und läßt Sie daraus die Kraft schöpfen, die Sie brauchen.

TIP In Krankenhäusern und Sanatorien spendet ein Bild der Blüte oder des ganzen Baums Kraft zu Genesung und Regeneration.

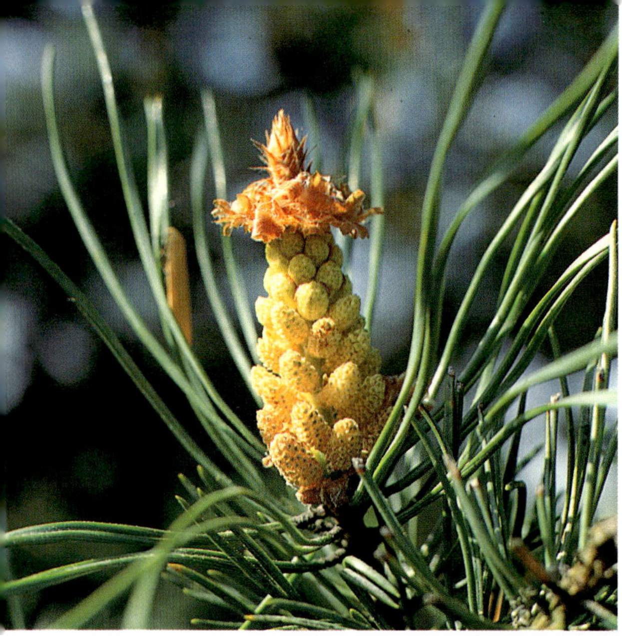

Pine
Kiefer

Pinus sylvestris

»Ich bin mit mir im reinen.«

Die Kiefer oder Föhre ist ein sehr beständiger Nadelbaum, der sowohl im Hochgebirge als auch an der Küste, im Süden ebenso wie im hohen Norden wächst. Sie paßt sich in ihrem Wachstum ganz den Gegebenheiten an und wird im Gebirge zur Krüppelkiefer, in arktischen Gegenden zur am Boden kriechenden Zwergkiefer.

In der uralten Tradition des chinesischen *Chi Gong* reinigt man sich mit Hilfe einer Kiefer bei der »Baumübung« von alten Belastungen und nimmt frische Energie auf. Dies ist auch das Thema der Essenz: Mit ihrer reinigenden Kraft können wir uns befreien von vielem, was uns quält und schwer auf dem Gewissen lastet. Nicht wenige Menschen kommen über ein vermeintliches oder tatsächliches Fehlverhalten nur schwer hinweg. Noch nach langen Jahren plagt sie das schlechte Gewissen und die Frage, warum sie so und nicht anders gehandelt haben. Vielleicht wäre alles im Leben ganz anders verlaufen, wenn …?

Dann brauchen wir Pine, um die Vergangenheit ruhen lassen zu können, aus der Erfahrung zu lernen und in dem, was daraus entstanden ist, etwas Sinnvolles zu sehen.

Pine ist aber auch für Menschen wichtig, die sich den Brotkorb so hoch gehängt haben, daß sie ihren eigenen Ansprüchen nie gerecht werden können. Egal, wieviel sie auch immer leisten, es erscheint ihnen nie genug, immer hätte man es noch besser machen können. Selbst, wenn andere sie beruhigen, sie hätten alles Erdenkliche getan, finden sie noch Fehler, deretwegen sie glauben, sich entschuldigen zu müssen. Sei es, sie lasten sich Versäumnisse in der Erziehung ihrer Kinder oder in der Fürsorge für ihre Eltern an, sei es, sie gehen mit sich selbst streng um und empfinden als Extravaganz, was andere als selbstverständlich für sich in Anspruch nehmen. Dahinter steht oft eine Erziehung mit sehr strengen moralischen oder religiösen Vorstellungen.

Für viele ist Sexualität mit einem Tabu belegt, vor allem, so lange Verhütungsmittel nicht von allen religiösen Instanzen akzeptiert werden. So entsteht ein innerer Zwiespalt zwischen Verlangen und moralischen Bedenken, der sich körperlich als Beschwerden im Unterleib niederschlagen kann. Häufig leiden diese Menschen dann unter chronischer Verstopfung und Hämorrhoiden, Frauen können Unterleibskrämpfe bekommen, Männer mit Prostatabeschwerden zu tun haben. Diesen Menschen hilft Pine, unabhängig von Vorgaben anderer ihr eigenes Gewissen zu erforschen und dieses zu ihrem Richtwert zu machen. Sie können sich getrost über fremde Maßstäbe hinwegsetzen und nach eigenem Ermessen handeln.

So wirkt die Blüte

Pine hilft Ihnen, sich selbst so anzunehmen, wie Sie sind, und auch Seiten, die Sie bisher nicht wahrhaben wollten, zuzulassen. Dadurch gewinnen Sie neue Freiheit, was sich körperlich äußert, indem Sie besser in Brust und Bauch atmen und das, was sich angestaut hat, loslassen können.

Wenn der Druck noch nicht erledigter Aufgaben auf Ihnen lastet, können Sie sich jetzt Raum und Zeit für sich selbst erlauben und Dinge dann erledigen, wenn Sie sich dazu bereit fühlen. Es gibt nichts mehr zu tun, als einfach den momentanen Seinszustand anzunehmen und mit sich zufrieden zu sein.

Pine befreit Sie von einem chronisch schlechten Gewissen und dem Gefühl alter Schuld. Sie entwickeln Ihre eigene Moral, indem Sie fremde Vorgaben kritisch beleuchten und in sich Gewißheit finden, daß Sie letztlich nur sich selbst und Ihrem Gewissen verantwortlich sind. Aus dem direkten Kontakt zu Ihrem höheren Selbst, zu einer jenseits menschlicher Einschränkungen liegenden Instanz erwächst die persönliche Freiheit, selbstverantwortlich zu handeln und zu entscheiden, was für Sie stimmig ist. Dafür sind Sie bereit einzustehen und können das Leben unbelastet genießen.

Wann ist Pine hilfreich?

- Sie können sich, so wie Sie sind, in Liebe annehmen.
- Wenn Sie selten mit sich zufrieden sind und meinen, sich etwas vorwerfen zu müssen, können Sie sich aus einengenden Vorstellungen lösen und Ihren persönlichen Maßstab finden.
- Wenn Sie mit einer Schuld leben und meinen, etwas abbüßen zu müssen, finden Sie zu wahrer Reue und können sich mit sich selbst aussöhnen.
- Wenn Sie durch Familie und Beruf doppelbelastet sind und beiden Aufgabenbereichen gleichermaßen gerecht werden wollen, hilft Pine Ihnen, mit dem, was Sie leisten können, zufrieden zu sein.
- Wenn eine Beziehung zu Ende geht, macht man sich unter Umständen Vorwürfe und lastet sich Versäumnisse an. Pine hilft Ihnen, tatsächliche von vermeintlichen Fehlern zu unterscheiden und mit sich selbst ins reine zu kommen.
- Nach einem ehelichen Seitensprung oder wenn Sie sich sexuelles Fehlverhalten vorwerfen, aber auch nach sexuellem Mißbrauch, hilft Ihnen Pine, Ihre Beziehung zur Sexualität zu klären.
- Nach einer Fehlgeburt oder Abtreibung können Sie mit Pine das Gefühl der Unzulänglichkeit überwinden.
- Wenn Sie manchmal das Gefühl haben, es wäre besser, gar nicht auf der Welt zu sein, können Sie sich mit Pine das Recht auf ein Leben in Freude und Gesundheit zugestehen.
- Wenn Sie unter einer chronischen Erkrankung leiden, hilft Ihnen Pine, alle Schuldgedanken loszulassen und sich an einem positiven Ziel zu orientieren. Sollten Sie sich Ihre eigene Sorglosigkeit zum Vorwurf machen, zum Beispiel bei Aids, bleiben Sie nicht bei der Schuldfrage stehen, sondern nehmen Ihr Schicksal aktiv in die Hand.

TIP Bei Verspannungen im Unterbauch und Beschwerden im Kreuzbeinbereich können Sie Pine dort auch äußerlich auftragen.

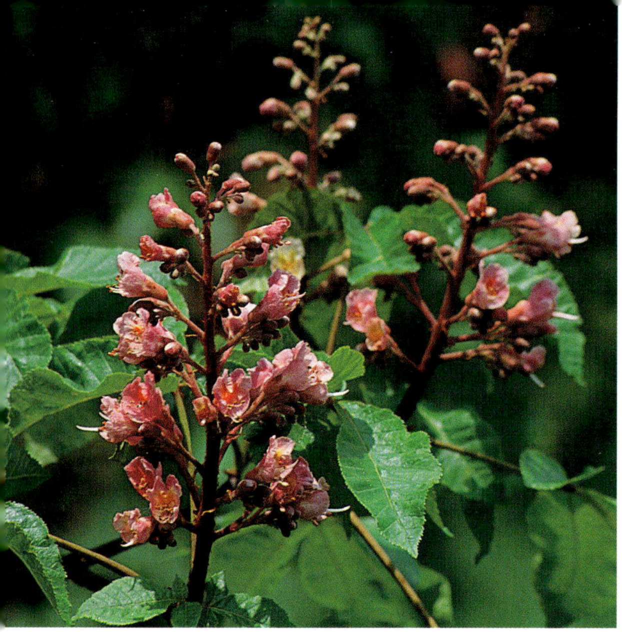

Red Chestnut
Rote Kastanie

Aesculus carnea

»Ich stelle mich und andere unter den höchsten Schutz.«

Die Rote Kastanie wird wegen ihrer kräftig rosaroten Blütenstände gerne in Parks und Alleen gepflanzt. Sie ist von kleinerem und kugeligerem Wuchs als ihre weiße Verwandte (Seite 104). Die Farbe der Blüte spielt eine entscheidende Rolle für die Wirkung ihrer Essenz: In Weiß sind alle Farben enthalten, es spricht im allgemeinen eher geistige Qualitäten an, die Farbe Rosa gehört zum Herzchakra (Seite 19) und drückt Liebe und Gefühlsbereitschaft aus. Beide Kastanienessenzen vermitteln Ruhe, Klarheit und Zuversicht, die Weiße im gedanklichen, die Rote im Gefühlsbereich.

Immer wieder kommt es vor, daß wir in gefühlsmäßige Turbulenzen verwickelt und von innerer Unruhe ergriffen sind. Das Schicksal von Menschen, die in unserem Leben eine wichtige Rolle spielen, betrifft uns sehr direkt. So ist es kein Wunder, wenn es uns selbst auch schlecht geht, sobald wir vom Mißgeschick einer nahestehenden Person hören. Vielleicht liegt jemand im Krankenhaus oder ist anderweitig abwesend, und schon sorgen wir uns intensiv um sein Wohlergehen. Dem Kranken oder Abwesenden tut es gut zu wissen, daß man an ihn denkt und sich um ihn kümmert, denn das trägt zur Heilung bei. Es kann ihn aber auch zusätzlich belasten, wenn er die Sorge des anderen fühlt. Dann reiben sich alle Betroffenen in gegenseitigem Mitleid auf, manchmal entwickeln beide sogar ähnliche Symptome wie Herzenge und Atemnot.

Mütter von Säuglingen und Kleinkindern, Menschen, die für die Pflege Hilfsbedürftiger verantwortlich sind, laufen oft Gefahr, sich Tag und Nacht der Fürsorge zu widmen, bis sie mit den Nerven am Ende sind, weil sie nicht mehr abschalten und sich selbst keine Zuwendung und Aufmerksamkeit gönnen.

Sowohl Eltern als auch Kinder drücken ihre tiefe Verbundenheit oft nicht direkt, sondern über den Umweg der übertriebenen Sorge oder Fürsorge aus.

So leiden manche Eltern unter Ängsten, was den Kindern draußen in der Welt so alles passieren könnte, wenn im Lauf des Lebens die räumliche Distanz zwangsläufig größer wird und über längere Zeit kein direkter Kontakt möglich ist, angefangen von der Einschulung bis zu einem Wegzug. Beim Abschied mahnen sie mit sorgenvoller Miene: »Paß aber auf, daß dir nichts passiert!«, und nehmen damit dem

anderen seine Unbekümmertheit. Dabei täten sie besser daran, einfach eine schöne Zeit zu wünschen und ihre Lieben mit guten Gedanken auf ihrem Weg zu begleiten!
Andere Eltern bieten ein Überangebot an Nahrung, materiellen Gütern und Unterhaltungsmöglichkeiten. Um diesem Druck zu entgehen, kommt es oft zu einer Gegenreaktion: Spielzeug und Geschenke landen in der Ecke, eine Verweigerung des Essens kann bis zur Magersucht gehen.
Dabei ist die Liebe, die von Herzen kommt, etwas, das sich nicht in Geld und Gut, oft auch nicht in Worten und Taten ausdrücken läßt. Es genügt, einfach mit guten Gedanken und Gefühlen für den anderen da zu sein. Dies wird instinktiv wahrgenommen, so daß jede seelische Zuwendung auf ihre Weise beim Gegenüber ankommt.

So wirkt die Blüte

Mit Red Chestnut geben Sie Ihrer überschwenglichen Liebe und Fürsorge Maß und Ziel und befreien sich aus einer zu engen Bindung. Sie können sich nach den Bedürfnissen der geliebten Person richten und räumliche Distanz aushalten. Red Chestnut beruhigt Ihr Herz, wenn es vorher nervös und besorgt geflattert hat, und läßt Sie wieder befreit und tief durchatmen und die Weite im Brustkorb spüren. Dadurch steigen in Ihnen tiefe Ruhe und Sicherheit auf, Sie stehen kräftig da wie ein Fels in der Brandung, im vollkommenen Vertrauen, und werden ruhig und zentriert. Wenn Sie zuversichtlich sind und sich in Gedanken einen schützenden Lichtkreis um den geliebten Menschen vorstellen, wirkt sich das in jedem Fall beruhigend und aufbauend aus. Sie können ihn in den Schutz höherer Mächte stellen und darauf vertrauen, daß sich auch ohne Ihr Zutun alles zum Besten wendet und das, was geschieht, seine Richtigkeit hat.

Wann ist Red Chestnut hilfreich?

- Wenn Sie sich um kranke, abwesende oder Ihrer Pflege anvertraute Menschen zu sehr sorgen und dadurch leicht nervös sind, gibt Ihnen Red Chestnut Ruhe und Zuversicht.
- Wenn zu viele Sorgen auf Ihnen lasten und Herz und Lunge mit verschiedensten Beschwerden reagieren, können Sie sich gefühlsmäßig mehr Distanz verschaffen und so mit der Situation gelassener umgehen.
- Wenn Sie sich als Eltern eines Säuglings nervlich sehr strapaziert fühlen, gelingt es Ihnen mit Red Chestnut leichter, das Kind vertrauensvoll sich selbst zu überlassen und wieder zu sich zu kommen. Ein Bild von Red Chestnut im Kinderzimmer schafft eine vertrauensvolle Atmosphäre.
- Wenn Sie sich in medizinischen, therapeutischen und pflegerischen Berufen sehr intensiv mit dem Schicksal Ihrer Patienten beschäftigen, können Sie das Verantwortungsgefühl auf ein gesundes Maß beschränken und auf einen guten Ausgang der Dinge vertrauen.
- Bei Heimweh und wenn Sie sich in Sehnsucht nach abwesenden Menschen verzehren, erkennen Sie, daß Sie in Gedanken jemandem nah sein können, auch wenn er noch so weit von Ihnen entfernt ist.
- Red Chestnut kann Sie begleiten beim Tod eines nahestehenden Menschen, so daß Sie ihn in Liebe gehenlassen können.
- Wenn Sie sich als Kind von Ihrer Mutter nicht genügend behütet und beschützt fühlten, werden Sie mit Hilfe von Red Chestnut seelisch stark, um das Leben auf sich selbst gestellt zu meistern.
- Wenn ein Kind oder Jugendlicher ein sehr schlechter Esser ist, kann eine geheime Sorge um die Eltern, auch um deren Beziehung dahinterstecken. Dann fördert Red Chestnut seelische Entspannung und Eigenständigkeit.

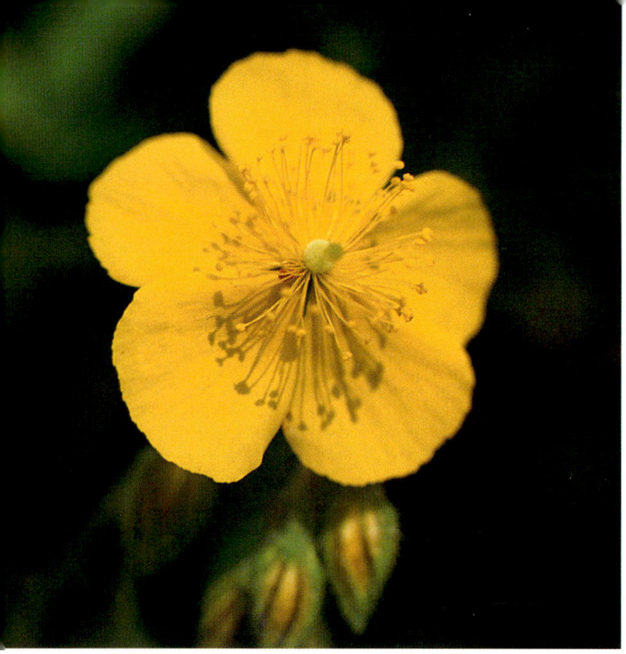

Rock Rose
Sonnenröschen

Helianthemum nummularium

»Ich bin standfest in allen Lebenslagen.«

Das Sonnenröschen ist ein ausdauerndes Pflänzchen, das auch in kahlem Gestein wächst, daher sein englischer Name »Rock Rose«, Felsenrose. Anfangs hängen seine Knospen nach unten, doch in der zarten Blume steckt so viel Kraft, daß sie die sich öffnende Blüte mit fünf strahlend gelben Blütenblättern dem Licht entgegenwendet.

Es ist, als ob die kleine Blüte uns zeigen will, daß man auch an gefährlichen Stellen sicher stehen und die Sonne genießen kann.

Das Hauptnervengeflecht, das unsere Aktivität und unser Fluchtverhalten steuert, nennt man Sonnengeflecht oder Solarplexus. Es befindet sich etwa in Magenhöhe vor der Wirbelsäule und ist dem dritten Chakra (Seite 19) zugeordnet. Wenn uns Emotionen überschwemmen, reden wir von »Wut (oder Angst) im Bauch«, bei starken gefühlsmäßigen Auseinandersetzungen hat man das Gefühl, einen Schlag dorthin bekommen zu haben. Die eng geschnürten Korsetts der Damen früherer Zeiten ließen gerade in diesem Bereich keinen Spielraum, so daß sie bei einer Schreckensnachricht leicht in Ohnmacht fielen, weil der Energiefluß im Inneren nicht zirkulieren konnte.

Manche Menschen bekommen auch ohne Korsett leicht Atemnot und laufen Gefahr, zusammenzuklappen, wenn ihnen Dinge widerfahren, die sie als gefährlich erleben. Dem kann eine entsprechende Erfahrung zugrunde liegen, zum Beispiel ein Verkehrsunfall, der sie fast das Leben oder die Gesundheit kostete, so daß sie sich jetzt nicht mehr ans Steuer wagen oder auf der Autobahn Panikattacken bekommen. Andere Menschen haben »Intimfeinde«, bei deren Anblick ihnen gleich die Luft wegbleibt und sie sich am liebsten in ein Mauseloch verkriechen würden. Auch eine Prüfungssituation oder ein öffentliches Auftreten kann so stressen, daß man nicht mehr klar denken kann und außer sich gerät.

Nicht immer sind Panikgefühle auf konkrete Erfahrungen zurückzuführen. Dem einen Menschen fällt es schwer, über einen freien Platz zu gehen, ein anderer hält es nicht aus, im Aufzug zu fahren oder in einem engen Raum eingeschlossen zu sein. Manche werden von nächtlichen Alpträumen heimgesucht, die sie mit einem Schrei schweißgebadet aufschrecken lassen. Die Ursache für diese überwältigenden Gefühle kann auf ganz verschiedenen Ebenen

liegen, zum Beispiel auf vorgeburtliche Erfahrungen zurückgehen.
Denn bei genauerem Hinsehen findet sich für die Panikgefühle, bei denen Rock Rose hilft, fast immer irgendeine, wenn auch oft tief verdrängte Ursache. So setzt sich zum Beispiel im Lauf einer komplizierten Schwangerschaft unbewußt im Embryo fest, daß die eigene Existenz gefährdet ist. Wehenhemmende Medikamente erhöhen den Herzschlag der Mutter und signalisieren damit dem Embryo Gefahr. Daher sollte in solchen Situationen als Schutz für das Ungeborene sofort Rock Rose angewandt werden, damit nicht Jahrzehnte später ein unbedeutender Vorfall Panikgefühle hervorruft, sondern das Kind in sich die Gewißheit findet, daß selbst bedrohliche Situationen beherrschbar sind.

So wirkt die Blüte

Sie erkennen, daß Sie die Wahl haben, zu flüchten oder standzuhalten: Wenn Sie der Bedrohung den Rücken kehren, sind Sie ihr ausgeliefert, wenn Sie standhalten und sie mutig ins Auge fassen, kann es sein, daß sie sich in Nichts auflöst oder zumindest überschaubar wird. Mit Rock Rose wachsen Sie über sich hinaus und erfahren, wie umsichtig und souverän Sie sich verhalten können, wenn Sie sich an die klare Sonne und das Licht anschließen und sich davon durchströmen lassen.
Das Sonnenröschen kann zur Bearbeitung immer wiederkehrender Ängste beitragen, weil diese sich nur dadurch auflösen, daß wir ihnen bewußt begegnen und damit umgehen lernen. Es ist ein wichtiger Bestandteil der Erste-Hilfe-Kombination (Seite 112), denn jeder Notfall erfordert unser mutiges, umsichtiges Verhalten.

Wann ist Rock Rose hilfreich?

- Um mit kühlem Kopf und souverän sämtliche Lebenssituationen zu meistern.
- Wenn Sie überzogen reagieren, selbst angesichts von alltäglichen Dingen zu Schreckreaktionen neigen, hilft Ihnen Rock Rose, gelassen und umsichtig zu bleiben.
- Wenn Sie eine Situation durchlebt haben, in der Sie befürchteten, nicht lebend davonzukommen, gibt Rock Rose die Zuversicht, daß sich solch eine Bedrohung nicht wiederholen muß. Sie können die vergangene Situation aufarbeiten und sich mit neuem Mut der Gegenwart stellen.
- Bei nächtlichen Alpträumen hilft Rock Rose, in der Einnahmemischung vor dem Schlafengehen genommen oder als Bild auf dem Nachttisch, die Nacht ruhig zu überstehen.
- Bei allen Komplikationen während der Schwangerschaft hilft Ihnen Rock Rose, gelassener und zuversichtlicher zu werden.
- Nach einer schwierigen Schwangerschaft oder Geburt, in der das Überleben des Kindes auf dem Spiel stand oder die Mutter starke Medikamente nehmen mußte, hilft Rock Rose dem Kind, die vergangene Bedrohung von sich abzustreifen und sich mutig auf das eigene Leben einzulassen. Auch im späteren Leben löst Rock Rose noch Ängste aus Schwangerschaft oder Geburt.
- Wenn Kinder Bedrohliches hinter sich gebracht haben oder sich stark angegriffen fühlen, reagieren sie nicht selten mit Hyperaktivität und gestörtem Sozialverhalten. Rock Rose gibt ihnen innere Ruhe und Sicherheit.
- Bei Ängsten (Seite 206) wie Agoraphobie, Klaustrophobie oder Spinnenphobie hilft Ihnen Rock Rose, sich bewußt dieser Furcht zu stellen und gelassen und selbstverständlich mit der Problemsituation umzugehen.

TIP Für ärztliche Behandlungsräume eignet sich ein Bild von Rock Rose besonders gut, um die Patienten seelisch zu stabilisieren.

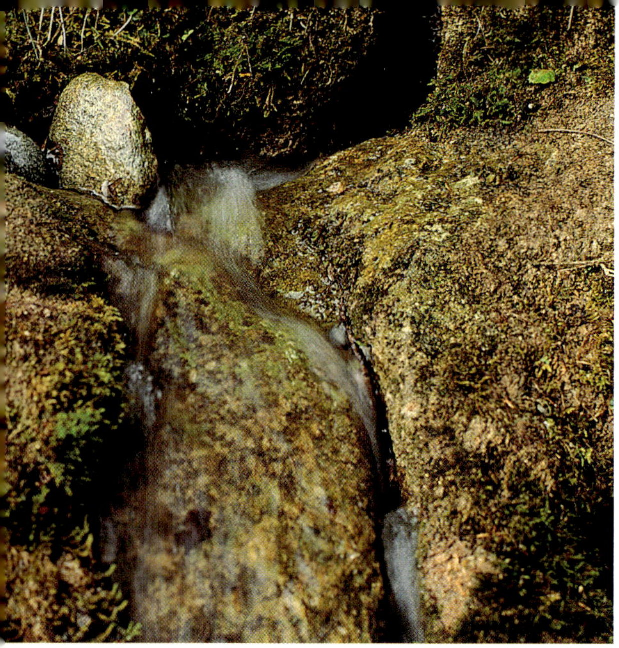

Rock Water
Quellwasser

»Ich vertraue mich dem Fluß des Lebens an.«

Mit Wasser verbinden wir das Element der Bewegung, es ist unsere Lebensgrundlage schlechthin. Doch leider bekommen wir selten lebendiges, natürlich bewegtes, nicht von Menschenhand reguliertes Wasser zu sehen und zu trinken. Vielleicht zieht es auch deshalb viele Menschen in ihrer Freizeit an Seen oder ans Meer?

Schon immer nutzten die Menschen die heilende Wirkung des Wassers, suchten Linderung ihrer körperlichen Beschwerden in warmen Quellen, wollten Genesung finden durch ein Bad im Jungbrunnen. Wallfahrtsorte entstanden in Quellbereichen, aus denen »heiliges Wasser« strömte.

Das Wissen um die Heilkraft manchen Wassers veranlaßte Dr. Bach, es seinem Blütensystem als Essenz zuzufügen, da er das gesuchte Wirkungsspektrum nirgendwo anders in der Natur finden konnte; die heutigen Essenzenhersteller suchen sich Quellen, die der von Dr. Bach beschriebenen möglichst ähnlich sind.

Gerade Menschen, die ein Bad in Thermalwasser als besonders wohltuend empfinden, unterwerfen sich oft während der ganzen Woche einem recht disziplinierten Plan und stellen an ihre eigene Leistung hohe Ansprüche. Sie erfüllen ihre beruflichen und häuslichen Aufgaben äußerst korrekt, oft sogar verbissen, und machen nicht gern Abstriche an der Perfektion. Beim regelmäßigen sportlichen Training belasten sie sich manchmal ohne jegliche Rücksicht auf körperliche Beschwerden. Eine weltberühmte Ballettänzerin äußerte in einem Interview, daß sie täglich trainiert habe, ganz egal, wie sie sich gerade fühlte; selbst als ein Hüftleiden sie vorübergehend in den Rollstuhl zwang, arbeitete sie unverdrossen als Choreographin weiter. Andere halten komplizierte Diätvorschriften ein und achten sehr auf eine gesunde Lebensführung.

Nicht selten sind dann verhärtete Muskeln und unbewegliche Gelenke der körperliche Ausdruck dieser Anstrengung, unter Aufbietung sämtlicher Kräfte an etwas festzuhalten, Pläne einzuhalten und sich selbst und der Welt 150%iges Funktionieren zu beweisen. Unbeschwertes spielerisches Tun bleibt dabei häufig auf der Strecke, das »innere Kind« in jedem Menschen geht verloren und mit ihm auch Jugend, Lebendigkeit, körperliche und geistige Beweglichkeit.

Viele Menschen brauchen eine verläßliche Ordnung, Zeitpläne und Vorschriften, die den Alltag strukturieren und das Gefühl von Sicherheit verleihen. Dahinter steht nicht selten die Angst, sich dem Leben mit all seinen Unwägbarkeiten anzuvertrauen. Häufig befürchten schon Kinder, nicht zu genügen, und versuchen, mögliche Leistungsschwächen oder befürchtete Minderbegabungen durch vermehrten Einsatz wettzumachen. Deshalb brauchen leistungsschwache Schüler häufig Rock Water, um sich nicht so sehr in etwas zu verbeißen, sondern sich auch beim Lernen geistig besser in Fluß zu halten. Diszipliniert im Denken und im Tun und dabei flexibel im Umgang mit Schwierigkeiten zu sein, hilft ihnen, etwas zu Ende zu bringen.

So wirkt das Wasser

So, wie Sie sich im warmen Thermalwasser entspannen und mit Genuß einfach vom Wasser tragen und treiben lassen können, hilft Ihnen Rock Water, loszulassen und sich dem Fluß des Lebens und der Gefühle zu überlassen. Wie warmes Wasser die Gelenke beweglich macht und löst, spüren Sie deutlich, wo und wie Sie an etwas festhalten, sei es körperlich, geistig oder seelisch, und finden einen Weg, davon wegzukommen und auf allen Ebenen beweglich zu werden.

»Weniger ist mehr!« Dieser Devise zu folgen, fällt Ihnen mit Rock Water leichter. Sie lernen, beim täglichen Üben auf Ihren Körper zu hören, und machen die Erfahrung, daß Sie um so mehr erreichen, je lockerer Sie es angehen. Mit Rock Water finden Sie zu jugendlicher Unbekümmertheit zurück, zur Lust am Experiment. Ob etwas nach Ihren Vorstellungen läuft oder sich ganz anders entwickelt, macht Ihnen nichts mehr aus, weil Sie spüren, daß alles Außerplanmäßige eine Chance ist, in vollen Zügen zu leben und einfach nur zu genießen.

Wann ist Rock Water hilfreich?

- Als »Jungbrunnen«, wenn Sie frei, flexibel und lebenslustig werden wollen.
- Wenn Sie sich in Ihrer Lebensplanung in ein zu starres Korsett zwängen, zeigt Ihnen Rock Water einen Weg in die Freiheit. Sie denken eigenständig, handeln spontan und finden Geschmack am Abenteuer.
- Sie finden heraus, was Ihnen wirklich bekommt: welche Diät, welches Training, welcher Tagesablauf Ihnen genügend Spaß und Freiheit läßt, um das Leben mehr von der genießerischen Seite zu erleben.
- Wenn Ihre Perfektionsansprüche Sie daran hindern, etwas fertigzustellen, finden Sie für Ihre Disziplin ein Mittelmaß. Sie können etwas durchziehen und dann zu Ihrem Produkt stehen, weil Sie wissen, daß es etwas absolut Perfektes von Menschenhand nicht gibt.
- Wenn bei Ihnen ein Gelenk, ein Muskel, eine Sehne oder das Bindegewebe nicht mehr frei beweglich ist, bringen Sie mit Rock Water die alten Verhärtungen in Fluß.
- Wenn Sie sich in Ihrer Körperhaltung und bei Ihrem Tun zu sehr verkrampfen, beim Schreiben, beim handwerklichen Arbeiten, beim Musizieren, hilft Ihnen Rock Water, die Ansprüche an sich selbst herunterzuschrauben und alles mit mehr Lässigkeit zu tun.
- Menschen, die zu Kopfschmerzen und Migräne neigen, lernen mit Rock Water, sich mehr nachzugeben und den Anspruch an die eigene Leistung zu reduzieren.
- Übereifrige Schulkinder und magersüchtige Jugendliche können mehr *Laissez-faire* zulassen und an ihre Aufgaben spielerischer herangehen.
- Sportler, Tänzer und Musiker, die ihren Körper überfordern, finden zum richtigen Trainings- und Übungsmaß und können sich Pausen zugestehen.

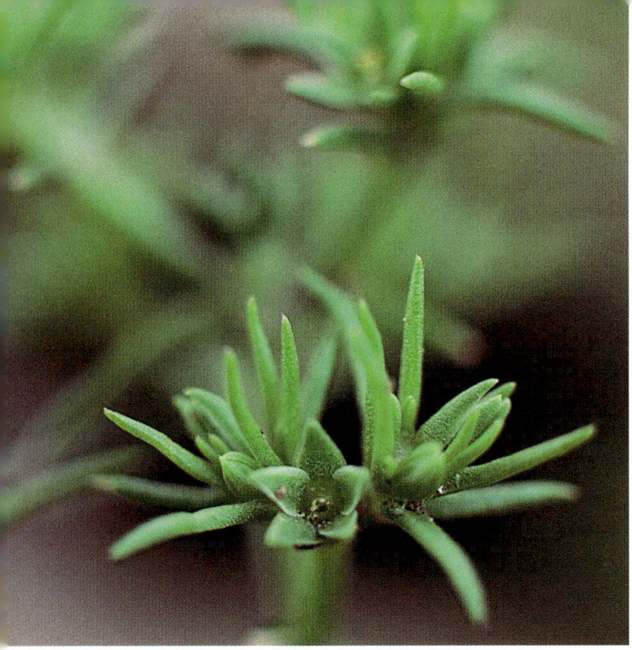

Scleranthus
Einjähriger Knäuel

Scleranthus annuus

»Ich ruhe in mir selbst.«

Der Einjährige Knäuel wächst als kleines, unauffälliges Pflänzchen auf sandigen Böden und in ehemaligen Kiesgruben. Die vollkommen unscheinbaren Blüten sitzen in den Blattachsen der in alle Richtungen verzweigten Triebe und bekennen keinerlei Farbe. Sie haben nicht einmal Blütenblätter, sondern nur graugrüne, rauhe Kelchblätter, keine Eleganz, keine Pracht, nichts, was das Auge anziehen könnte. Der Knäuel wächst mal hier, mal dort, ohne sich auf einen Standort festzulegen, hat große Lebenskraft, denn er kommt selbst mit magerstem Boden zurecht, blüht ausdauernd bis in den Spätherbst und bildet unzählige Samen. Weil Scleranthus sich so unaufällig und dicht am Boden ausbreitet, gehen wir meist achtlos darüber hinweg.

Die Qualität, die er als Essenz vermittelt, hat etwas so Selbstverständliches, daß wir sie bewußt oft gar nicht zur Kenntnis nehmen: innere Ruhe und die Sicherheit, sich, gegründet auf seine Basis, in der Welt zu bewegen. Menschen, die Scleranthus brauchen, fallen auf, weil sie ununterbrochen in Bewegung sind. Kinder können oft auf keinem Platz stillsitzen. Ständig müssen sie wippen oder schaukeln, mal dies, mal jenes beginnen, führen es aber nicht zu Ende; zur Spannungsabfuhr dient das Fernsehprogramm, weil die extreme Bewegung der Bilder ihre Augen in Beschlag nimmt und sie damit etwas von sich selbst ablenkt.

Erwachsene fahren gern mit dem Auto und lieben Einsatzbereiche, die sie zu verschiedensten Orten bringen. In ihrer Freizeit leben sie sich am Computer aus oder spielen auf der Fernbedienung des Fernsehers. Genauso schwer wie die Wahl des Fernsehprogramms fallen ihnen häufig Entscheidungen wie: Soll ich heute abend dahin oder dorthin gehen? Will ich in dieser oder jener Stadt leben? Ist dieser oder jener Partner auf Dauer der richtige für mich? Derlei Fragen können von ihnen Besitz ergreifen, sie Tag und Nacht beschäftigen und manchmal jede Handlungsfähigkeit im Keim ersticken, denn wenn ich das eine tue, muß ich das andere lassen und umgekehrt … Dann sehnen sie sich vielleicht nach der ordnenden Hand, die sie an einen Platz in eine Situation hineinstellt und sie einfach zum Aushalten und Verharren auffordert.

Dahinter steht die Suche nach dem eigentlich Sinngebenden: Es könnte ja sein, daß man etwas verpaßt, wenn man sich ausschließlich bei einem Fernsehsender, an einem Ort aufhält! Da der Kontakt zu den Wurzeln fehlt, ist man sehr beeinflußbar, orientiert sich in seinen Entscheidungen an äußeren Umständen und wird dabei häufig dem eigenen Inneren nicht gerecht.

In sich selbst ruhig zu bleiben, auch wenn man von außen (etwa im Schiff oder Flugzeug) bewegt wird, kann sich als schwierig erweisen. Reisekrankheit ist dann die Folge, denn je weniger gefestigt wir in uns selbst sind, desto eher werden wir von äußeren Veränderungen aus der Balance gebracht.

So wirkt die Blüte

Scleranthus gibt Ihnen wieder Boden unter die Füße und läßt Sie Ihre Wurzeln und Ihre Mitte spüren. In sich stabil, lassen Sie sich nicht von fremden Bewegungen mitreißen und genießen die Ruhe in sich selbst. Dennoch bleiben Sie beweglich und können sich problemlos den äußeren Umständen anpassen.

Es fällt Ihnen leichter, Entscheidungen zu treffen, die mit Ihrem Inneren übereinstimmen, weil Sie Ihr Auge am Horizont behalten, auf Ihr Ziel hin ausgerichtet. Vielleicht zeigt sich dann, daß zunächst scheinbar Unvereinbares auf einer höheren Ebene in Einklang zu bringen ist. Oder Sie finden einen ganz neuen, übergeordneten Standpunkt, der über Ihre bisherigen Möglichkeiten hinausreicht.

Wann ist Scleranthus hilfreich?

• Wenn Sie sich von den Lebensumständen hin- und hergerissen fühlen und sich schwer tun, Ihr Verhalten aus sich selbst heraus zu steuern, finden Sie mit Scleranthus den ruhenden Pol in sich und treffen sichere Entscheidungen.

• Wenn Sie sich körperlich und seelisch aus der Balance fühlen, zum Beispiel zu Gleichgewichtsstörungen und Schwindel neigen, leicht reisekrank werden oder sich hin- und hergerissen fühlen, bringt Scleranthus Sie wieder ins Gleichgewicht. Bei Neigung zu Reisekrankheit nehmen Sie vor Fahrtantritt Scleranthus und Rescue (Seite 112) innerlich ein und tragen es auf die Stirn und hinter die Ohren auf.

• Wenn Sie Ihre Zeit mit weniger Ablenkungen wie Fernsehen oder Autofahren verbringen wollen, gibt Scleranthus Ihnen innere Ruhe.

• Hyperaktive Kinder bekommen mehr Sitzfleisch und Konzentrationsvermögen.

• Wenn Sie notgedrungen für eine gewisse Zeit »auf zwei Hochzeiten gleichzeitig tanzen müssen« – zum Beispiel als Wochenendheimfahrer oder weil Sie parallel an verschiedenen Arbeitsstellen tätig sind, in verschiedenen Sprachen gleichzeitig denken und reden müssen –, bleiben Sie mit Hilfe von Scleranthus in Ihrer Mitte.

• Wenn Eltern zeitweise oder ganz getrennt leben und die Kinder zwischen beiden Haushalten hin und her pendeln, behalten sie durch Scleranthus ihr inneres Gleichgewicht.

• Wenn junge Mädchen und Frauen zu sehr unterschiedlicher Periodenlänge neigen, können Sie zusätzlich zur inneren Einnahme Scleranthus in die linke Ohrmuschel (Bezugspunkt zu den Unterleibsorganen) einreiben und auf den Unterbauch auftragen.

• Wenn Jugendliche eine Wirbelsäulenverkrümmung (Skoliose) entwickeln, hilft ihnen Scleranthus, in ihre Mitte zu kommen und ihren Platz innerhalb der Familie zu finden.

TIP Um weitreichende Entscheidungen sicher treffen zu können, wirkt Scleranthus gut zusammen mit Cerato und/oder Wild Oat.

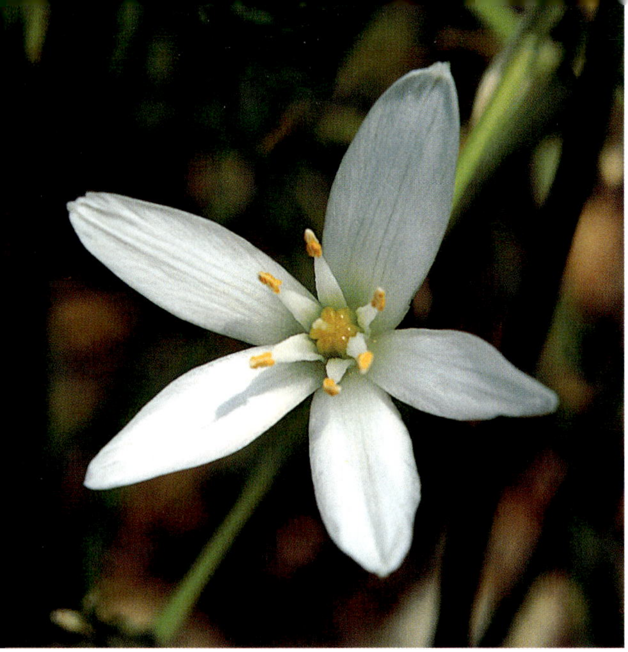

Star of Bethlehem

Doldiger Milchstern

Ornithogalum umbellatum

»Ich finde Trost und Heilung.«

Star of Bethlehem, eine niedrige, zarte Lilienart, wächst auf trockenem Boden. Ihren sechs weißen Blütenblättern verdankt sie den Namen »Stern von Bethlehem«, in der Mitte stehen die Staubgefäße wie ein kleines goldenes Krönchen nach oben.
Die Blütenessenz dieser schönen, zarten Pflanze hat eine erstaunliche Heilkraft. Sie fügt zusammen, was sich getrennt hat, belebt, was abgestorben war, und macht uns wieder ganz und heil – wie es die Blüte mit ihrem Sechsstern symbolisiert, der in der Mythologie die Vereinigung von Himmel und Erde, Geist und Materie, Körper und Seele ausdrückt.
Jeder Schock, jedes Trauma wirkt auf Körper und Seele wie ein Sprengsatz. Der körperliche oder seelische Schaden kann so groß sein, daß wir das Gefühl für uns selbst und für bestimmte Körperbereiche verlieren. Gerade an sehr einschneidende Erlebnisse können wir uns oft hinterher nicht mehr erinnern, sie sind wie weggewischt, deshalb spricht man vom »gnädigen Schleier des Vergessens«, der sich über manches legt.
Im Grunde ist dies zunächst eine gesunde Reaktion des Organismus, denn Abspaltung und Verdrängung sind oft die einzige Möglichkeit, traumatisierende Erlebnisse zu überstehen. Aber der Schock wirkt im Unterbewußten nach: Wann immer eine ähnliche Situation eintritt, fühlt man sich unsicher, unruhig, ängstlich, kann aber meist diese Gefühle nicht einordnen. Das weitere Leben kann unter Umständen davon geprägt sein, eine nochmalige Erfahrung dieser Art zu vermeiden: So kann man dem Bewegungsablauf von Menschen noch Jahre nach einem Unfall ansehen, wo sie verletzt wurden. Instinktiv schonen sie beispielsweise ein Gelenk, oft spüren sie die Haut und das darüberliegende Gewebe gar nicht mehr oder erst, wenn es sich durch Schmerz bemerkbar macht.
Auf der seelischen Ebene wirken ungute Erlebnisse in der Jugend, wie Krieg, Flucht oder Mißbrauch, untergründig weiter und können noch nach vielen Jahren zu schlechtem Schlaf mit Alpträumen führen.
Selbst wenn wir meinen, mit gewissen Erlebnissen abgeschlossen zu haben, dokumentieren wir häufig durch unser Verhalten, daß weiterhin innerlich etwas nagt und nicht verarbeitet ist. So trauen sich viele nach einer gescheiter-

ten Ehe keine zweite Heirat zu und leben vorsichtshalber ohne Trauschein miteinander.
Nach schwieriger Schwangerschaft oder problematischer Geburt können sich manche Frauen zu keiner weiteren mehr durchringen.
Was wir auch tun, die Schatten der Vergangenheit holen uns ein und bestimmen unterbewußt unser Denken und Fühlen. Erst wenn das damals Verdrängte, der Schatten, an den Tag kommt, können wir ihn mit der Reife und Stärke, die aus dem zeitlichen und emotionalen Abstand herrührt, anschauen und damit das Trauma auflösen.
Nicht umsonst ist Star of Bethlehem der wichtigste Bestandteil der Erste-Hilfe-Mischung (Seite 112). Ihm ist es zu verdanken, daß nach einer Verletzung eine überraschend schnelle Heilung eintreten kann, wenn wir Rescue sofort einsetzen. Der Mechanismus von Abspaltung und Verdrängung setzt dann erst gar nicht ein, weil im Moment des Traumas schon die Transformation, die Auflösung, stattfindet.

So wirkt die Blüte

Mit Star of Bethlehem setzt sich ein körperliches oder seelisches Trauma gar nicht erst fest. Es kann sich sofort auflösen, indem Ihr Körper verletzte Bereiche wieder in die Wahrnehmung zurückholt und Ihre Seele die Erfahrung akzeptiert und verarbeitet.
Vielleicht werden Ihnen vorübergehend alte Schmerzstellen noch einmal bewußt, Tränen fließen, oder es tauchen schon vergessen geglaubte Erinnerungen auf. Selbst wenn die körperlichen oder seelischen Verletzungen schon lange zurückliegen, gibt Ihnen Star of Bethlehem die Zuversicht, daß alle alten Wunden wieder heil werden können. Mit neugewonnener seelischer Kraft können Sie diese alten Schatten ins Licht bringen und »erlösen«.
Dann spüren Sie in sich eine kaum geahnte Entspannung, ein Gefühl, zu Hause angekommen zu sein und alles Beschwerliche loslassen zu können. Sie fühlen sich hell und licht in Ihrem Körper und Gemüt und finden inneren Frieden.

Wann ist Star of Bethlehem hilfreich?

- Um nach Traumen aller Art körperliche und seelische Schmerzen aufzulösen und heil zu werden.
- Wenn Sie ein schweres Erlebnis nicht verwinden können, wie den Tod eines geliebten Menschen, eine Trennung oder einen sonstigen Verlust, spendet Ihnen Star of Bethlehem Trost, bringt Sie zu sich selbst und fügt Sie wieder zusammen.
- Nach einer eingreifenden Operation, bei der möglicherweise etwas aus Ihrem Körper entfernt wurde, vermittelt Ihnen Star of Bethlehem das Gefühl, trotzdem vollständig zu sein. In der Kombination mit anderen Essenzen (Narbencreme Seite 201) macht es vernarbte oder ausgeblendete Bereiche wieder lebendig.
- Nach der Geburt hilft Star of Bethlehem dem Neugeborenen, den Geburtsschock zu überwinden. Sie können die Essenz ins erste Badewasser geben und äußerlich auf Fußsohlen und Handflächen auftragen. Auch ältere Kinder mit Geburtstrauma brauchen oft über längere Zeit Star of Bethlehem, um in ihre eigene Kraft hineinzuwachsen.
- Für Star of Bethlehem ist es nie zu spät! Selbst von jahrzehntelang zurückliegenden Erlebnissen, etwa aus Ihrer Kindheit, können Sie sich mit seiner Hilfe für immer befreien.
- Während einer Psychotherapie kann Star of Bethlehem Sie über lange Zeit dabei unterstützen, Verdrängtes ans Licht zu fördern und endgültig zu verabschieden.

TIP Ein Bild von Star of Bethlehem im Krankenzimmer gibt dem Kranken und den Angehörigen Trost und Vertrauen auf Heilung.

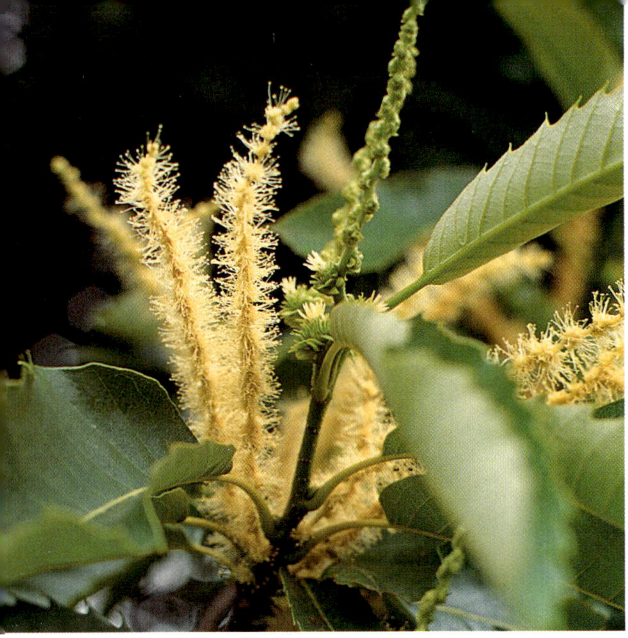

Sweet Chestnut
Edelkastanie

Castanea sativa

»Ich finde den Weg ins Licht.«

Die Kastanien waren Dr. Bach so wichtig, daß er aus ihnen vier verschiedene Essenzen gewann (Seite 48, 84, 104). Die Edelkastanie ist die einzige, die wohlschmeckende Früchte hervorbringt: Die Maronen, die man gerne ißt, um sich an trüben Herbsttagen zu erwärmen. Der Baum kann uralt werden und bis zu 30 m Höhe und einen mächtigen Umfang erreichen. Seine Blütenrispen strahlen golden aus dem dunklen Blattwerk hervor. – Zu manchen Zeiten sehnen wir uns nach Licht, Geborgenheit und Wärme, nach dem Gefühl, daß alles seine Ordnung hat und wir in der Welt aufgehoben sind. Denn es gibt immer wieder Situationen, in denen wir von Kälte und Dunkelheit in der Welt überrollt werden, uns vielleicht sogar ohnmächtig auf diesem Planeten ausgesetzt fühlen. Wenn ein nahestehender Mensch uns den Rücken kehrt, ob vorübergehend oder für immer, haben wir unter Umständen das Gefühl, in einen tiefen Abgrund zu fallen von Trauer, Verzweiflung, Einsamkeit, in den kein Lichtstrahl dringt. Das kann auch geschehen, wenn dem Körper etwas sehr Einschneidendes widerfahren ist und wir befürchten, daß es nie wieder gut werden könne.

Auch kleinere Dinge können einen manchmal in Verzweiflung stürzen: Manche Menschen hängen ihr Herz sehr an einen bestimmten Besitz, bereiten sich durch intensivstes Training auf einen sportlichen oder musikalischen Wettbewerb vor, arbeiten auf eine besonders gute Bewertung hin – und sehen sich dann plötzlich in all ihren Erwartungen und Hoffnungen enttäuscht. Jugendliche haben das Gefühl, das Zerbrechen der ersten großen Liebesbeziehung nicht überleben zu können. Eine Welt bricht für sie zusammen, Lebensfreude und Optimismus sind verschüttet, und zurück bleiben Verzweiflung und Dunkelheit.
Viele Menschen meinen dann, das Ausmaß der Niedergeschlagenheit vor anderen verbergen zu müssen, und erschweren sich dadurch zusätzlich die Situation. An der Oberfläche kann zwar alles noch einigermaßen harmonisch aussehen, aber in der Tiefe bahnen sich Veränderungen an, die sich in chronischen Schlafproblemen oder unerklärlichen Schmerzen äußern können. Wenn es zu Kurzschlußhandlungen kommt, wundert sich die Umgebung im nachhinein und macht sich Vorwürfe, die anhaltende seelische Not nicht erkannt zu haben.

Dabei ist in solchen Situation Hilfe von außen meist nur schwer möglich, denn der Umschwung zum besseren setzt voraus, daß man sich den vollen Umfang der seelischen Notlage, die »Niederlage« eingesteht und kapituliert. Damit ist schlagartig dem Ganzen die Spitze genommen, und es kann die Gegenbewegung stattfinden, hin zum Licht. Sweet-Chestnut-Situationen verlangen von uns eine paradoxe Reaktion: Ins Licht kommen durch die Auslieferung an die Dunkelheit, Gewinnen durch Loslassen, Freude aus dem Zulassen tiefster Trauer.

So wirkt die Blüte

Sweet Chestnut bringt Ruhe in die aufgewühlte Seele und gibt Ihnen Distanz zum Geschehen. Auch wenn sich die aktuelle Situation und die Zukunft noch so düster darstellen, zeigt Ihnen Sweet Chestnut einen Weg, »den Lichtschalter zu finden« und umzuschalten. Denn mit seinen Blüten, die wie eine Wunderkerze strahlen, taucht Sweet Chestnut alles Dunkle in hellen, durchwärmenden Hoffnungsschimmer. Selbst in Stunden tiefster Niedergeschlagenheit finden Sie Trost und Zuversicht und lernen, über den Dingen zu stehen.
Aus tiefer Versenkung und innerer Einkehr schöpfen Sie neue Kraft, um Ihre Situation zum Besten wenden zu können und einen inneren Verwandlungsprozeß zu durchlaufen. So finden Sie auch in dunkelsten Stunden ein kleines Licht, das Sie seelisch aufrichtet. Sie nehmen das, was Sie jetzt durchlaufen haben, als Impuls, Ihre Wünsche und Gedanken, vielleicht sogar Ihren gesamten Lebensplan zu ändern.

Wann ist Sweet Chestnut hilfreich?

• Wenn Sie nicht mehr aus noch ein wissen und ein Ende Ihrer Leidenszeit nicht abzusehen ist, finden Sie innerlich Abstand und können Licht ins Dunkel bringen.
• Plötzliche Verluste und Schicksalsschläge aller Art können Sie besser durchstehen.
• Sweet Chestnut hilft Ihnen, das Tief vor einer anstehenden Trennung zu durchschreiten. In der Zeit danach gibt es Ihnen seelischen Halt, bis Sie sich wieder stabilisiert haben. Mit dem Bild von Sweet Chestnut holen Sie sich die »Wunderkerze« in Ihre Räume.
• Wenn Sie sich mit dem Gedanken tragen, Ihrem Leben ein Ende zu setzen, läßt Sweet Chestnut Sie die Chancen Ihrer persönlichen Existenz erkennen und schenkt Ihnen die Zuversicht, daß sich alles noch zum Guten wenden wird.
• Bei extremer Erschöpfung, zum Beispiel nach einer besonders schweren Prüfung, nach einem Auftritt, bei dem »alle Fasern zum Zerreißen gespannt« waren, oder nach der Geburt kann man sich oft über den Erfolg gar nicht mehr freuen, sondern versinkt paradoxerweise in tiefste Trauer. Sweet Chestnut bringt das Nervensystem wieder in Ausgleich und erhellt das Gemüt.
• Jugendliche werden oft schon durch weniger einschneidende Erlebnisse in Verzweiflung gestürzt: eine verpatzte Klassenarbeit, die Zurückweisung durch den oder die Angebetete/n oder auch die Lieblings-Pop-Gruppe, die sich auflöst. Mit Sweet Chestnut relativiert sich das Ausmaß des Schmerzes und der Trauer, so daß ihnen schon beim Licht des nächsten Tages alles nur noch halb so wild erscheint und sie vielleicht sogar darüber lachen können.

TIP Um nach dem Tod eines geliebten Menschen den Abschiedsschmerz zu mildern, nehmen Sie die ersten Tage Sweet Chestnut mehrmals täglich nach der Wasserglasmethode ein oder tragen es am linken Handgelenk und in der Ellbeuge auf – pur oder in einer Mischung (Seite 197).

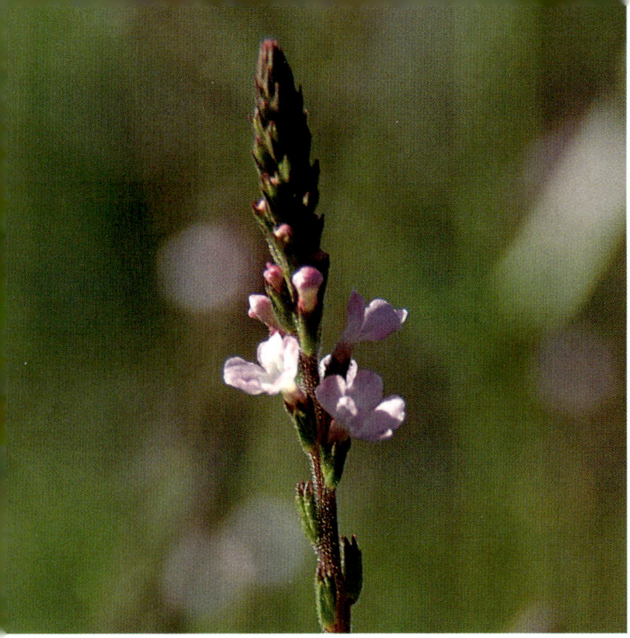

Vervain
Eisenkraut

Verbena officinalis

»Ich gehe gelassen auf mein Ziel zu.«

Das Eisenkraut arbeitet sich zäh durch alle Hindernisse hindurch und kann deshalb auf Schuttflächen, direkt am Rinnstein oder entlang einer Straße unter magersten Bedingungen gedeihen. Es blüht den ganzen Sommer über: ein zähstengliges, unscheinbares Kraut mit kleinen blaßlila Blüten, von denen sich immer nur wenige gleichzeitig öffnen. Früher wurde Eisenkraut zur Stärkung von Körper und Geist und zur Härtung von Metall benutzt – daher der Name!

Damit eine Waffe treffsicher und stark wird, braucht es nicht nur das richtige Material, sondern auch die Schärfe und Enschlossenheit, die durch die entsprechende geistige Haltung entsteht. Auch der Mensch muß lernen, seine Kräfte richtig zu bündeln und zielsicher einzusetzen, um effektiv wirken zu können.

Als Essenz hilft Vervain, überschießende Impulse und Aktivitäten auf ein Normalmaß zu reduzieren. Gleichzeitig stärkt es unentschlossene, zögerliche Menschen, ihre Kräfte zu sammeln und Ideen in Taten umzusetzen.

Viele Menschen verfolgen ihre Ziele mit großem Eifer, kein Einsatz ist ihnen zu hoch, keine Arbeit zu viel, wenn es darum geht, hochgesteckte Ideale zu verwirklichen. Bei der Suche nach Mitstreitern schießen sie mit ihrer Begeisterung leicht über das Ziel hinaus.

Wenn sie dann auf Ablehnung stoßen, versuchen sie oft, im Alleingang mit noch mehr Einsatz weiterzukommen. Das geht auf Kosten der Substanz, so daß sie anschließend vollkommen erschöpft sind, sich vielleicht gar aus Enttäuschung über die fehlende Solidarität aus weiteren Aktionen zurückziehen.

Körpersymptome wie Herzrasen, Migräne oder Ohrgeräusche, die sie in dieser Verfassung entwickeln, zwingen dann, sich zurückzunehmen und die Situation noch einmal aus der Distanz zu betrachten. Auch Verdauungsstörungen oder eine Schilddrüsenüberfunktion können ein Signal dafür sein, daß der »überhitzte« Körper Ruhe braucht und sie ihre Vorhaben mit mehr Gelassenheit angehen sollten.

Hinter dem Übermaß an Aktivität steht insgeheim die Befürchtung, nie ans Ziel seiner Wünsche und hochgesteckten Ansprüche zu kommen. Die tiefe innere Sehnsucht, zu einer idealen Welt, zu idealen menschlichen Beziehungen beizutragen, brennt in ihnen so feurig, daß sie darüber die Realitäten ganz übersehen:

Vielleicht verfolgen andere Menschen ähnliche Ziele, aber auf ihre eigene Art und Weise. Oder man übersieht in der schwärmerischen Begeisterung für eine gute Sache, daß man innerhalb einer Organisation nur als Werkzeug benutzt wird!
Vervain paßt in unsere Zeit, in der unendlich viel Energie verpufft, die Atmosphäre sich erhitzt und die Ozonschicht so ausdünnt, daß die feurige Sonnenenergie uns zu stark trifft und schädigt. Deshalb erkennen viele Menschen die Dringlichkeit, sich für den Umweltschutz oder humanitäre Organisationen zu engagieren. Doch selbst wenn uns diese Probleme noch so auf den Nägeln brennen, wollen Diskussionen und Aktionen sorgfältig geplant sein, um alle Kräfte mit einzubeziehen und gemeinsam an einem Strang zu ziehen. Denn so läßt sich am besten die Effizienz erreichen, zu der uns Vervain führen will.

So wirkt die Blüte

Vervain wirkt ausgleichend auf die inneren feurigen Kräfte und läßt Sie den besten Weg finden, diese nicht zu verschwenden, sondern gezielt und angemessen einzusetzen. Es gibt Ihnen das Vertrauen, Entwicklungen abwarten zu können. Sinnvolle Veränderungen brauchen eine Zeit der Reife, und nur in Notfällen müssen Sie helfend eingreifen.
Sie können sich in aller Ruhe mit den Vorschlägen und Gedanken anderer Menschen befassen und entwickeln Verständnis für deren Argumente und Tun. Es gibt viele Wege, um Ideen in die Tat umzusetzen! Sie finden heraus, wie Sie selbst und andere auf ganz individuelle Weise zum gemeinsamen Wohl beitragen können, und dienen so Ihrer Sache am besten. Vervain läßt Sie erkennen, daß Sie sich dann am effektivsten für das Wohl der Menschheit und des Planeten einsetzen, wenn Sie gemeinsam mit anderen Menschen Visionen entwickeln, wie Ihre Ziele realisierbar sind. Dadurch finden Sie Unterstützung in der Öffentlichkeit und bringen sich in gemeinsame Aktionen mit Freude ein.

Wann ist Vervain hilfreich?

- Mit Vervain fällt es Ihnen leichter, sich zurückzunehmen und Entwicklungen auf sich zukommen zu lassen.
- Sie entwickeln die Toleranz, jeden »nach seiner Fasson selig werden zu lassen«.
- Vervain verhilft Ihnen zu Entschlossenheit, Durchhaltevermögen und Zielsicherheit. Sie können Ihre guten Ideen kontinuierlich verfolgen und mit Bedacht in die Tat umsetzen.
- Wenn Sie in Gesprächen und Diskussionen dazu neigen, anderen das Wort abzuschneiden und sich zu kämpferisch für Ihre Überzeugung einzusetzen, finden Sie mit Vervain einen Weg, geduldig und großzügig zu reagieren, und fördern damit eine effektive Diskussionsdiziplin. Während politischer Sitzungen und Diskussionen trägt ein Raumspray mit Vervain dazu bei, die Situation zu entkrampfen und sich auf gemeinsames kreatives Tun zu besinnen.
- Wenn Sie engagiert sind im Umweltschutz, in religiösen Gruppen oder im sozialen Bereich, können Sie mit gutem Beispiel vorangehen und weniger durch Tun, mehr durch Sein motivieren.
- Mit Vervain fällt Ihnen der Ausstieg aus einer Gruppierung leichter, die nicht mehr Ihrer inneren Überzeugung entspricht.
- Wenn Sie zu Kopfschmerzen und Migräne neigen, vor allem wenn Sie sich zuvor sehr verausgabt haben, spüren Sie mit Vervain, wann es an der Zeit ist zu pausieren.
- In der Schwangerschaft hilft Ihnen Vervain, sich übergeordneten Kräften anzuvertrauen und den Zeitpunkt der Geburt in Ruhe auf sich zukommen zu lassen.

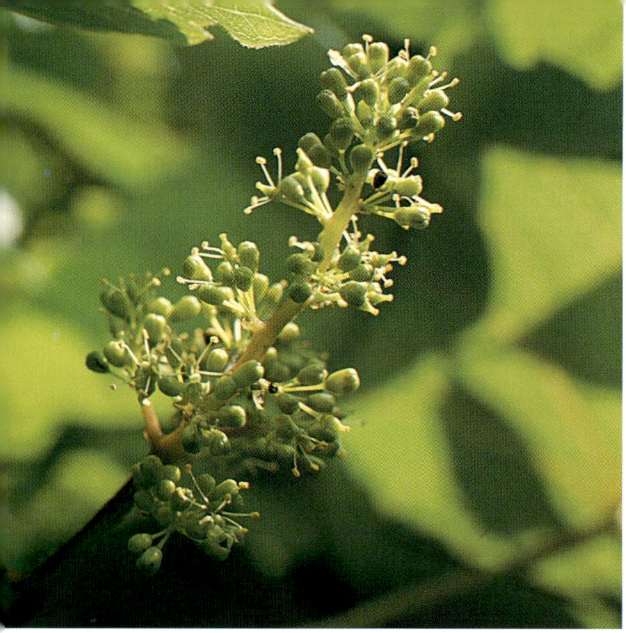

Vine
Weinrebe

Vitis vinifera

»Ich respektiere mich und andere.«

Ohne den Wein ist unsere Kultur nicht vorstellbar, ganze Regionen sind vom Weinbau geprägt, und als Getränk fehlt er an keiner festlichen Tafel. Ein guter Wein hat Heilkraft, im Übermaß genossen überwiegt jedoch die schädliche Wirkung des Alkohols. Gerade, wenn es besonders gut schmeckt, ist das Maßhalten eine hohe Kunst. – Auch die Pflanze zeigt durch ihren Wuchs dieses Thema des Weins: Ohne Rückschnitt schießt die Rebe schnell übers Ziel hinaus, es wachsen unendlich lange Triebe, die aber keine oder nur kleine Trauben tragen. Erst durch regelmäßige Pflege entwickelt der Rebstock festes, stabiles Holz und saftige Beeren.

Wie die Rebe neigen manche Menschen dazu, sich stark auszubreiten, oft sogar sich rücksichtslos über andere hinwegzusetzen. Die Mitmenschen setzen sich nur selten zur Wehr, meist ziehen sie sich zurück und geben es auf, dem anderen seine Grenzen aufzuzeigen. Dann besteht die Gefahr wie beim Rebstock, daß der Wildwuchs überwiegt und keine süßen Früchte mehr reifen. Dies gilt besonders für die Erziehung von Kindern: Spätestens ab dem Trotzalter, mit vier Jahren, werden manche halsstarrig und setzen sich gegen alle elterlichen Vorschläge zur Wehr. Wenn dann die Eltern klein beigeben und alles durchgehen lassen, ziehen sie sich einen »kleinen Tyrannen« heran, der es schwer hat im sozialen Umgang mit anderen Kindern und Erwachsenen, denn er hat nicht gelernt, auf sein Gegenüber einzugehen und es zu respektieren. Oft spiegelt sich allerdings das Thema, sich unter allen Umständen durchsetzen zu müssen, auch in der elterlichen Beziehung oder in der gesamten Großfamilie wider. Dann sollten sich alle die alte Weisheit vor Augen halten: Wer schreit oder den anderen nicht zu Wort kommen läßt, dokumentiert damit seine Schwäche und hat im Grunde schon verspielt!

Es gibt Menschen, die sich damit schwer tun, eine Führungsrolle zu übernehmen, auch wenn sie kompetent sind. Oder sie sind am Arbeitsplatz der »underdog« und beharren dafür zu Haus umso stärker darauf, ihren Willen durchzusetzen. Andere suchen den Halt im Außen, streben einflußreiche Posten an und brauchen entsprechende Kleidung und Lebensverhältnisse, um die eigene Bedeutung zu demonstrieren. Allen fehlt es jedoch am gleichen: an der inne-

rer Stärke, einem Selbstbewußtsein, das sich nicht an Äußerlichkeiten festmacht, sondern ganz selbstverständlich von innen kommt.
Durch ihr Verhalten erschweren sie sich partnerschaftliche, gleichberechtigte Beziehungen. Oft halten sie an ihrer Meinung so hartnäckig fest, daß sie regelrecht einen steifen Nacken bekommen, andere beugen sich zu sehr fremden Vorgaben und leiden dann unter fehlendem Halt in der Wirbelsäule.
So, wie der Weinstock erst durch regelmäßige Pflege hartes Holz und Stabilität in sich selbst entwickelt und reichlich Früchte trägt, brauchen diejenigen, die sich zu Vine hingezogen fühlen, ein Korrektiv. Das können Menschen sein, mit denen sie sich ebenbürtig auseinandersetzen, Menschen, die ihnen ihre Grenzen zeigen, oder Menschen, die sie als positives Vorbild, als echte Autorität anerkennen.

So wirkt die Blüte

So, wie der einfache Traubensaft durch entsprechende Behandlung und Pflege in starken Wein verwandelt wird, hilft Ihnen die Essenz von Vine zu reifen, sich selbst und Ihren Charakter zu veredeln und einen geistig-seelischen Wandlungsprozeß durchzumachen: Sie erkennen, daß jeder Mensch in sich Autorität und Kompetenz hat und wir den anderen so viel Respekt entgegenbringen sollten, wie wir es für uns selbst wünschen. »Sei sanft in der Durchführung, aber stark in der Sache!« – damit riefen schon die alten Römer zu diplomatischem Verhalten auf. Demonstrationen von Stärke werden unnötig, weil Sie diese in sich selbst finden. Sie können nach außen Milde walten lassen, anderen auch einmal recht geben und Kritik gelassen annehmen.
Mit Vine wird Ihnen klar, wo Konsequenz, manchmal auch Strenge vonnöten ist, und wo es angezeigt ist, sanft und tolerant zu sein. Sie können Autoritätsfiguren »vom Sockel holen«, indem Sie sich nicht mehr mit ihnen messen, sondern erkennen, wo Ihr Kompetenzbereich liegt. So wachsen Sie in eine echte Führungsrolle in Familie und Beruf hinein, die geprägt ist von Diplomatie, innerer Aufrichtigkeit und einfühlsamem Verständnis für Ihre Mitmenschen. Durch die offene Auseinandersetzung mit der Umwelt pflegen Sie Ihr Gemüt und Ihre Seele und reifen wie ein edler Wein.

Wann ist Vine hilfreich?

- Mit Vine lernen Sie, das Spiel um Macht loszulassen, und können Führungsqualitäten und Stärke mit Einfühlungsvermögen verbinden. Wenn am Arbeitsplatz Autoritätskonflikte eine große Rolle spielen, kann ein Bild von Vine zu einer entspannteren, nachgiebigeren Atmosphäre beitragen.
- Mit Vine fällt es Ihnen leichter, Menschen, an denen Sie bisher hochgeschaut haben, als ebenbürtig zu empfinden und Ihren individuellen Führungsstil zu verwirklichen.
- In Partnerschafts- und Ehekonflikten tut Vine beiden gut, um sich verständnisvoll, offen und mitfühlend auseinandersetzen zu können.
- Kindern in der Trotzphase – und sich selbst – können Sie mit Vine das Leben erleichtern.
- Bei alten Menschen, die starrsinnig und unbeugsam geworden sind, können Sie versuchen, ob Vine sie nachgiebiger und weicher werden läßt.
- Wenn Sie zu steifem Nacken und Hinterkopfschmerzen neigen, hilft Ihnen Vine, den Kopf wieder frei drehen zu können und neue Spielarten auszuprobieren, Ihre Ideen zu verwirklichen. Bei überbeweglicher Wirbelsäule finden Sie in sich selbst festen Halt.
- Wenn Sie unter hohem Blutdruck, Arterienverkalkung oder Durchblutungsstörungen in den Beinen leiden, können Sie mit Vine seelische Hintergründe erkennen, zu starre Grundsätze über Bord werfen und flexibler werden.

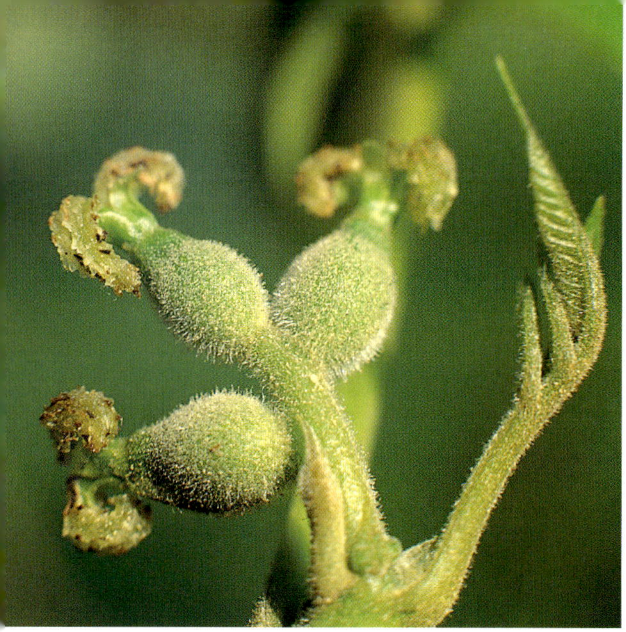

Walnut
Walnußbaum

Juglans regia

»Ich gehe unabhängig meinen Weg.«

Der Walnußbaum prägt wie kaum ein anderer das Bild von Dörfern und vermittelt mit seinen weit ausladenden Ästen eine beschauliche, geschützte Atmosphäre. Er blüht erst, wenn der Frost ganz vorbei ist; in der harten Schale seiner Früchte ist ein weicher Kern verborgen, der mit seiner Zweiteilung und der gefurchten Oberfläche vom Aussehen her an das menschliche Gehirn erinnert.
Der Baum braucht Platz um sich und duldet keine anderen Pflanzen in seiner Nähe, ein starker Geruch nach Gerbsäure hält Insekten von seinem Umkreis fern.
Manchmal wünschen wir uns auch diese Fähigkeit, sicher und stark allein stehen und unliebsame äußere Einflüsse von uns fernhalten zu können. Wenn im Verlauf einer Grippewelle die Viren umherschwirren, wenn andere uns mit ihren Problemen und vielem Gerede zu überrollen drohen, ist es ein sicheres, angenehmes Gefühl, all dies von sich abprallen zu lassen, so als hätten wir eine »Bannmeile« um uns gezogen. Auch in manchen Berufen sind wir einer Vielzahl äußerer Einflüsse ausgesetzt und müssen uns täglich gegen Kräfte abschirmen, die uns aus der Bahn zu werfen drohen.

Es gibt Zeiten, in denen wir uns besonders auf unsere innere Stärke verlassen müssen, zum Beispiel wenn wir innerlich oder äußerlich große Veränderungen durchlaufen. Vor allem bei Neuanfängen im Leben sehen wir uns vor Stufen gestellt, die wir überwinden müssen, ehe wir uns auf einem neuen Niveau zurechtfinden. Schon der erste Schritt, vom Kind im Bauch zum selbständigen Wesen, erfordert von Mutter und Kind Neugier, Mut und die Fähigkeit, einfach »Ja« zum Leben zu sagen. Manchen Frauen fällt es schwer, sich auf diesen Wechsel einzulassen – dann kann sich die Geburt in die Länge ziehen, oder es treten seelische Tiefs in der Zeit danach auf.
Die Zahnung symbolisiert einen weiteren Schritt in die Eigenständigkeit, wir reden vom »Sich-Durchbeißen«, wenn es darum geht, eine schwierige Etappe hinter sich zu bringen. Auf allen Ebenen entwickeln wir unsere Identität laufend weiter, bei der zweiten Zahnung lassen wir die »Milch«-Zähne zurück, und nicht umsonst trifft dieser Zeitpunkt zusammen mit dem Schulbeginn.
Auch sonst im Leben müssen wir, auf uns selbst gestellt, veränderte Lebensbedingungen mei-

stern. Das kann ein beruflicher Neuanfang sein, ein Umzug oder ein Auslandsaufenthalt. Dann gilt es, sich selbst im Kraftfeld zwischen den von außen wirkenden Kräften und dem eigenen Inneren auszusteuern und sich im unbekannten Gelände zurechtzufinden.
Im ersten Lebensabschnitt steht die äußerlich sichtbare Körperveränderung im Vordergrund, es »wächst uns etwas zu«, wir erweitern unseren Handlungsspielraum. Als Jugendliche erfahren wir durch geistiges Lernen eine Veränderung unseres Denkens und entwickeln uns zur eigenständigen Persönlichkeit; als Erwachsene müssen wir uns im äußeren Leben behaupten und den eigenen Platz in der Welt finden; bis wir schließlich im Alter zu einer intensiven Auseinandersetzung mit uns selbst herausgefordert sind. Beim Weg nach außen genauso wie beim Weg nach innen gilt es jeweils, einen sicheren gewohnten Zustand zu verlassen und eine vorübergehende Zeit der Unsicherheit auszuhalten, bis wir wieder im neuen Umfeld Fuß gefaßt haben.

So wirkt die Blüte

So, wie die Nuß von einer harten, schützenden Hülle umgeben ist, gibt Walnut Ihrem inneren, vielleicht zu weichen Kern einen kräftigen, stabilen Schutz. Mit Hilfe von Walnut entwickeln Sie Ihr inneres Energiepotential und bauen ein starkes Kraftfeld um sich auf, das von der Umgebung respektiert wird. Die neugewonnene Stärke gibt Ihnen das Selbstvertrauen und die Standfestigkeit, auch in unbekannter Umgebung, auf sich allein gestellt, zu bestehen und sich nicht beirren oder ablenken zu lassen.
In Zeiten der Veränderung und Unsicherheit schließt Sie Walnut an Ihr ureigenstes Kraftpotential an, das Sie vorwärts und in die Entwicklung hineindrängt: Sie können äußere Stützen und vertraute Verhältnisse verlassen und mutig und risikofreudig zu neuen Ufern aufbrechen, bereit, sich auf Neues einzulassen, sei es ein Heraustreten ins Leben oder ein innerer Reifungs- und Wachstumsprozeß, der Sie zu sich selbst führt.

Wann ist Walnut hilfreich?

- Wenn Sie schon entschlossen sind, den Schritt in unbekanntes Neuland zu wagen, aber dem eigenen Mut noch nicht so ganz trauen, gibt Ihnen Walnut das Selbstvertrauen und die Kraft, Ihre Idee in die Tat umzusetzen.
- Kinder und Jugendliche brauchen Walnut häufig: in Wachstumszeiten, während der ersten und zweiten Zahnung, zur Begleitung in der Pubertät. In Zeiten äußerer Veränderung wie Beginn des Kindergartens, Einschulung, Schulwechsel erleichtert oft schon die vorbeugende Anwendung den Übergang.
- Bei beruflichen Neuanfängen, sei es ein Wechsel des Arbeitsplatzes oder wenn Sie sich selbständig machen wollen, hilft Ihnen Walnut, das zu tun, was Ihnen entspricht, und Ihren eigenen Weg unbeirrt vorwärtszugehen.
- Beim Eintritt ins Rentenalter unterstützt Walnut Sie darin, innerlich zu wachsen, sich neue Ziele zu setzen und zu verwirklichen.
- Walnut stärkt Ihre Abwehrkraft gegen Krankheitserreger aller Art.
- Während der Geburt fördert Walnut die Öffnung des Muttermunds und unterstützt die Preßwehen. Anschließend trägt es dazu bei, daß die hormonelle Umstellung und die Rückbildung der Gebärmutter zügig vorangehen.
- Auf Reisen hilft Ihnen Walnut, mit der Zeitumstellung und den veränderten äußeren Bedingungen zurechtzukommen und in sich stabil zu bleiben.
- Wenn Sie therapeutisch oder pflegerisch tätig sind, trägt Walnut dazu bei, daß Sie sich abgrenzen und eine energetische Schutzzone aufrechterhalten können.

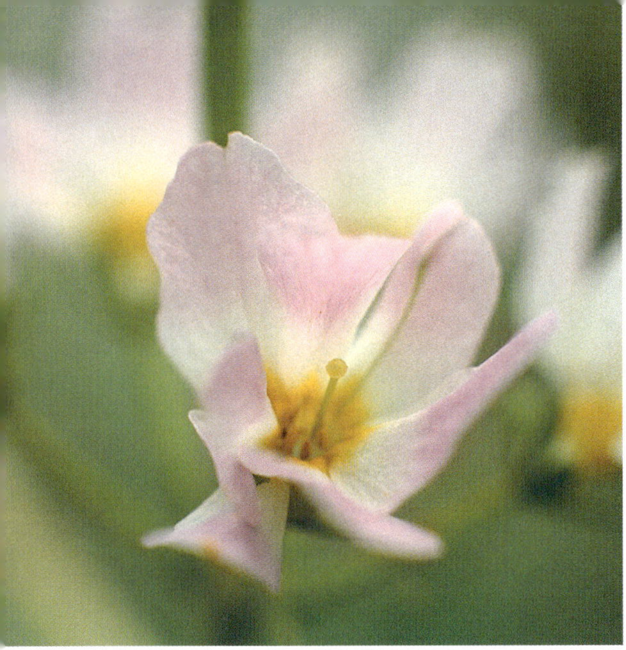

Water Violet
Sumpfwasserfeder

Hottonia palustris

»Ich empfinde tiefe Verbundenheit mit anderen Menschen.«

Die Sumpfwasserfeder oder Sumpfprimel ist eine Wasserpflanze, die sauberes, leicht bewegtes Wasser liebt und in Sumpfgebieten und klaren Teichen wächst. Diese seltene, zarte Blume ist kaum zu finden, denn sie blüht nur noch im Verborgenen, meist weitab von begehbaren Wegen. Ihre sehr speziellen Bedürfnisse und unsere veränderten Umweltbedingungen haben sie zum Rückzug gezwungen. Der Betriebsamkeit durch Menschen und Tiere weicht sie aus, der menschliche Eingriff in die Natur und die chemische Verunreinigung der Gewässer ließen sie fast aussterben.
Zu Sommeranfang blüht sie mit blaß-lila Blüten, die primelähnlich in Quirlen angeordnet sind, und umgibt sich dabei mit einem besonderen Flair: sehr zart, aber gleichzeitig in sich stark und aufrecht. Mit ihren federförmigen Blättern schwimmt die Pflanze vollkommen im Wasser, erst in der Blütezeit erhebt sie ihre Blüten weit über die Wasseroberfläche. Sie ist nur lose im Schlick verankert und löst sich in den Sommermonaten zeitweise ganz vom Untergrund. In Zeiten von viel Licht und Wärme kann sie auf festen Grund verzichten und sich vertrauensvoll dem Wasser überlassen.

Diese Art von Vertrauen brauchen auch Menschen, die sich zur Sumpfwasserfeder hingezogen fühlen. Es müssen zuerst einige Voraussetzungen erfüllt sein wie Wärme, Zuwendung, wortlose Übereinstimmung, ehe sie sich dem »Wasser«, der Welt der Gefühle hingeben und sich einfach tragen lassen können. So gerade und klar, wie die Blütenstengel herausragen, so aufrecht und immer Haltung bewahrend sind die Menschen, denen Water Violet als Essenz gut tut. Sie erwecken leicht den Eindruck des Besonderen, wirken manchmal sogar unnahbar und stolz; beim näheren Kennenlernen zeigt sich jedoch, daß es einfach in ihrer Art liegt, sich nicht gleich jedem zu offenbaren und das Herz auf der Zunge zu tragen. Sie kommen allein ganz gut zurecht und zeigen nur dann etwas von sich, wenn der andere ihnen vertrauenswürdig genug erscheint. Selbst wenn sie sich in ihrer Abgeschiedenheit hin und wieder einsam fühlen, fällt es ihnen nicht leicht, auf andere zuzugehen und sich mit ihnen über das auszutauschen, was sie im stillen bedrückt. Andere um Hilfe zu bitten, liegt ihnen fern, weil sie sich keinesfalls irgendjemandem aufdrängen oder sich gar eine Abfuhr einhandeln wollen, denn das würde ihr Stolz nicht erlauben. Dabei wünschen sie sich vielleicht insgeheim, sich auch einmal unbeschwert, volksnah, ja sogar im Small-talk-Stil austauschen zu können. Besonders glücklich fühlen sie sich, wenn sie in ihrem feinsinnigen Wesen auf Gleichgesinnte treffen, mit denen sie sich über die Dinge unterhalten können, die ihnen wirklich am Herzen liegen, mit Menschen, die für ihre Besonderheit Verständnis zeigen.

So wirkt die Blüte

So, wie sich die Pflanze flexibel den äußeren Bedingungen anpaßt, sich öffnet und in ihrem ganzen Wesen zeigt oder sich wieder ins Wasser zurückzieht, erkennen Sie, daß auch Sie die Wahl haben, sich vom Getriebe der Welt fernzuhalten oder sich hinauszubegeben und unters Volk zu mischen. Denn Water Violet macht Sie beweglich, sowohl im Körper, vor allem den Gelenken, als auch im Geist. Wenn Sie neugierig werden und risikobereit, fällt es Ihnen leichter, Ihren abgeschirmten Bereich zu verlassen und sich auf andere Menschen einzulassen. Sie können sich auf deren Sprach- und Gedankenebene einstellen und dadurch das Fühlen und Denken der anderen Menschen besser verstehen. Dadurch lernen Sie die Besonderheit eines jeden und die Gemeinschaft mit anderen schätzen und erfahren, wie viel andere Menschen Ihnen geben und wie sehr sie Sie bereichern können. Sie finden Freude daran, Ihren Bekanntenkreis zu erweitern. Die Beziehung zu Ihrem Partner/Ihrer Partnerin vertieft sich, weil Sie mehr von sich zu zeigen bereit sind und die entstehende Nähe und Intimität genießen können.

Wann ist Water Violet hilfreich?

- Wenn Sie sich insgeheim nach mehr seelischer und körperlicher Nähe sehnen, hilft Ihnen Water Violet, anderen Menschen Ihre Bedürfnisse zu signalisieren und das Zusammensein zu genießen.
- Wenn Sie sich einsam und unverstanden fühlen oder einen stillen Kummer mit sich herumtragen, finden Sie mit Hilfe von Water Violet vertrauenswürdige Menschen, denen Sie sich öffnen können.
- Wenn Sie sich in einem Wandlungsprozeß befinden, die bisherigen Freunde und Gespräche Ihnen nichts mehr bedeuten, hilft Ihnen Water Violet, sich geistig neu zu orientieren und Menschen zu finden, mit denen Sie sich über wesentliche Dinge und Sinnfragen des Lebens austauschen können.
- Frauen mit unerfülltem Kinderwunsch schotten sich manchmal unbewußt ihrem Partner gegenüber ab. Mit Water Violet spüren Sie, wie gut Öffnung und Nähe Ihnen tun, und bereiten sich seelisch darauf vor, neues Leben in sich aufzunehmen.
- Wer unter chronischen Schulterbeschwerden leidet, will vielleicht jemandem die »kalte Schulter zeigen«. Water Violet hilft Ihnen, auch mit nicht wesensverwandten Menschen eine Gesprächsebene zu finden und sie in ihrer Art zu akzeptieren.
- Wenn Ihre Fingergelenke dazu neigen, steif zu werden (Polyarthritis, Polyarthrose), finden Sie durch Water Violet neue Wege, sich in die Welt zu begeben und aktiv »einzugreifen«.
- Bei chronischen Hauterkrankungen fördert Water Violet Ihre Fähigkeit, etwas von sich zu zeigen und sich auszutauschen.
- In eine Single-Wohnung paßt ein Bild von Water Violet gut, weil es Ihnen Mut macht, Kontakte anzuknüpfen.

TIP Bei steifem und schmerzhaftem Schultergelenk oder bei Beschwerden der Fingergelenke können Sie Water Violet tropfenweise aus dem Konzentrat aufträufeln oder einem Massageöl beimischen.

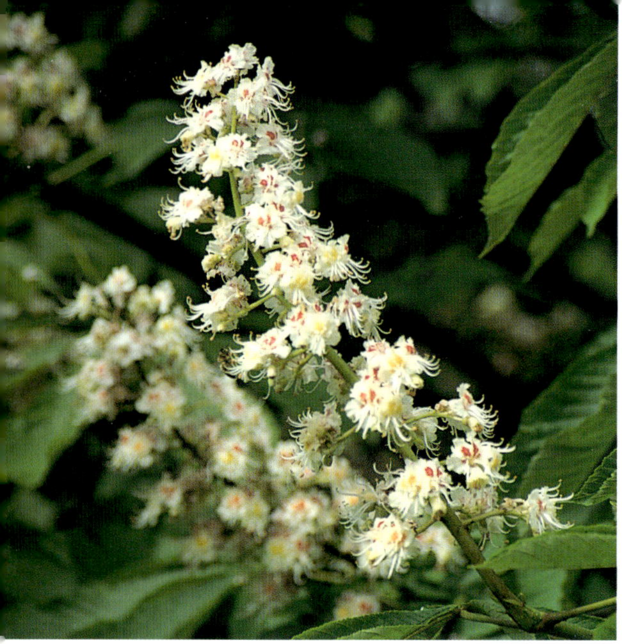

White Chestnut
Weiße Kastanie

Aesculus hippocastanum

»Mein Kopf ist frei und klar.«

Die Weiße Kastanie ist ein großer Baum, sehr beliebt vor allem in Parkanlagen wegen ihrer schönen Baumkrone, der interessanten, fingerartigen Blätter und ihrer Samen, den Kastanien. Ihre Blüten leuchten als weiße Kerzen aus dem Blattgrün hervor – die auffälligsten Baumblüten unserer Breiten. Die innen gelben Einzelblütchen färben sich nach der Bestäubung rot, damit sie für die Bienen unsichtbar werden, um diese zu noch unbestäubten Blüten zu lenken.
So, wie die Blüten farblich »umschalten« und sich zum gegebenen Zeitpunkt »ausschalten«, muß unser Denken, unser Kopf ständig um- und irgendwann auch »abschalten« können. Das fällt nicht immer leicht, manchmal hat man ein richtiges Brett vor dem Kopf. Vor allem, wenn sich die Gedanken im Kreis drehen, fällt es schwer, sie zu sichten und Struktur hineinzubringen. Häufig ist es ein spezielles Problem, das uns umtreibt und zum Grübeln veranlaßt. Selbst wenn wir dann versuchen, uns mit etwas anderem zu beschäftigen, schieben sich ohne unser Wollen ständig die problematischen Themen dazwischen und stören die Konzentration auf anstehende Aufgaben.
Jeder kennt es, daß ihn eine Melodie – einmal morgens im Radio gehört – den ganzen Tag als »Ohrwurm« begleitet. Man summt sie vor sich hin, ohne sich dessen bewußt zu sein, bis andere darauf aufmerksam machen. Wenn man uns dann verbietet, weiterzusingen, drängt sich die Melodie um so mehr vor und gewinnt an Eigenleben. Wie sehr wir »gedacht werden«, zeigt der nette kleine Versuch, wenn wir jemanden auffordern: »Denk nicht an den rosa Elefanten!« Die Versuchsperson wird sich in den nächsten Minuten oder gar Stunden erfolglos darum bemühen ...!
In der Zen-Meditation erhalten die Schüler geistige Aufgabenstellungen, die dazu dienen, sie einerseits gedanklich zu beschäftigen und von sich selbst wegzubringen, andererseits den Zustand innerer Ruhe herzustellen. Eine dieser Aufgaben heißt: »Höre auf das Klatschen der einen Hand«, eine Unmöglichkeit in sich, aber etwas, das die Aufmerksamkeit lang genug auf sich zieht, um alle anderen Probleme in den Hintergrund treten zu lassen.
Folgen wir den Ideen des Zen, so ist es schlechterdings unmöglich, die Lösung unserer gefühlsmäßigen und geistigen Probleme durch

ständiges Darüber-Sinnieren zu finden. Denn wir halten uns nur auf der Ebene des »Wenn« und »Aber« auf und sind so mit unserem inneren Dialog beschäftigt, daß wir kaum mehr merken, was um uns herum vorgeht. Dann begeht man Fehlleistungen, wird vielleicht gar in einen Unfall verwickelt, weil man gedanklich nicht bei der Sache war, oder findet keinen Schlaf mehr, weil sich das Karrussel auch nachts nicht stoppen läßt.
Wir können aber unseren Gedanken nicht einfach ausweichen, deshalb ist es das beste, sich mit ihnen direkt und bewußt auseinanderzusetzen. Denn je mehr wir ein Thema vermeiden und nicht anschauen wollen, desto drängender meldet es sich zu Wort, bläst sich auf und gewinnt an Eigenleben. Selbst unsere Worte haben wir dann nicht mehr unter Kontrolle. Dann entschlüpft uns an ungeeigneter Stelle ein falsches Wort, und der »Versprecher« offenbart das Problem, das man verdecken wollte. Entlastung finden wir durch einen Impuls, der Licht und Klarheit in unser Denken und Fühlen bringt.

So wirkt die Blüte

White Chestnut befreit Sie aus der Leere der »geistigen Mattscheibe« und dem zwanghaften Kreisen Ihres Gedankenkarussells. Sie können umschalten von der Beschäftigung mit Ihrem Inneren zur wachen Bereitschaft aller Sinnesorgane. Die Atmung vertieft sich, und Sie finden zu geistiger Ruhe.
Beide Hirnhälften werden gleichermaßen aktiv und kommen in Einklang, so daß sich Denken und Fühlen in Ihnen wieder zu einer Einheit fügt. Wenn Sie die abgespaltenen Ängste, Sehnsüchte und Bedenken ans Licht und nach außen bringen, sich einfach darüber aussprechen, werden Ihre Gedanken wieder unbelastet und frei. Dadurch gewinnen Sie Überblick und können die Dinge in ihrer Gesamtheit wahrnehmen und einordnen. Es fällt Ihnen leichter, sich mündlich und schriftlich verständlich und strukturiert zu äußern.
Genauso, wie die Kastanie »umschaltet«, um Frucht zu bringen, können Sie rasch geistig umschalten und sich konzentriert mit dem befassen, was ansteht. Ihr klarer Kopf hilft Ihnen, zielgerichtet, strategisch und zukunftsorientiert zu handeln.

Wann ist White Chestnut hilfreich?

- Um ein Problem oder ein Thema, das Sie gerade geistig stark beschäftigt, loszulassen. Sie können mit Distanz den Sachverhalt einordnen und entdecken Lösungswege.
- Wenn Sie nachts schlaflos liegen und über alles mögliche grübeln, kommen Sie mit White Chestnut zu gedanklicher Ruhe und finden im Vertrauen auf eine gute Lösung ruhigen Schlaf.
- In Prüfungszeiten und bei Aufgaben, die logisches Denken erfordern, hilft Ihnen White Chestnut, Ihre Gedanken zu ordnen und Ihr Reden und Schreiben zu strukturieren. Ein Bild über dem Schreibtisch fördert Ihre Konzentrationsfähigkeit.
- Wenn Sie meditieren wollen, hilft White Chestnut, gedanklich abzuschalten.
- Wenn Sie in Zeiten innerer Konflikte Fehlleistungen begehen, zum Beispiel unpassende Worte verwenden, zu Gedankenflucht oder Unfällen neigen, fällt es Ihnen mit White Chestnut leichter, sich von Ihren Problemen zu distanzieren und sich auf das zu konzentrieren, was gerade vor Ihnen liegt.
- Kinder, die stottern oder beim Schreiben Buchstaben verwechseln, kommen gedanklich und motorisch in Fluß.

TIP Bei Sprach- und Sprechschwierigkeiten können Sie White Chestnut, kombiniert mit Chestnut Bud und Larch, einnehmen oder äußerlich auf Hals und Stirn auftragen.

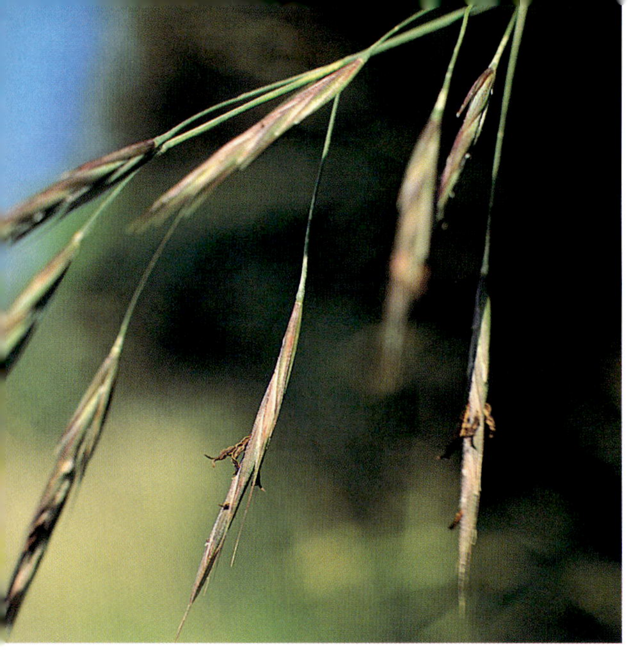

Wild Oat
Wald-Trespe

Bromus ramosus

»Ich finde und verwirkliche mein Lebensziel.«

Wild Oat ist ein hochwachsendes Gras, das man an Hecken und Waldrändern findet. Verwandt mit dem Hafer, trägt es ähnliche Blütenrispen, die nach unten hängen und sich im Wind sanft bewegen. Dr. Bach entdeckte es nach einem Umzug, als er sich erneut damit auseinandersetzte, in welche Richtung er sein Augenmerk nun lenken wollte. – Vor solchen Fragen stehen wir immer wieder im Leben, zunächst nach Abschluß der Schule, häufig auch im Laufe der Ausbildung und des Berufslebens, vor allem dann, wenn wir immer noch nicht sicher sind, das Eigentliche gefunden zu haben. Betrachten wir Dr. Bachs Biographie, ist es gut verständlich, daß er sich zu einer Pflanze hingezogen fühlte, die Richtung und Zielsicherheit vermittelt, denn die ersten Jahrzehnte seines Lebens durchlief er verschiedene Arbeitsbereiche und machte einige »Umwege«, bis er schließlich verwirklichte, was ihm schon immer vorgeschwebt hatte. All diese Erfahrungen, einschließlich die der eigenen körperlichen Krankheit, dienten als Vorbereitung seines eigentlichen Lebenswerks.
Jugendliche fühlen sich manchmal wie ein Halm im Wind und tun sich schwer, ein klares Ziel zu verfolgen. Sie wollen sich nicht festlegen, weil sie noch im Gefühl schwelgen, daß alles möglich sei, alle Wege offen und unendlich viel Zeit vor ihnen liege. Vielleicht probieren sie mal das eine, mal das andere aus, nur um immer wieder festzustellen, daß es doch nicht das Richtige war. Dann brechen sie womöglich eine Ausbildung ab und beginnen etwas Neues, vielleicht auch wieder ohne innere Überzeugung. Den Eltern gehen mit der Zeit Puste und Finanzen aus, die Jugendlichen sind unzufrieden und weiter auf der Suche.
Auch nach einigen Arbeitsjahren und vor allem in der Mitte des Lebens schwelt in vielen Menschen die Unzufriedenheit, weil sie meinen, daß ihr eigentliches Talent auf ganz anderem Gebiet liege und sie im Moment nicht die Möglichkeit hätten, es zu verwirklichen.
Manchmal hilft ein Wechsel des Arbeitsplatzes, manchmal ein Hobby, das ihnen wirklich entspricht; ganz Mutige beginnen noch in späteren Jahren etwas völlig Neues.
Einige Menschen haben so viele und unterschiedliche Talente und Begabungen, daß es ihnen schwerfällt, sich ausschließlich nur einem zu widmen. Oft liegen ihnen ihre Hob-

bys genauso am Herzen wie der Beruf, und es kann sein, daß sie eines Tages den bisherigen Broterwerb, der das verläßliche Standbein war, aufgeben, um sich ganz einem anderen Interessensgebiet zu widmen. Nicht immer hat die Umgebung dafür Verständnis, und es fordert den Betreffenden einiges an Selbstbewußtsein ab, zu sich und ihrer Entscheidung zu stehen. Manchmal zeigt sich dann auch, daß selbst unvereinbar scheinende Gebiete unter einen Hut zu bringen sind, wenn man bereit ist, sich aus vorgefertigten gesellschaftlichen oder wirtschaftlichen Normen zu lösen und sich eine eigene Existenz aufzubauen.

Für Menschen mit diesem Lebensthema ist Wild Oat das Mittel der Wahl und kann sie über Jahre hinweg immer wieder begleiten, bis sie gefunden haben, was ihrem Leben wirklich Sinn gibt.

So wirkt die Blüte

Wild Oat läßt Sie erkennen, daß Sie Ihrem Lebensziel nur durch aktives Handeln, meist auf Zick-Zack-Wegen, näher kommen. Sie sammeln Erfahrungen im Tun und können sich auf etwas einlassen, sind aber unabhängig genug, sich nicht in eine Maschinerie oder Karriere hineinzwängen lassen, die Ihnen nicht gefällt. Denn als freier Mensch entscheiden Sie in jedem Moment neu, ob Ihre aktuellen Lebensumstände Ihnen entsprechen oder überholt und unbefriedigend sind.

Aus dieser Einsicht fällt es Ihnen leichter, sich Ihre wahre Interessenlage und Ihre innerste Sehnsucht einzugestehen. Auch, was zunächst als Umweg erscheint, kann ein wichtiger Schritt auf Ihrem Weg sein und Sie Ihrem Ziel näherbringen. Wenn Sie sich über gesellschaftliche Strukturen oder konventionelle Ausbildungswege hinwegsetzen wollen, sind Sie gefordert, sich Ihr zukünftiges Leben, Ihren Tätigkeitsbereich selbst zu kreieren. Mit Wild Oat finden Sie die Energie und das Durchhaltevermögen, Ihre Lehr- und Wanderjahre mit all dem anzufüllen, was später für Sie von Wichtigkeit sein kann. So können Sie eine Tätigkeit oder eine Lebensweise entwickeln, die jenseits der bisher herrschenden gesellschaftlichen Vorgaben liegt.

Wann ist Wild Oat hilfreich?

- Um sich Ihre wahre Interessenlage einzugestehen und Ihre individuellen Talente zu erkennen und zu leben.
- Oft bereitet die Vielzahl der Möglichkeiten Verwirrung und Entscheidungsschwierigketen. Wild Oat stabilisiert Sie innerlich, so daß Sie in sich ruhend Ihren Weg wählen können.
- Um einen Weg, auch wenn er Ihnen überholt erscheint, bis zu einem Abschluß durchziehen zu können und als wichtige Lebenserfahrung zu begreifen.
- Sie können sich gegebenenfalls eingestehen, daß Sie auf dem falschen Dampfer sind, und langfristige Ziele ins Auge fassen, die Ihrer Begabung und Ihren Möglichkeiten entsprechen.
- Jugendliche, die eine Ausbildung abbrechen, Erwachsene, die mit ihrem Beruf oder ihrer familiären Situation unzufrieden sind, finden zu sich selbst und gewinnen die Energie, etwas zu verwirklichen, mit dem sie innerlich einig sind.
- Wenn Sie sich nicht entscheiden können, ob Sie in den nächsten Jahren Ihren Schwerpunkt auf Beruf oder Elternschaft legen sollen, hilft Ihnen Wild Oat, Prioritäten zu setzen.
- Wenn Sie extreme Interessen und Begabungen haben und es den passenden Beruf für Sie noch nicht gibt, finden Sie eine Marktlücke, in der Sie etwas völlig Neues, Ihnen Gemäßes aufbauen können.

TIP Zusätzlich zur Einnahme können Sie Wild Oat entlang der Wirbelsäule auftragen, um sich zu stabilisieren.

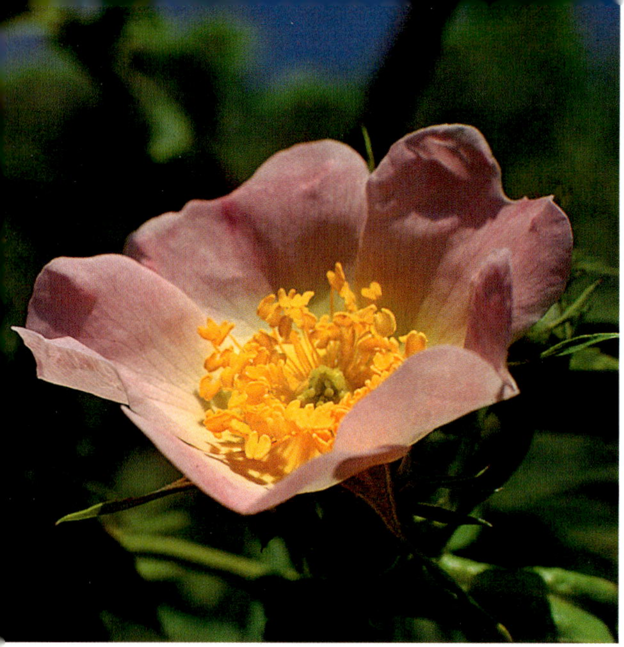

Wild Rose

Heckenrose

Rosa canina

»Mir steht alles Glück der Erde zu.«

Die Heckenrose mit ihren weißrosa Blüten und ihrem zarten Duft wächst nahezu überall, auch auf kärglichstem Boden, da der Busch einzig Sonne braucht, um zu gedeihen. Im Herbst leuchten ihre Früchte, die Hagebutten, kräftig rot aus den dornigen Trieben hervor, eine begehrte Nahrung für Vögel und hervorragender Vitamin-C-Spender für Menschen. Wie wichtig für Menschen in allen Kulturen die Rose ist, sehen wir an der Vielfalt der Mädchennamen, die mit der Rose zu tun haben; von einem schönen jungen Mädchen sagen wir: »Sie ist aufgeblüht wie eine Rose«, und meinen damit den besonderen Liebreiz, der von ihr ausgeht.

Mit der Rose verbinden wir Liebe – und Liebesschmerz, denn sich zu verlieben, Gefühle in sich zu wecken, schließt mit ein, eines Tages auch die »Dornen«, den Schmerz zu spüren. Die Rose symbolisiert nicht nur Lieblichkeit und Schönheit, sondern auch die Fähigkeit, sich bei Übergriffen zur Wehr zu setzen! Allerdings befürchten viele Menschen, daß im Ernstfall ihre Wehrkraft doch nicht ausreicht und es ihnen so geht wie im Lied vom Heideröslein: »... Röslein wehrte sich und stach, half ihm doch kein Weh und Ach, mußt' es eben leiden ...« Goethe hat damit den Zwiespalt ausgedrückt, in dem Wild-Rose-Menschen stehen: Sie wehren sich, aber nicht genug, um zu überleben, weil sie sich damit abgefunden haben, daß alles doch so kommt, wie es kommen muß, und daß Leiden zum Leben einfach dazugehört.

Dieses Gefühl der Resignation begleitet manche Menschen zeit ihres Lebens. Vielleicht war ihre Geburt sehr schwer, und sie erlebten den Eintritt in die Welt als schmerzhaft und leidvoll. Als Kinder kränkeln sie leicht und geben sich mit wenig zufrieden. Wären sie damals mit Rosenduft oder der Blütenessenz der Heckenrose empfangen worden, hätten sie sich vielleicht von Anfang an »auf Rosen gebettet« gefühlt und ihre Kräfte besser zur selbständigen, wehrhaften Existenz mobilisiert.

»Dornröschen« ist das Lieblingsmärchen mancher Kinder und Erwachsener. Dahinter steckt die Sehnsucht nach einem verträumten, abgeschiedenen Leben, gut beschützt von einer undurchdringlichen Dornenhecke. Vielleicht befürchten sie, sich nicht genug verteidigen zu können, ihr Recht auf selbständige Existenz,

auf Glück und Freude nicht einfordern zu können? Dann bescheiden sie sich mit einem Bruchteil des Ersehnten, arrangieren sich mit einer Lebenssituation, die nicht ihrem ursprünglichen Lebensplan entspricht und in der sie sich eigentlich nicht wohlfühlen. Das kann eine schon längst »überfällige« Beziehung oder Ehe sein, die sie nur fortführen, weil sie für sich keine andere Möglichkeit sehen. Das können gesundheitliche Probleme sein, die man hinnimmt, aus Gewohnheit und Hilflosigkeit, oder weil der Antrieb fehlt, etwas zur Verbesserung der Lage zu unternehmen.
Wer Rosen verschenkt, ahnt möglicherweise gar nicht, daß er damit die Botschaft vermittelt: Sei stark, wehrhaft und schön zugleich!

So wirkt die Blüte

Wild Rose weckt Sie aus Ihrem Dornröschenschlaf und bringt Ihnen Lebenslust und Lebensfreude zurück. Wenn Sie sich im Lauf der letzten Jahre wehrlos den äußeren Umständen ausgesetzt gefühlt haben, spüren Sie jetzt Ihre Dornen, Ihre Bereitschaft, sich zu wehren und aktiv für Ihr Wohlergehen einzusetzen! Sie können faule Kompromisse hinter sich lassen und fühlen sich voll Lebenskraft und Vitalität. Daraus ziehen Sie Energie für Ihre Gesundung, es macht Ihnen wieder Spaß, kreativ zu werden, das Leben zu genießen, sich Ihren Raum zu nehmen und sich mit Ihrem ganzen Wesen zu entfalten. Das Schöne, das eine Rose uns gibt, blüht in Ihnen auf: Mit Ihrer inneren Schönheit und Warmherzigkeit, Ihrer Fähigkeit, aus allem etwas zu machen und Schönes zu gestalten, beleben Sie Sinne und Herz Ihrer Mitmenschen.

Wann ist Wild Rose hilfreich?

• Wenn Sie aktiv und freudig am Leben teilhaben wollen, geben Sie sich mit Wild Rose Zuwendung. Sie entwickeln Kreativität, Ihre Wünsche und Hoffnungen zu leben und Ihren Lebensplan zu verwirklichen.
• Wenn Sie bereit sind, aus einer unangemessenen Situation auszusteigen, gibt Ihnen Wild Rose Schwung und Motivation, sich selbst und Ihre Lebensaufgabe wichtig zu nehmen.
• Faule Kompromisse wie: »Wir halten die Ehe so lange aufrecht, bis ...«, haben Sie nicht mehr nötig! Sie steigen aus und verwirklichen sich selbst auf neue Weise.
• Wenn sich einschränkende Lebensverhältnisse gerade nicht ändern lassen, hilft Ihnen die Heckenrose, sich auch auf magerstem Boden zu entfalten und verschwenderisch zu blühen.
• Säuglinge, die nach schwieriger Schwangerschaft und schwerer Geburt apathisch und in ihrer Entwicklung verzögert sind, werden munter und lebenswillig.
• Kinder, die daumenlutschend in der Ecke sitzen und für nichts zu begeistern sind, werden neugierig darauf, sich in ihren Möglichkeiten zu erfahren und aufs Leben einzulassen.
• Eine unbefriedigende Lebenssituation kann Ihre Abwehrkraft schwächen, so daß Sie laufend mit Infekten zu tun haben, seien es wiederholte Erkältungen oder eine Pilzerkrankung. Sie werden sich Ihrer Dornen bewußt und stärken Ihr Immunsystem gegen Erreger aller Art.
• Wenn Sie mit einer Krebserkankung, insbesondere Brustkrebs, zu tun haben, hilft Ihnen Wild Rose zu erkennen, daß Sinnlichkeit und Zärtlichkeit Werte sind, die gelebt werden wollen.
• Bei einer »larvierten (=versteckten) Depression« hilft Ihnen Wild Rose zu erkennen, daß alle Ihre Symptome – wie chronischer Kopfschmerz, ständige Müdigkeit, resignative Stimmung – Ihnen die wichtige Botschaft vermitteln: Du darfst Deine Dornen einsetzen und in ihrem Schutz aufblühen!

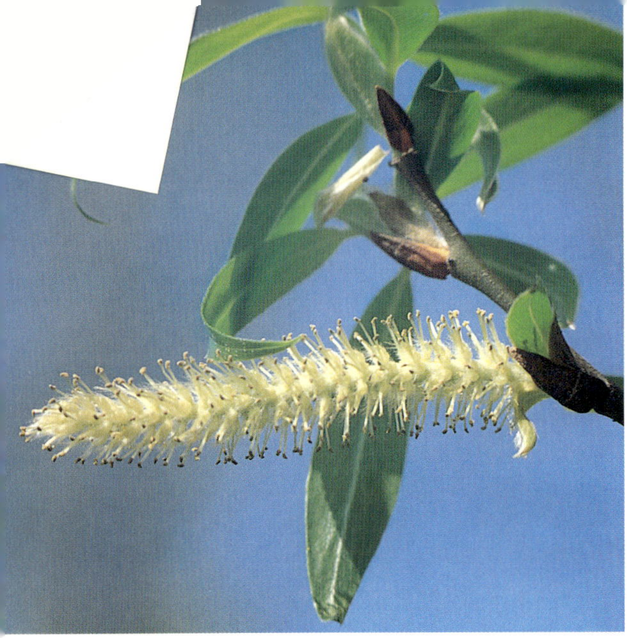

Willow
Gelbe Weide

Salix vitellina

»Ich gestalte mein Leben täglich neu.«

Die gelbe Weide wächst an Flüssen und in feuchten Niederungen und wird bis zu 20 m hoch. Ihr Hauptstamm ist kräftig, ihre biegsamen Zweige bewegen sich ständig leicht und spielerisch im Wind und werden von jeher zum Flechten verwendet. Sie nimmt es nicht übel, wenn man diese Ruten im Frühjahr bis zum Hauptstamm abschneidet, sondern treibt unermüdlich neu aus.

Auch im menschlichen Leben geht es nicht ohne Verluste und oft empfindliche »Rückschnitte« ab, das Schicksal fragt uns nicht, ob es uns einen Schmerz zufügen darf. Wer von solch einem Schlag betroffen ist, erholt sich unter Umständen nur schwer und kann keine rechte Freude mehr am Leben finden, die Vergangenheit schränkt die Zukunft mit all ihren Möglichkeiten ein.

Manche Menschen fühlen sich durch ein Leiden benachteiligt: Ein immer wieder aufflackerndes Hautleiden, eine schwere Allergie oder chronisch fortschreitende Gelenk- und Muskelerkrankungen vermitteln ihnen das Gefühl, daß sie »die schlechteren Karten gezogen« hätten. Das gilt vor allem dann, wenn sie ihre ursprünglichen Berufs- und Lebenspläne durch die körperliche Beeinträchtigung durchkreuzt sehen und ihr ganzes Leben auf die Erkrankung hin ausrichten müssen.

In vielen Familien spielt das Thema »Unzufriedenheit« eine große Rolle, so daß schon kleine Beeinträchtigungen als empfindliche Rückschnitte erlebt werden. Bei Kindern kann sich das in Trotz und Undankbarkeit äußern, wenn die Eltern ihre Erwartungen nicht erfüllen. Selbst am schönsten Geschenk können sie sich dann nicht freuen, weil sie sich ja eigentlich etwas anderes gewünscht haben! Jugendliche fühlen sich oft von Eltern und Lehren ungerecht behandelt, reagieren mit Unwillen oder mürrischem Rückzug und können oft erst aus der Distanz wieder sehen, was in ihrem bisherigen Leben an Gutem war. Auch im Erwachsenenalter empfinden manche Menschen ihr Los als unglücklich, sei es wegen einer schwierigen familiären Situation oder wegen ungünstiger materieller Verhältnisse, und werfen dann ihren Eltern vermeintliche oder tatsächliche Versäumnisse vor.

Wer sich nun bei anderen über sein Schicksal beschwert, finden nicht immer das erhoffte Mitgefühl, weil die anderen schließlich auch ihr Päckchen zu tragen haben. Dann bleibt oft beim Gedanken an die Vergangenheit ein bitterer Geschmack zurück, man staut weiter inneren Groll an, der die Freude an der Gegenwart nimmt. Gerade wenn man sich im Leben benachteiligt fühlt, fällt es besonders schwer, sich positiv auf die Zukunft einzustellen. Denn wenn die negativen Erwartungen tatsächlich eintreffen, sieht man sich bestätigt nach dem Motto: »Immer ich!«, ohne zu begreifen, daß diese Art zu denken weitere Enttäuschungen geradezu vorprogrammiert. – Dann kann es sehr hilfreich sein, einfach in die Natur hinauszugehen, der Weide am Ufer sein Leid zu klagen und sich von ihr aufheitern zu lassen.

So wirkt die Blüte

Mit Hilfe der Weide können Sie sich das Leben einfacher und fröhlicher machen. Denn sie bringt Sie dazu, Ihre Ziele und Pläne an dem auszurichten, was in Ihren Möglichkeiten steht, genauso, wie man aus dem Holz der Weide keine Häuser bauen kann, wohl aber wunderschöne Tiere schnitzen oder Körbe flechten. So, wie der Baum nach jedem Rückschnitt neue Triebe wachsen läßt, können auch Ihre alten Wunden vernarben, und neues Wachstum wird möglich, Sie können auch schwierigste Erfahrungen transformieren. Willow leuchtet hinein in dunkle, abgespaltene Bereiche Ihrer Seele und läßt dort wieder neue Freude, neue Liebe und neues Leben sprießen. Wenn Ihnen das Schicksal gerade übel mitgespielt hat, finden Sie im lichten Schatten der Weide ein wunderbares Plätzchen, um wieder heiter zu werden und zu erfahren, daß das Leben sich wenden kann, wenn Sie eine positive Einstellung zur Vergangenheit gewinnen. Willow hilft Ihnen, sich auszusöhnen mit dem, was war, und anzunehmen, was ist. Mit Ihren Gedanken und Gefühlen gestalten Sie täglich die Zukunft neu, und Ihr weiteres Schicksal liegt in Ihrer Hand. Sie werden dankbar für alles, was Ihnen widerfährt.

Wann ist Willow hilfreich?

- Um aus einer Rolle auszusteigen, in der Sie immer den Kürzeren ziehen, und sich auf Ihre tatsächlichen Möglichkeiten zu besinnen.
- Sie lernen, Schicksalsschläge ohne Groll zu überwinden und sich täglich geistig und seelisch darauf einzustellen, daß das Leben von jetzt an Gutes für Sie bereit hält.
- Kinder, die schnell unzufrieden sind oder sich von Eltern oder Lehrern zurückgesetzt fühlen, lernen zu schätzen, was sie haben und täglich bekommen, und können sich wieder am Leben freuen.
- Um sich mit Erlebnissen aus Ihrer Kindheit und Jugend, Ihren Eltern, Geschwistern und der ganzen Familie auszusöhnen und Erbstreitigkeiten beizulegen.
- Um Verluste zu überwinden, sei es der Verlust der Heimat, finanzieller Mittel, des sozialen Status; Sie erkennen, daß Sie auch unabhängig von äußeren Umständen in sich Seelenfrieden und Heiterkeit finden können.
- Nach einem Unfall, nach einer Operation, wenn sich zeigt, daß der alte Zustand nicht wiederhergestellt werden kann, hilft Ihnen Willow, sich mit den neuen Bedingungen zu arrangieren und trotzdem glücklich zu sein.
- Bei chronischen Erkrankungen hilft Ihnen Willow, zu positivem Denken zu finden. Vielleicht kann Ihnen Ihr Leiden sogar als Motor dienen, in eine ganz neue Richtung geistig und seelisch weiterzuwachsen.
- Bei Schwangerschaftserbrechen hilft Ihnen Willow, das werdende Leben in sich mit allen Konsequenzen anzunehmen.

TIP Das Bild der Weide eignet sich gut für Krankenzimmer und andere Räume, um Menschen mit ihrem Schicksal auszusöhnen.

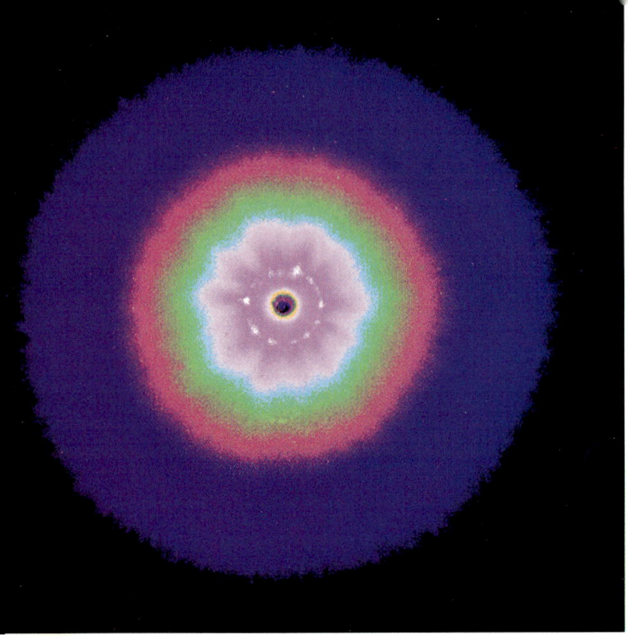

Rescue Remedy

Erste-Hilfe-Kombination

»Ich bewältige jede Situation ruhig und gefaßt.«

Seit Dr. Bach diese Mischung aus fünf Blütenessenzen erstmals in einer Notfallsituation sehr erfolgreich einsetzte, hat sich »Rescue« – zu deutsch Rettung – weltweit bewährt.

So wirkt die einzigartige Mischung

Ruhig und souverän bewältigen Sie akute, schwierige Situationen. Körper und Seele kommen schnell wieder in Balance, Verletzungen heilen rasch. Diese einzigartige Wirkung entsteht durch den harmonischen Zusammenklang der folgenden Bach-Blüten (die in diesem Kapitel ausführlich beschrieben sind):

- *Cherry Plum:* Wenn die Nerven angespannt und überreizt sind, der Blutdruck hochschnellt, hilft Cherry Plum loszulassen, ruhig durchzuatmen und sich zu entspannen.
- *Clematis:* Notfälle gehen manchmal mit Ohnmacht einher, häufig erlebt man alles wie im Traum oder sieht die anderen wie durch einen Schleier. Clematis macht die Sinne wach, den Geist klar und normalisiert den Blutdruck.
- *Impatiens:* Oft gerät das vegetative Nervensystem aus der Balance – der Herzschlag ist beschleunigt, die Atmung wird rasch und oberflächlich, die Schmerzfühler schlagen Alarm. Impatiens normalisiert Rhythmus und Tempo; quälende Schmerzen werden erträglicher, weil sich die Schmerzrezeptoren beruhigen.
- *Rock Rose:* Oft fühlen wir uns drohenden Gefahren nicht gewachsen, reagieren kopflos oder gar panisch und machen damit alles noch schlimmer. Rock Rose gibt unerschütterliche innere Ruhe und hilft uns so, der Bedrohung gefaßt zu begegnen und überlegt zu handeln.
- *Star of Bethlehem:* In vielen Situationen erleidet man körperliche und seelische Verletzungen. Mit Star of Bethlehem finden wir Trost und können darauf vertrauen, daß die Wunden sich wieder schließen und heil werden.

Wann ist Rescue hilfreich?

Beim »kleinen» Notfall

Bei den alltäglichen Herausforderungen kommen Sie ausschließlich mit Rescue aus:

- in Streßphasen, um eine schlechte Nachricht zu verarbeiten; bei Aufregungen aller Art
- bei akuten Schmerzen: Kopfschmerzen und Migräne, am besten sofort beim ersten Anzeichen; Periodenschmerzen; nervöse Bauchschmerzen von Kindern

• nach einem Sturz, bei allen kleineren Unfällen, bei Prellung, Schürfung, Bluterguß; Sonnenbrand; kleinerer Verbrennung, Erfrierung
• bei verstauchtem Knöchel, akuten Knieschmerzen, Hexenschuß und ähnlichem
• bei anfallsweisem Herzjagen, Hyperventilationstetanie
• zur Stabilisierung des Kreislaufs bei fieberhaftem Infekt
• bei gereizter, juckender Haut; Insektenstiche
• vor und nach Impfungen und Injektionen, auch auf die Einstichstelle

In schwereren Notfällen

• schockierende Nachrichten
• Schock- und Kollapszustände
• Verkehrsunfall
• Angina pectoris, Herzinfarkt; Asthmaanfall
• Koliken aller Art (Gallenkolik, Nierenkolik)

Während und nach der Geburt

Für Mutter und Kind. 2 Tropfen im ersten Badewasser erleichtern dem Kind die Ankunft.

In vielen Angstsituationen

• Reiseangst, Flugangst
• Prüfungsangst
• Angst vor dem Zahnarzt, vor ärztlichen Eingriffen aller Art
• Phobien (krankhafte Ängste, Seite 206)

In Krisenzeiten und nach einschneidenden, traumatischen Ereignissen

Hier ist eine längere Anwendung sinnvoll:
• körperlicher oder seelischer Zusammenbruch
• Kinder mit Geburtsschäden nach schwerer Geburt; Schädel-Hirn-Trauma. In diesem Fall tragen Sie Rescue auch auf die Stirn auf.
• nach einschneidenden, nicht verkrafteten Erlebnissen, zum Beispiel nach einem schweren Verkehrsunfall, Scheidung der Eltern
• zur Nachbehandlung von Narben

Wichtig: Bei größeren Verletzungen und Verbrennungen, bei Schock und bei allen unklaren Beschwerden gehen Sie bitte sofort zum Arzt!

So wenden Sie Rescue an

Rescue Remedy ist als Konzentratfläschchen und als Creme erhältlich. Es ist sinnvoll, immer ein Fläschchen Rescue bei sich zu haben; auch in Ambulanzen, Kindergärten, Schulen, Sportstätten und ähnlichem sollte es vorrätig sein.
• Geben Sie in einer Notfallsituation die Tropfen sofort, und Sie werden sehen, daß die Wirkung sehr rasch eintritt. So können Sie gut die Zeit überbrücken, bis qualifizierte Hilfe eintrifft. Auch für die Angehörigen empfiehlt es sich, Rescue einzunehmen, um Ruhe ausstrahlen zu können und damit dem Kranken oder Verletzten die Situation zu erleichtern.
• Im Akutfall nehmen Sie Rescue nach der Wasserglasmethode ein: 1 bis 2 Tropfen Konzentrat in ein Glas mit Wasser geben und dies schluckweise in der nächsten Stunde trinken.
• Wenn der Patient ohnmächtig oder nicht ansprechbar ist, geben Sie je 1 Tropfen Rescue-Konzentrat direkt auf Lippen oder Zunge sowie auf Stirn, Hals und Puls.
• Zum äußeren Gebrauch können Sie das Konzentrat auch für Umschläge, als Teil- und Vollbad verwenden (Seite 30).
• Für längeren Gebrauch stellen Sie sich ein Einnahmefläschchen her mit folgender Dosierung: 7 Tropfen Konzentrat auf 30 ml Wasser-Alkohol-Gemisch (Seite 28).
• Rescue-Creme lindert bei Hautleiden und Insektenstichen den Juckreiz und fördert die Heilung bei allen Verletzungen.

TIP Mehrere Hersteller bieten Erste-Hilfe-Kombinationen an, denen weitere Essenzen zugesetzt sind, die die Selbstheilungskräfte anregen und den Energiekörper harmonisieren (Bezugsquellen Seite 215).

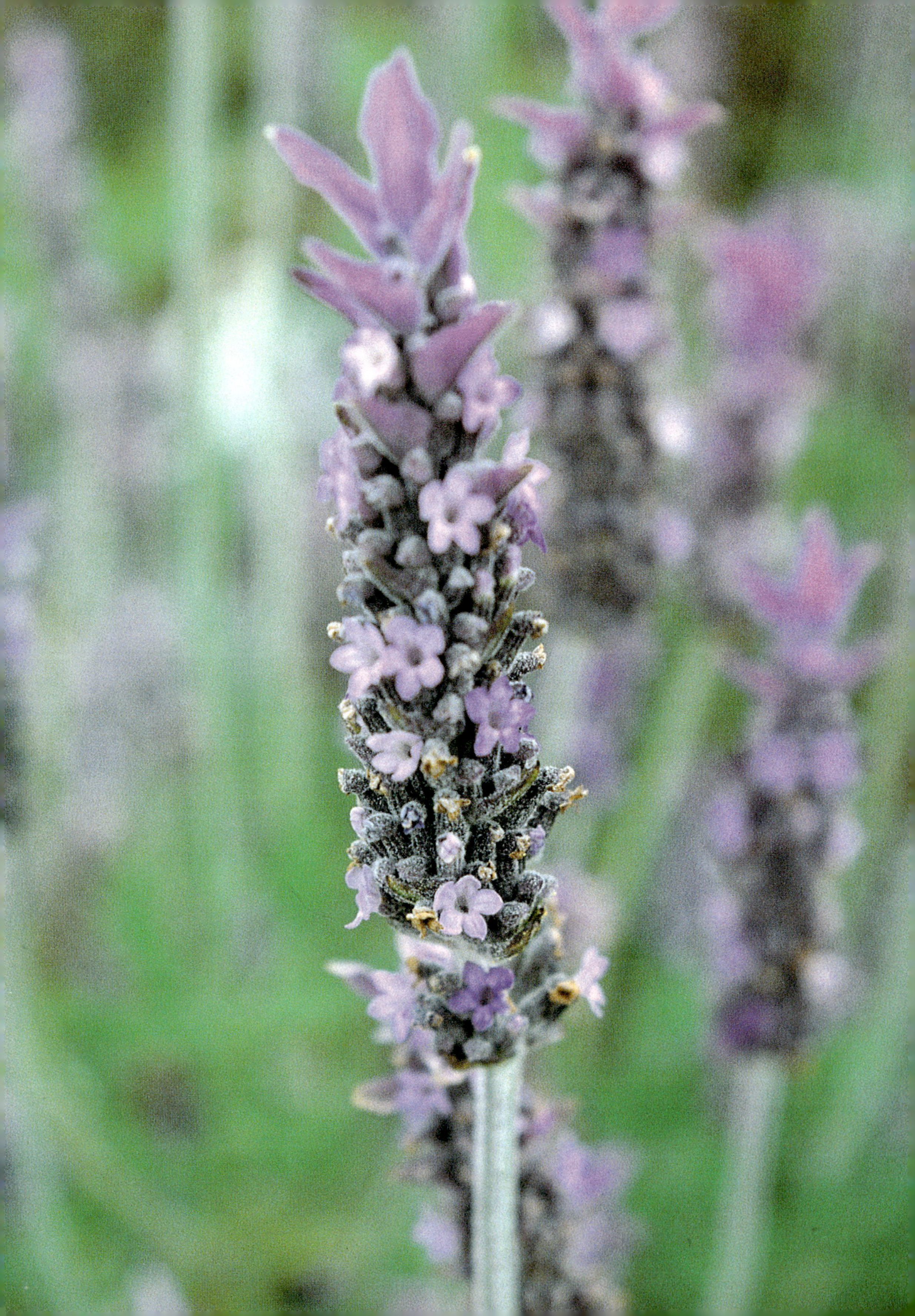

Neue Blütenessenzen

Die Probleme, die wir heute haben, unterscheiden sich in manchen Bereichen deutlich von denen zu Dr. Bachs Zeiten. Zunehmend werden wir konfrontiert mit Hektik, Reizüberflutung und Leistungsstreß. Die 38 neuen Blütenessenzen, die wir in diesem Kapitel vorstellen, haben sich gerade bei den aktuellen Fragestellungen besonders gut bewährt.

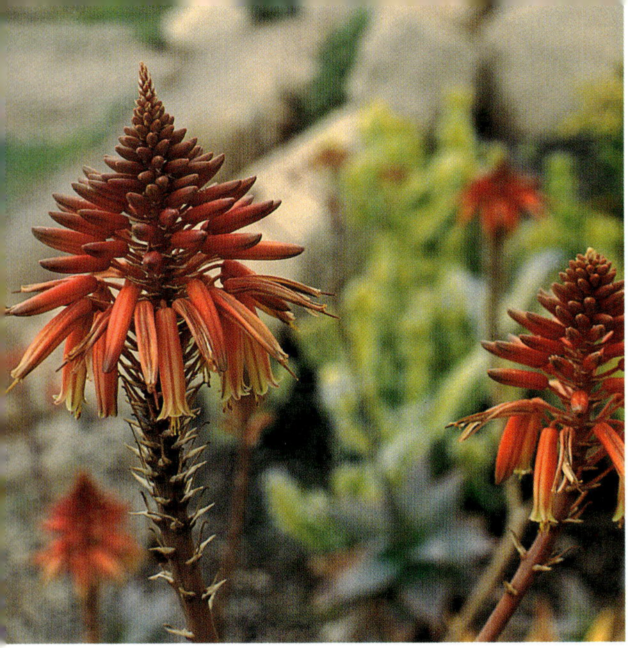

Aloe
Aloe

Aloe striata

»Ich schöpfe aus den Quellen meiner Kraft.«

Weit leuchten die feuerroten Blüten der Aloe auf dem bis zu 1 m hohen Stengel. In fleischigen Blättern speichert sie Wasser zum Schutz vor Austrocknung und Kräfteverlust, so daß ihr auch die heißeste Sonne nichts anhaben kann. – Viele Menschen fühlen sich nach einem intensiven Sonnenbad schlapp und energielos, der Kopf brummt. Als ähnlich ausgelaugt und überfordert empfinden sich manche in Berufen, in denen sie ständig vor Ideen sprudeln sollen, oft nächtelang vor dem Computer sitzen: Kreativität und Kraft erschöpfen sich. Besonders Motivierte leiden dann am »burnt-out«-Syndrom – das große innere Feuer hat zu hoch gelodert und ist jetzt mangels Brennstoff erloschen. Das überhitzte System kommt aus der Balance, Symptome wie Schlafstörungen, Überreaktionen auf Reize aller Art bis zu Allergieschüben können die Folge sein. Man sehnt sich nur noch nach dem Urlaub am Meer unter Palmen, um wieder aufzutanken.

So wirkt die Blüte

Sie spüren, wie sich manche Körperbereiche melden, die vom Energiefluß abgeschnitten waren. Hände und Füße werden warm, weil sich die meist im Kopf gestaute Hitze im Körper verteilen kann. Ihr körperliches und Ihr feinstoffliches Kraftfeld harmonisieren sich, Sie finden sich wieder in den natürlichen Rhythmus des Lebens und der Natur ein und bekommen aus der Ruhe und Entspannung Zugang zu Ihrer inneren unerschöpflichen Quelle und damit zu neuen Ideen.

Wann ist Aloe hilfreich?

- Wenn Sie sich zu sehr verausgabt haben, zum Beispiel durch nächtliche, geistige Arbeit, im Prüfungsstreß, und in ein inneres Gleichgewicht kommen wollen, finden Sie mit Aloe wieder zu einem kraftvollen natürlichen Lebensrhythmus. – Nach einem turbulenten Tag regeneriert Sie ein Bad mit Aloe.
- Wenn Sie in einem kreativen Beruf arbeiten, viel reden müssen, unablässig geistig gefordert sind, im Lehrfach, als Schauspieler und Künstler, im Computerbereich, unterstützt Aloe Ihre Fähigkeit, wieder bei sich anzukommen, abzuschalten und Ausgleich zu finden.
- Bei trockener und alternder Haut, nach Sonnenbädern und bei Verbrennungen wirkt Aloe regenerierend und erhöht die Spannkraft.

Apfelrose
»Sarah von Fleet«

Rosa rugosa

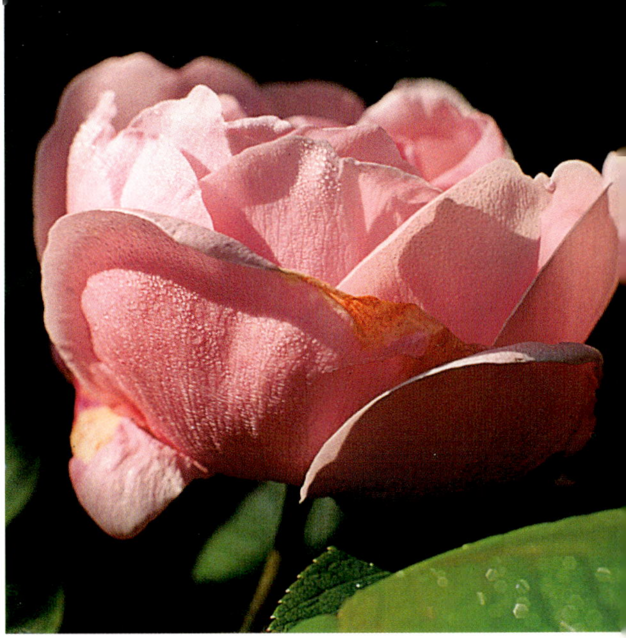

»Der Mantel mütterlicher Liebe umfängt und schützt mich.«

Von jeher gilt die Rose als Symbol der Liebe: der jugendlich aufblühenden, der reifen, der vergänglichen Liebe. Der Duft der Rose löst Spannung und Angst und begleitet uns hilfreich durch Geburt und Tod; der zarte Rosaton der Blüte spricht das Herz an. –
Um zu wachsen und zu gedeihen, braucht jedes Kind Mutterliebe, das Gefühl, aufgehoben und beschützt zu sein vor der Außenwelt, die dem Säugling unendlich groß und übermächtig erscheint. Auch als Erwachsene fühlen wir uns hin und wieder schutzlos der Welt ausgeliefert. Wir sehnen uns danach, wie in einen wärmenden Kokon eingesponnen zu sein und in diesem sanften Schutzraum innere Ruhe und Geborgenheit zu finden.
Vor allem Menschen, die zeitweilig die Mutter entbehren mußten oder sie frühzeitig verloren, haben im späteren Leben Nachholbedarf nach dieser vertrauensvollen Umhüllung.
Manche Menschen wiederum haben sich die Rolle der behütenden Mutter so zu eigen gemacht, daß sie sich zu sehr verausgaben in ihrem Mitgefühl. Ihnen schenkt die Apfelrose die Gewißheit, daß nicht sie allein allen bedürftigen Menschen die Mutterliebe ersetzen müssen, sondern daß jeder sich der Mutter Erde und dem Schicksal anvertrauen darf.

So wirkt die Blüte

Bauch und Herz werden warm und ruhig, Sie spüren lebendige Kraft in Ihrem Inneren. Harmonisch und friedlich gestimmt finden Sie in sich Gewißheit, daß alles, was geschieht, seine Ordnung hat. Dieses Vertrauen stärkt Sie, Ihr Schicksal anzunehmen, sich in der Welt aufgehoben und geborgen zu fühlen.

Wann ist Apfelrose hilfreich?

- Wenn Sie, ob Frau oder Mann, in sich Herzenswärme entwickeln und fürsorgliche, liebevolle Qualitäten entfalten wollen.
- Wenn Sie andere zu stark bemuttern und sich dabei sehr verausgaben, lernen Sie, auch sich selbst Liebe und Zuwendung zu geben.
- Während Schwangerschaft, Geburt und Neugeborenenzeit, um sich seelisch mit Ihrem Kind zu verbinden. Tragen Sie dann Apfelrose zusätzlich auf den Bauch- und Brustbereich auf.
- Wenn Sie Ihre Mutter entbehrt haben – um sich unter den Schutz einer überpersönlichen Mutter zu stellen.

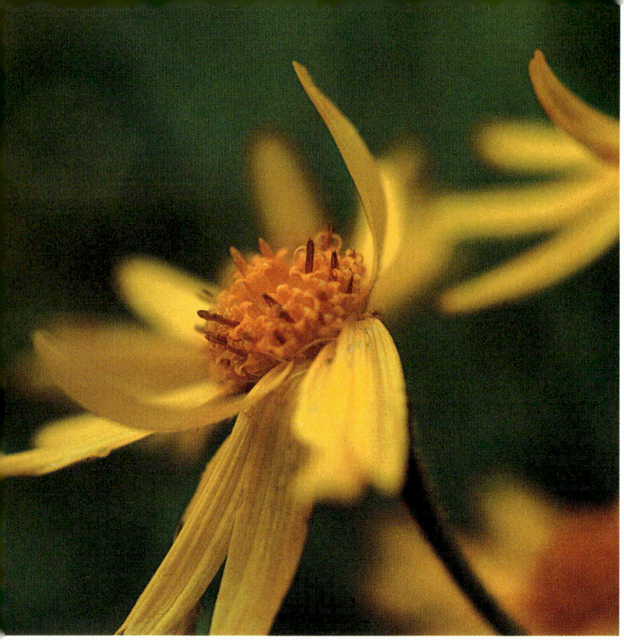

Arnika
Arnica

Arnica montana

»Ich komme in Schwung.«

Sie ist eine der beliebtesten Heilpflanzen bei Verletzungen und Blutergüssen. »Bergwohlverleih«, wie sie im Volksmund heißt, verleiht auch als Blütenessenz Wohl, nach körperlichen und seelischen Schockerlebnissen. – Wer eine Arnikapflanze in der Natur erleben will, muß sich anstrengen und Berge erklimmen, denn man findet sie erst über 1000 m Höhe. Die Selbstüberwindung, die hierzu nötig ist, fehlt vielen Menschen, lieber bleiben sie »hinter dem Ofen hocken« und verspüren »Null-Bock« auf Aktivitäten jeglicher Art. Das schwächt den Kreislauf, das Blut wird dickflüssig und stockt, der Geist wird muffig und träge. Dann braucht es manchmal einen deutlichen Anstoß von außen, der die anstehenden Aufgaben vor Augen hält. Vielleicht wird man sogar aufs Krankenlager gezwungen, um sich mit Notwendigem auseinandersetzen, und wird so zu Flexibilität und Aktivität aufgerufen.

So wirkt die Blüte

Mit Arnika wird selbst Anstrengung zum Genuß, denn Sie bekommen wieder Lust, sich zu bewegen, und fühlen sich mit jedem Schritt freier und leichter. Das Blut zirkuliert besser, es verlangt Sie nach frischer, sauerstoffreicher Luft, die Sie körperlich und geistig ermuntert. Mit neuem Schwung räumen Sie Altes aus dem Weg und packen neue Aufgaben freudig an.

Wann ist Arnika hilfreich?

- Wenn Sie sich nach Schwung und Aufmunterung sehnen, zum Beispiel während einer Frühjahrskur, zur Blutreinigung.
- Wenn Sie einen »Schuß vor den Bug« bekommen haben, können Sie erkennen, wohin Sie dieser kräftige Impuls in Bewegung setzen will. Sie sind jetzt zu Veränderungen bereit.
- Überall dort, wo etwas festsitzt, sei es in den Blutgefäßen oder der Muskulatur, bei Krampfadern, unterstützt Arnika die Erneuerung des Gewebes und den Durchfluß.
- Nach einem körperlichen Schock, etwa einer Gehirnerschütterung oder einer umfangreichen Zahnbehandlung, aktiviert Arnika die Regeneration und hilft Ihnen, die Situation auch auf emotionaler Ebene zu verkraften.
- Zur Wundheilung können Sie Pflanzenauszug und Blütenessenz als Umschlag kombinieren, nach einer Zahnbehandlung helfen Spülungen mit Arnika-Wasser.

Bärlauch

Allium ursinum

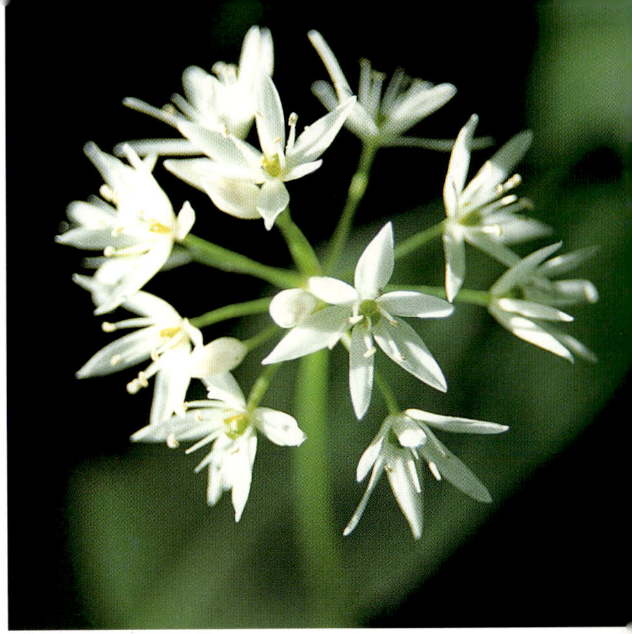

»Ich erneuere mich auf allen Ebenen.«

Der in schattigen Laubwäldern blühende Bärlauch mit seinen stark riechenden Blättern hat eine reinigende Wirkung und wurde schon früher benutzt, um »den Winter mit all seinen Gebrechen aus dem Körper zu treiben«. Auch bei der Blütenessenz steht die reinigende Kraft im Vordergrund. Nach einem langen Winter mit wenig Bewegung, nach reichlichem Fleischgenuß oder üppigem Mahl haben Sie vielleicht das Bedürfnis, wieder manches loszuwerden, was Sie beschwert. Ob der Magen übersäuert ist, Gicht sich durch Gelenkschmerzen bemerkbar macht oder rheumatische Beschwerden in den Muskeln auftreten, immer liegt auch eine Übersäuerung des Organismus vor. Vielleicht sind wir auch seelisch »sauer«, haben unangenehme Empfindungen in uns angesammelt, die wir besser loslassen sollten, um uns wieder frei und leicht zu fühlen.

So wirkt die Blüte

Das ganze Verdauungssystem wird angeregt, Magen und Darm nehmen wieder ihre Arbeit auf. Sie können Ballast und Trägheit loslassen und wählen sorgfältig aus, was Sie zu sich nehmen. Mit neuer Leichtigkeit bekommen Sie Schwung zu neuem Tun. Leicht gereizte oder säuerliche Stimmung verfliegt, Milde und Verständnis brechen sich Bahn.

Wann ist Bärlauch hilfreich?

- Wenn Sie zu Frühjahrsmüdigkeit neigen und das aufsteigende Jahr munter und freudig beginnen wollen.
- Wenn sich Mißverständnisse eingeschlichen haben und Sie jemandem etwas nachtragen, können Sie sich mit frischem Mut daran machen, Dinge zu bereinigen.
- Wenn Sie sich von Säuren und Gasen im Körper befreien und entschlacken wollen.
- Bei häufigen Infekten, Pilzerkrankungen und Allergien, um die Abwehrkraft zu steigern.
- Bei Eßstörungen können Sie versuchen, ob Bärlauch Ihnen hilft.

TIP Wenn Arzt oder Heilpraktiker feststellen, daß Ihr Organismus übersäuert ist, Sie unter Allergien oder Darmpilz leiden, müssen Sie mit einer langfristigen Einnahme rechnen. Bärlauch eignet sich gut zur Unterstützung einer Fasten- oder Darmreinigungskur und im Rahmen einer symbioselenkenden Therapie.

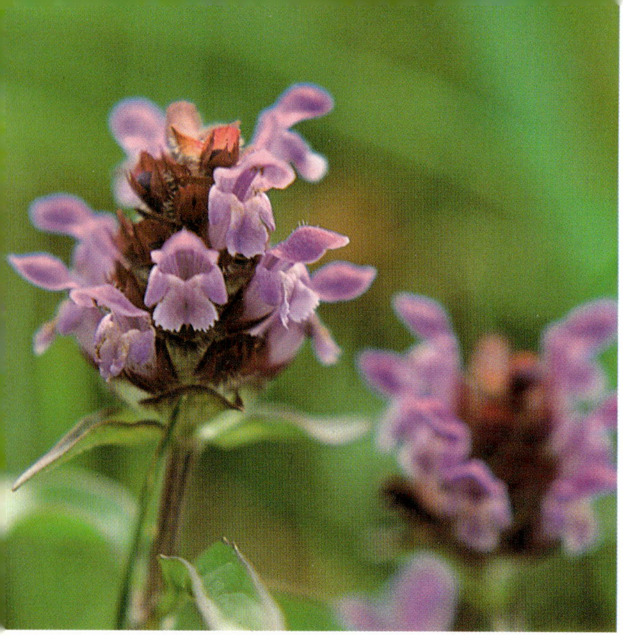

Braunelle
Self-Heal

Prunella vulgaris

»Ich werde gesund.«

Die kleine, rotviolett blühende Braunelle wächst unscheinbar in Wiesen und an Wegrändern. Ihr englischer Name weist darauf hin, daß sie die Selbstheilungskräfte anzuregen vermag. – Der Arzt kuriert, die Natur heilt: Dieses uralte Motto der Naturheilkunde gilt nach wie vor. Denn wir sollten uns nicht nur auf andere und deren therapeutische Vorschläge verlassen, sondern selbst etwas dazu tun, daß die Gesundung in Gang kommt – angefangen bei gesunder Ernährung über die täglich notwendige Bewegung bis zum guten Schlaf. Die endgültige Heilung findet jedoch erst statt, wenn wir die Wurzeln unserer Erkrankung erkannt haben und bereit sind, das eigene Verhalten zu ändern. Manchmal hat man sich jedoch so an die Beschwerden gewöhnt, daß es ein Umdenken erfordert, sich ein Leben in Gesundheit vorzustellen. Vielleicht erfüllt das Leiden auch die Aufgabe, daß wir besondere Zuwendung bekommen oder von unangenehmen Pflichten entbunden sind. Dann hilft die Braunelle zu erkennen, daß wir die Krankheit nicht mehr als Mittel zum Zweck brauchen, weil sich weit angenehmere Möglichkeiten auftun, die eigenen Bedürfnisse zu erfüllen.

So wirkt die Blüte

Mit Braunelle können Sie es genießen, für sich zu sein und sich Zeit und Raum für Ihr Wohlergehen zu nehmen. Sie spüren, daß Sie Ihre inneren Kräfte auf sich selbst lenken und sammeln können und selbst am besten wissen, was Ihr Körper braucht.
Gesundheit wird Ihnen das höchste Ziel, das Sie unbedingt erreichen wollen. Sie finden Wege, aktiv etwas dazu beizutragen.

Wann ist Braunelle hilfreich?

- Braunelle regt Ihre Selbstheilungskräfte an und hilft Ihnen, die Verantwortung für Ihr eigenes Wohlergehen zu übernehmen.
- Wenn Sie bei rezidivierenden (wiederkehrenden) und chronischen Erkrankungen die Hoffnung auf Genesung aufgegeben haben, finden Sie den Glauben an die Fähigkeit Ihres Organismus wieder, sich selbst zu regulieren und gesund zu werden.
- Bei einer Kur stärkt Braunelle die Motivation, keine Anstrengung zu scheuen, damit Sie Ihr Ziel »Gesundheit« erreichen und erhalten.
- Als Creme hilft Braunelle bei allen Hauterkrankungen und fördert die Regeneration.

Dill
Dill

Anethum graveolens

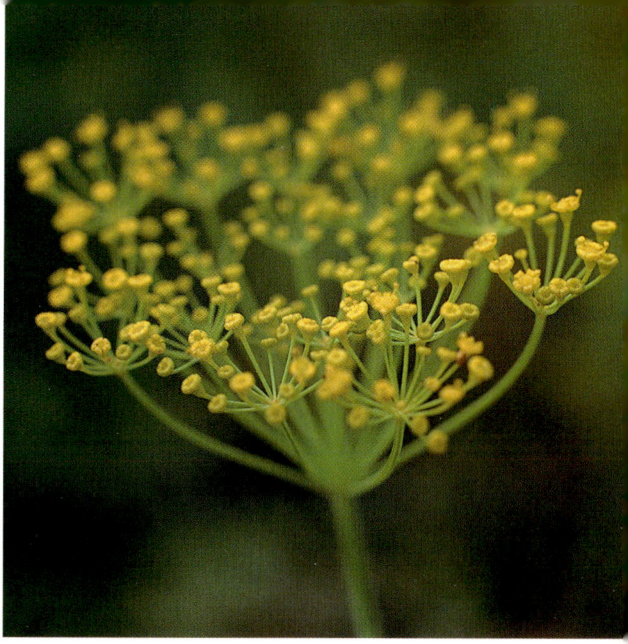

»Ich verarbeite die Eindrücke der letzten Zeit.«

Dill, eines der ältesten Gartenkräuter, wird zu schwer verdaulichen Speisen gegeben, weil er die Magensäfte anregt; auch die Blütenessenz hat mit »Aufnahme und Verarbeitung« zu tun.
Mit der ausladenden, gelben Blütendolde auf einem relativ zarten Stengel wirkt die Pflanze recht kopflastig. Die Dolde erscheint wie ein Bündel feiner Antennen. –
Häufig schwirrt uns der Kopf von all den Informationen, die wir ständig »mit sämtlichen Antennen« aufnehmen: Das gilt vor allem für optische Eindrücke, etwa durch langes Fernsehen oder Arbeit am PC. Kinder fühlen sich häufig durch den schulischen Lehrstoff und die verschiedenen Fächer überfordert, insbesondere wenn sie auch in der Freizeit durch Computerspiele und ähnliches einseitig geistig stimuliert sind. Dann klagen sie über Bauch- oder Kopfschmerzen, es verschlägt ihnen den Appetit, oder sie vergessen sogar das Essen und stopfen irgendwann hastig etwas in sich hinein, was dann schwer im Magen liegt.
Auch auf Reisen stürmt die vielfältigste Bilderwelt auf uns ein, abends tanzen vor dem inneren Auge die Erlebnisse des Tages und lassen uns nicht zu Ruhe und Entspannung finden; oft ist auch der Schlaf gestört, weil man das ungewohnte Essen nur schwer verdaut.

So wirkt die Blüte

Dill befreit Ihren Kopf, die Augen und Ohren, so daß Sie wieder klar sehen und gut hören können. Sie spüren Sie, wie angenehm es sein kann, einfach für die Zeit der Verdauung »die Luken zu schließen«, sämtliche aufgenommenen Informationen in sich absinken zu lassen, bis aus der Ruhe heraus wieder der Wunsch nach neuer Augen- und Geistesnahrung entsteht.

Wann ist Dill hilfreich?

- Wenn Sie viel zu verarbeiten haben, um nachts abzuschalten und zur Ruhe zu kommen.
- Wenn Sie beruflich viel mit bewegten Bildern zu tun haben (Bildschirm, Film). Nach Kinobesuch und zu langem Fernsehen tragen Sie Dill auf Magen, Stirn und Schläfen auf.
- Wenn Ihnen etwas schwer im Magen liegt, und bei Neigung zu Sodbrennen.
- Auf Reisen, die voller neuer Eindrücke sind; bei Schwierigkeiten mit der Kostumstellung.

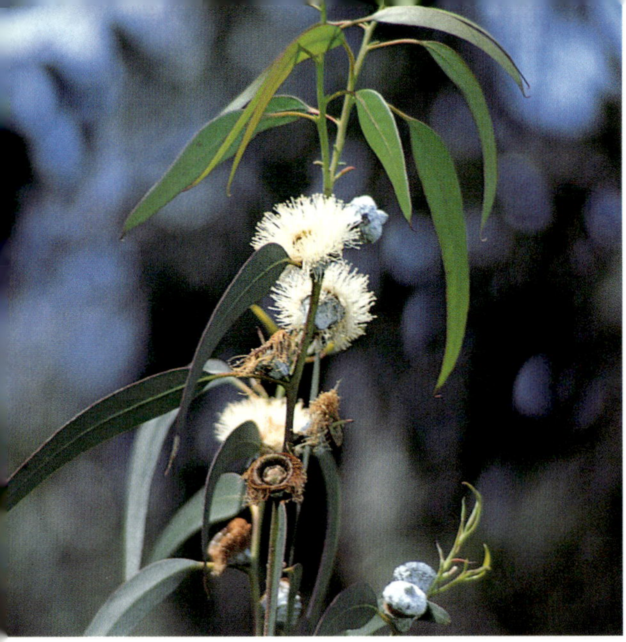

Eukalyptus

Eukalyptus globulus

»Ich bin ein aufmerksamer Zuhörer.«

Der Eukalyptus wächst in wärmeren Ländern sehr rasch zu einem hohen Baum heran. Er benötigt sehr viel Wasser und kann regelrecht Sümpfe austrocknen; auf zu trockenem Boden entzieht er anderen Pflanzen die Lebensgrundlage. Sein ätherisches Öl wirkt kühlend, erfrischend, schleimlösend und wird vor allem bei Erkältungen angewendet. – Manchmal meinen wir, nur dann überleben zu können, wenn wir anderen »das Wasser abgraben«: Man beansprucht materielle Dinge und emotionale Zuwendung für sich selbst, ohne genügend auf den Austausch zu achten. Dann kann es sein, daß wir irgendwann »auf dem Trockenen« sitzen, denn Beziehungen funktionieren nur, wenn wir ständig im Austausch sind, spüren, was der andere will und braucht und uns in vollem Umfang einzubringen bereit sind. Oft verhärten sich dann die Fronten zwischen Mann und Frau, die Kommunikation kommt zum Erliegen, weil keiner die Denkweise des anderen akzeptieren mag und hinter jeder Äußerung einen Hinterhalt wittert. Auch auf körperlicher Ebene stagniert der Fluß: Der Schleim im Körper, in den Bronchien und in der Nase wird zäh und findet keinen Abfluß.

So wirkt die Blüte

Alles, was verhärtet war und festsaß, kommt ins Fließen. Sie erkennen, daß Kommunikation aus wachsamem, vorurteilslosem Zuhören besteht und der klaren Äußerung Ihrer Gefühle und Gedanken. Sie können dem anderen Zuwendung und Aufmerksamkeit schenken und ihn wertfrei auf seinem Standpunkt belassen. Sie wählen die richtigen Worte zum richtigen Zeitpunkt und finden eine neue gemeinsame Basis, sich mit Menschen auszutauschen, die geprägt ist von Offenheit und Respekt für das individuelle Wesen Ihres Gesprächspartners.

Wann ist Eukalyptus hilfreich?

• Sie werden spürfähig für andere, achten und akzeptieren ihre Gefühls- und Gedankenwelt.
• Bei kontroversen Diskussionen, im Verlauf einer Paartherapie lernen Sie, den anderen in der Tiefe seines Wesens zu erfassen und sich konstruktiv auseinanderzusetzen. Als Raumspray fördert Eukalyptus Gesprächsbereitschaft.
• Bei anhaltendem Husten, beengter Atmung, Asthma bringt Eukalyptus stockende Sekrete ins Fließen und kann Ihnen auf lange Sicht einen Weg aus seelischer Enge zeigen.

Feuerlilie

Lilium bulbiferum

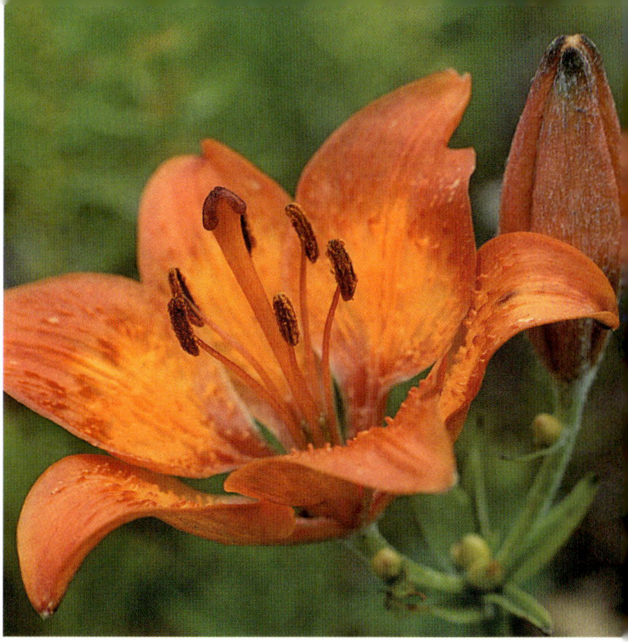

»Kraftvoll und freudig gestalte ich mein Leben.«

Mit ihren kräftig orangefarbenen Blüten weckt die Feuerlilie ein Gefühl von Vitalität und schöpferischem Lebenswillen. Die Kelchform symbolisiert die Bereitschaft, sich zu öffnen, Energie aufzunehmen und zu kanalisieren. – Viele Menschen haben gute Ideen im Kopf und den Drang, etwas Besonderes im Leben zu verwirklichen, aber es mangelt ihnen an Besonnenheit und Zielrichtung. Bei hyperaktiven Kindern ist ganz deutlich zu sehen, wie kreative Energie in ziellosen Aktionen verpufft. Bei Erwachsenen staut sich hin und wieder hitzige Energie, zum Beispiel im Unterleib, dafür bleiben Hände, Füße und Brustbereich kühl. Das innere Feuer kann in Form von plötzlichen Schweißausbrüchen oder Hitzewallungen ausbrechen, oder man sucht Erleichterung durch intensive sexuelle Betätigung.

So wirkt die Blüte

Die Feuerlilie bringt in Ihnen einen großen, warmen Energiestrom zum Fließen, der durch Ihren gesamten Körper bis in Hände und Füße fließt und diese ins Zentrum Ihrer Achtsamkeit rückt. Sie bekommen Lust, etwas anzupacken, sich voll und ganz einer Aufgabe zu widmen und Ihre bisher in verschiedene Richtungen gehenden Aktionen zu bündeln. Sie werden sich Ihres großen Kraftpotentials bewußt und setzen sich kreativ und liebevoll für ein Projekt ein, sehen es wachsen und gedeihen.

Wann ist Feuerlilie hilfreich?

- Wenn Sie Ihre Schaffenskraft in neue Bahnen lenken wollen. Sie meistern große Aufgaben innerlich ausgeglichen und liebevoll.
- Um Ihre sexuellen Gefühle ganzheitlich ausdrücken zu können und sich mit Ihrem Partner auch auf Herzensebene innig zu verbinden.
- Wenn Sie therapeutisch oder pflegerisch tätig sind – um anderen Menschen über Ihre Hände Kraft und Liebe zu spenden.
- Hyperaktive Kinder werden innerlich ausgeglichen, können besser an einer Sache bleiben.
- Wenn Sie zu Verspannungen und Beschwerden der Unterleibsorgane neigen, unter kalten Füßen oder Händen leiden, bringt Feuerlilie die blockierten Energien wieder in Fluß und zeigt Ihnen Wege, Ihre Kräfte zu meistern.
- Während und nach einer Strahlentherapie schützt und stärkt die Feuerlilie die körpereigenen Kräfte.

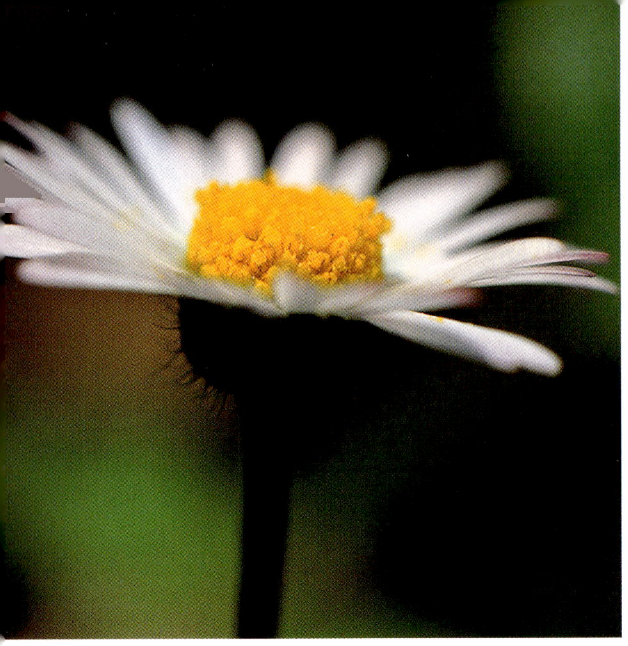

Gänse-blümchen

Bellis perennis

»Ich bin bereit, ins Leben zu gehen.«

Vom Frühjahr bis zum Herbst bevölkert das Gänseblümchen in großer Zahl die Wiesen unserer Landschaft. Seinen Namen verdankt es der Tatsache, daß die Gänse es beim Fressen verschonen. Bei Kindern ist es wohl die beliebteste Blume, vielleicht, weil sie viel mit der kindlichen Seele zu tun hat, darauf deuten die alten Namen »Maßliebchen« und »Tausendschön« hin. Die kleine Korbblütlerpflanze mit ihrer strahlend gelben Mitte und den weiß-rosa Blütenblättchen drumherum wirkt, als wolle sie sagen: »So klein ich auch bin, übersieh micht nicht, auch ein unscheinbares Pflänzchen kann strahlen und sich der Welt mitteilen!« In Pflanzenheilkunde und Homöopathie wird sie zur Heilung von verletztem Gewebe eingesetzt, etwa wenn man »eine Breitseite abbekommen«, Quetschungen erlitten hat und sich Bindegewebe und Muskeln großflächig wieder regenerieren müssen. Als Blütenessenz heilt das Gänseblümchen seelische Verletzungen, die Folgen von Veränderungen im familiären und häuslichen Umfeld, die den Menschen auf breiter Front betroffen haben. Das Gänseblümchen mit seinem Wachstum in lockeren Gruppen weist darauf hin, wie wichtig und prägend für ein Kind die Gemeinschaft ist, in der es aufwächst. Kann es sich auf die anderen verlassen, ist es in der Familie oder im Freundeskreis integriert, oder neigt es zum Einzelgängertum? Um zu wachsen und zu gedeihen brauchen Kinder ein Nest, im dem sie sich aufgehoben und geborgen wissen. Deshalb ist es für sie von großer Bedeutung, daß alle Dinge an ihrem gewohnten Platz sind und jeder Mensch in ihrer Umgebung eine verläßliche Position einnimmt. Eine plötzliche Umstellung im Tagesplan, größere Veränderungen wie Wohnortwechsel oder neue Bezugspersonen verkraften sie meist nicht ohne weiteres. So trifft das Kind die Trennung der Eltern schwer, es kann sich fühlen wie ein junger Vogel, der aus dem Nest gefallen ist, bevor er flügge war. Alle möglichen Symptome vom Augenzwinkern bis zum Bettnässen lassen darauf schließen, daß das kindliche Idyll einen Riß bekommen hat und wieder gekittet werden muß.

Wenn Kinder flügge werden, drängt es sie meist ganz von selbst aus dem Nest. Je sicherer sie sich in ihrer Kindheit fühlten, desto leichter fällt es ihnen, in die Welt hinauszugehen,

sich neuen Gruppen anzuschließen und im täglichen Miteinander ihren Platz zu finden und zu verteidigen.
Erwachsene, die sich für Gänseblümchen begeistern, sehnen sich häufig nach ihrer Kindheit zurück und wollen auch aus ihrer jetzigen Umgebung ein gemütliches, idyllisches Heim machen, in dem alles wohlgeordnet ist. Vielleicht haben sie diese Zuflucht damals vermißt und wurden schon zu früh »aus dem Nest geworfen«. Manche Menschen suchen sich bewußt Partner, an die sie sich vertrauensvoll anlehnen, zu denen sie aufschauen können und holen sich so eine Sicherheit im Außen, die sie im Laufe des Erwachsenwerdens auch in ihrem Innern entwickeln sollten.

So wirkt die Blüte

Gänseblümchen gibt Ihnen das Vertrauen, daß Sie sich überall wie in einem großen Nest geborgen fühlen und von diesem sicheren Ort aus Ausschau halten können. Dann streifen Sie endgültig die Kinderschuhe ab und erkennen Ihr eigenes unverwechselbares Wesen. Sie können die Gefühle und Interaktionen anderer Menschen verstehen und erobern selbstsicher und mutig Ihren Platz im Gefüge der Mitmenschen, sei es in der Familie oder in anderer Gruppierungen.
Mit gutem Gefühl für sich selbst behalten Sie in jedem Umfeld Ihre Identität, können aber gleichzeitig Teil eines Ganzen werden. Wie es der Korbblütler symbolisiert, gelingt es auch Ihnen, Ihre Gefühle und Gedanken unter einen Hut zu bringen und zu einer Synthese zu finden. Dadurch fällt Ihnen die Aufnahme und Verarbeitung jeglicher Information leichter, weil sich auch im geistigen Bereich für Sie die Dinge zusammenfügen.

Wann ist Gänseblümchen hilfreich?

Für Kinder:

- Wenn Kinder familiären Konflikten ausgesetzt sind und sich im Spannungsfeld verschiedener Bezugspersonen nicht mehr orientieren können, vermittelt ihnen Gänseblümchen Gefühl und Raum für sich selbst.
- Wenn sich die äußeren Bedingungen verändern – um wieder seelischen Halt und Schutz zu finden.
- Bei kindlichen Tics, Bettnässen, Konzentrations- und Lernstörungen: Das Kind spürt wieder seine Mitte und verarbeitet seine Erfahrungen.

TIP Das Bild des Gänseblümchens im Schulzimmer, Gänseblümchen pflücken und Sträußchen daraus machen – das hilft Kindern, sich in ihrer Umwelt zurechtzufinden.

Für Jugendliche:

- Wenn die Eltern oder Autoritätspersonen als sehr einschränkend oder sogar feindlich erlebt werden, hilft Gänseblümchen, sich zu befreien und auf eigenen Füßen zu stehen. Sie finden eine lockere Gemeinschaft nach eigener Wahl.
- Wenn Schwierigkeiten auftreten, sich abzunabeln und in neue Gruppierungen einzufinden, trägt das Gänseblümchen dazu bei, sich auch andernorts zu behaupten und einen Platz in der Welt zu erobern.

Für Erwachsene:

- Wenn Ihnen die Vorstellung eines Familienidylls sehr wichtig ist, erkennen Sie, wieviel Geborgenheit Sie tatsächlich brauchen, um sich sicher und wohl zu fühlen, und können für sich neue Möglichkeiten des Zusammenlebens in der Gemeinschaft ausprobieren.

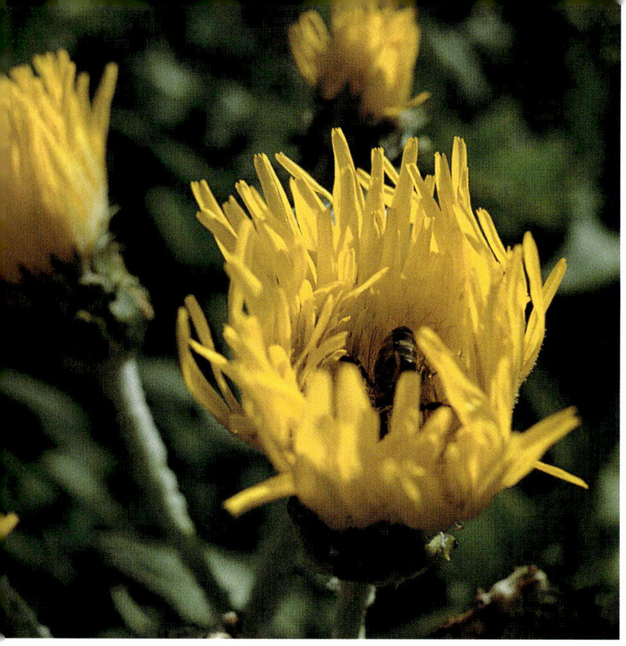

Gänsedistel

Sonchus acaulis

»Ich überstehe jeden Sturm kraftvoll und fest verwurzelt.«

Die Gänsedistel ähnelt dem Löwenzahn, wird aber bis zu 2,50 m hoch. Sie hat einen kräftigen, stabilen Stengel und findet an den verwegensten Orten Halt: ganz oben in der Dachrinne, in Mauerwerk, ohne direkten Bodenkontakt, schutzlos Wind und Wetter ausgesetzt – entsprechend zerzaust sieht sie oft aus! Auch im menschlichen Leben gibt es Zeiten, in denen der Wind einem scharf ins Gesicht bläst. Wie auf unwegsamem, steinigem Gelände muß man sich vorwärtskämpfen, oft ist nicht mal klar, wo das Ziel überhaupt liegt. Wer sich beim »Vorwärtsstapfen« mangels Rückhalt verkrampft, handelt sich unter Umständen Rückenschmerzen oder Kniebeschwerden ein. Nicht immer kommt man ungeschoren davon, und es gilt, trotz Einbußen oder Niederlagen durchzuhalten, einfach weiterzugehen in der Hoffnung, daß sich irgendwann der Sturm legt und ein Pfad sichtbar wird.

So wirkt die Blüte

Aufmerksam und instinktsicher bewegen Sie sich wie durch einen Dschungel vorwärts und werden sich dabei Ihrer unverwüstlichen Kraft und Stärke bewußt. Sie sind ganz auf Aktionsbereitschaft eingestellt und spüren, wie Sie am Widerstand und mit jeder Aufgabe wachsen. Auch schwierigste Wegstrecken im Leben bewältigen Sie besser im Bewußtsein, daß diese Etappe irgendwann zu Ende geht und Sie wieder frei im Licht stehen. Nach durchstandener Anstrengung können Sie alle Spannung loslassen. Dieser Kampf ist gewonnen, gelöst und heiter genießen Sie die verdiente Ruhe.

Wann ist Gänsedistel hilfreich?

- Wenn es in Ihrem Leben gerade stürmisch zugeht und Sie gegen Anfeindungen und Ungemach ankämpfen müssen, gibt Ihnen Gänsedistel die nötige Durchhaltekraft, bis der Sturm sich gelegt hat und wieder Ruhe einkehrt.
- Nach Unfällen, Operationen, bei schwerer Erkrankung aktiviert die Gänsedistel Ihre Widerstandskraft und Ausdauer.
- Bei Seekrankheit und Höhenangst gibt sie Ihnen Stabilität und Standsicherheit.
- Bei Muskelverkrampfungen, Migräne, prämenstruellen Beschwerden wirkt sie lösend und entkrampfend, auch äußerlich angewendet oder im Bad. Nach einem Hexenschuß kommen Sie leichter wieder auf die Beine.

Geranie

Geranium perforatum

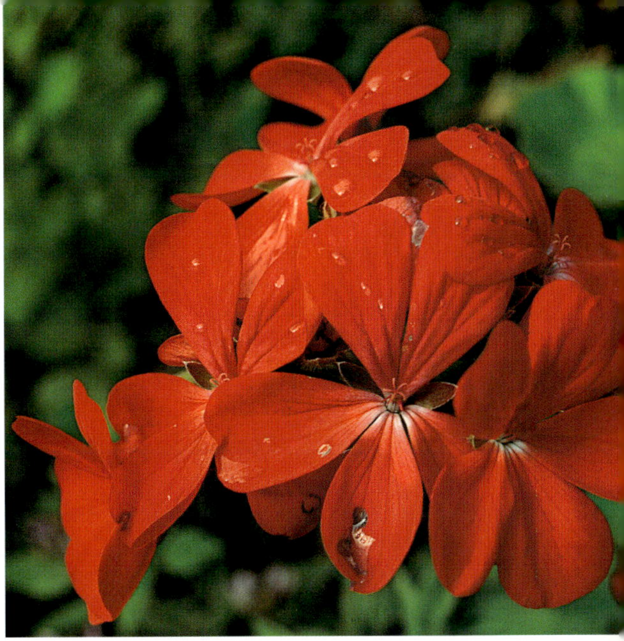

»Ich tanze mein Leben.«

Im Süden wächst die rote Geranie auf felsigem Grund, in Geröll und an unwegsamen Abhängen. In unseren Breiten wird sie meist eingezwängt in Balkonkästen, aus denen sie sich mit langen Trieben Raum schafft. Sie ist außerordentlich strapazierfähig und kommt mit magerstem, trockenem Boden zurecht. Auch manche Menschen finden sich in karger Umgebung und müssen mit wenig »Nahrung«, zum Beispiel seelischer Unterstützung, auskommen. Oft fühlen sie sich wie eingezwängt: Mauern, wohin man auch schaut. Das dichte Aufeinanderleben und geistige Enge drücken aufs Gemüt. Vielleicht bricht man für einen Abend, für die Zeit des Karnevals oder vierzehn gedrängte Urlaubstage einmal aus – um anschließend wieder in der alten Situation gefangen zu sein. Dann wird es nötig, sich dauerhaft aus diesen Zwängen zu befreien, sich über Mauern hinwegzusetzen oder einen eigenen Weg zwischen ihnen hindurch zu suchen.

So wirkt die Blüte

Die Geranie befreit Sie von der Last äußeren Zwangs und Drucks und zeigt Ihnen, daß Sie auch aus wenig etwas machen und zum Blühen kommen können. Sie lassen überholte Vorstellungen und Verhaftungen hinter sich und werden experimentierfreudig: Die Geranie gibt Ihnen Auftrieb und erweckt in Ihnen den Wunsch, Sie selbst zu sein und die eigenen Bedürfnisse lustvoll und freudig zu entdecken. Sie fühlen sich wieder jung, haben Lust zu tanzen und das Leben zu genießen.

Wann ist Geranie hilfreich?

- Wenn Sie zu enge gesellschaftliche oder moralische Fesseln sprengen wollen, können Sie mit Geranie mehr aus dem Bauch heraus handeln und jugendlichen Elan entwickeln.
- In einer Situation, die Ihnen wenig Spielraum läßt, sei es ein Übermaß an Arbeit oder einengende häusliche Verpflichtungen, können Sie für sich Freiräume entdecken.
- Um eine eingefahrene Partnerschaft auf allen Ebenen zu beleben. Sie können sich Ihre Phantasien gegenseitig eingestehen und Experimente wagen. Wenn Sie sich plump und »zu alt für ...« fühlen, kann Geranie in Ihnen selbstbewußten körperlichen Ausdruck und spielerisch-freien Umgang mit Sexualität wecken. Ein Bild der Geranie bringt Schwung in Ihre Räume!

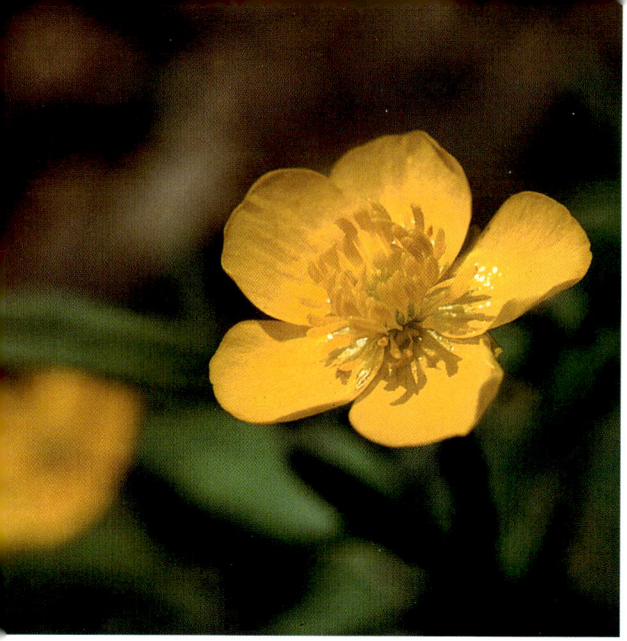

Hahnenfuß
Buttercup

Ranunculus acris

»Ich finde meine Position.«

Im Frühjahr mit goldgelbem Hahnenfuß übersäte Wiesen wecken die Vorfreude auf Wärme und sommerliche Tage. Die Gruppenpflanze spiegelt uns wider, daß wir keine Einzelwesen sind, sondern uns in Gemeinschaften zusammfinden und zusammenraufen müssen. – In einer Gruppe entsteht rasch eine »Hackordnung«: Jeder bekommt seinen Platz zugewiesen oder erobert sich eine Position, und solche »Ränge« lassen sich nur schwer verändern. Es kostet Kraft, sich daraus zu befreien und unabhängig von fremden Vorgaben seine Position zu finden und zu vertreten. Das gelingt am besten, wenn man sich löst von fremden Idealen und Wertvorstellungen und sich unabhängig macht von der Anerkennung der Menschen, die man bisher als Maßstab nahm, seien es Eltern, Lehrer oder Vorgesetzte.

So wirkt die Blüte

Aus dem Bauch, vom Sonnengeflecht steigt beruhigende Wärme auf und gibt Ihnen die Standfestigkeit, innere Ruhe und Sicherheit, sich von einer neuen Seite zu präsentieren, selbst wenn dieser Schritt manchmal mit ein wenig Aufregung verbunden ist. Ihr Hals wird frei, die Stimme tönt voller, Sie überzeugen durch Ihr selbstverständliches Auftreten und behalten den Überblick. Je mehr Sie sich selbst anerkennen und Ihre Fähigkeiten zum Einsatz bringen, desto mehr respektiert die Umgebung Ihre Bedürfnisse, Ihren persönlichen Raum und Ihre berechtigten Forderungen. Sie finden den Platz im Leben, der mit Ihrem Innersten in Einklang ist und Ihren Fähigkeiten entspricht.

Wann ist Hahnenfuß hilfreich?

- Wenn Sie sich häufig klein machen nach dem Motto: »Nur nicht auffallen«, hilft Ihnen Hahnenfuß, in Ihre wirkliche Größe hineinzuwachsen.
- Wenn Ihnen die Hackordnung am Arbeitsplatz oder in der Großfamilie nicht gefällt, können Sie sich mit Hahnenfuß aus einer überholten Rolle befreien, Ihre tatsächlichen Fähigkeiten erkennen und zu sich stehen.

Sie können eine straffere Körperhaltung entwickeln und lernen, sich selbstbewußt und gewandt in der Öffentlichkeit zu präsentieren. In solchen Situationen ist es besonders hilfreich, die Essenz auch im Hals-Nacken-Bereich aufzutragen.

Hibiskus
Hibiscus

Hibiscus rosa sinensis

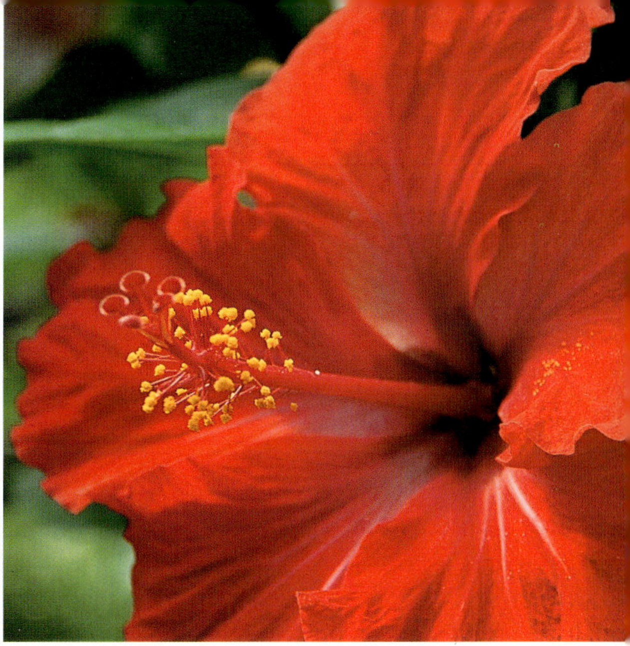

»Ich weiß um meine innere Schönheit.«

Der Hibiskus, zu deutsch auch Roseneibisch, stammt aus Ostasien. In tropischem Klima wächst er zu einem kräftigen Busch von 3 bis 4 m Höhe heran und entfaltet bei voller Sonne prächtige Blütenkelche in allen Tönen von rot/orange bis gelb und weiß. Für die Essenz wird die kräftig tiefrote Blüte verwendet. –
Eine schöne Hawaiianerin mit einer Hibiskusblüte im Haar beim Hula-Tanz – in wem ruft dieses Bild nicht den Gedanken an ästhetische Schönheit und Gefühle von Sinnlichkeit und Erotik hervor? Vor allem in der wenig farbigen Winterszeit oder an Arbeitsplätzen mit künstlicher Beleuchtung ohne Kontakt zur Natur verspüren wir häufig eine tiefe Sehnsucht nach einer bunten lebendigen Welt unter südlicher Sonne, nach überströmenden Empfindungen, die uns wieder spüren lassen, daß wir »ganz Frau« und »ganz Mann« sind.
Viele Menschen haben dieses Gefühl verloren, sie beschränken sich darauf, in einer hochtechnisierten Umgebung zu funktionieren, und selbst die Freizeit verbringen sie eher vor technischen Geräten, surfen durchs Internet oder fliehen in die Welt rührseliger Seifenopern und harter Krimis. Frauen kämpfen oft darum, es der Werbung nachzutun und das Bild einer knabenhaft schlanken, sportlich trainierten und immer lächelnden Frau abzugeben. Mit fortschreitendem Alter und zunehmender weiblicher Polsterung fühlen sie sich jedoch unattraktiv und unbedeutend, weil sie dem Ideal nicht mehr entsprechen.
Viele junge Mädchen wollen nicht gerne Frau werden und weibliche Attribute entwickeln. Sie kasteien sich mit rigiden Diätvorschriften, was bis zur Magersucht führen kann. Der innere Konflikt mit dem vierwöchentlichen Monatszyklus kann zu prämenstruellem Syndrom und Periodenschmerzen und phasenweise ausgesprochen schlechter Laune führen. Manche Männer vermeiden partnerschaftliche Zweisamkeit und den Kontakt mit tiefen Gefühlen, mit ihrer weiblichen Seite. Sie begnügen sich mit ein wenig unverbindlichem Reiz bei erotischen Filmen, finden dabei aber nicht das, was ihnen wirklich männliche Kraft und Lebensfreude spenden würde: Zärtlichkeit und Sinnlichkeit, die in ihnen die Saite von Weichheit und Gefühlstiefe zum Schwingen bringen könnte.

Wenn Männer und Frauen nicht mehr ihre beiden Seiten annehmen und leben, reduziert sich das Spannungsfeld zwischen Mann und Frau. Es fehlt der zündende Funke, im Bett machen sich Langeweile und Lustlosigkeit breit. Die nicht gelebte Sexualität kann zu Stauungsbeschwerden im Unterleib führen, wie Hämorrhoiden oder Prostatabeschwerden beim Mann und Menstruationsbeschwerden oder Scheidenpilz bei der Frau. Dann gilt es, Erotik und Sexualität als Lebensqualität wiederzuentdecken!

So wirkt die Blüte

Mit Hibiskus finden Sie heraus, wie Sie Ihren ästhetischen Wünschen Ausdruck verleihen können: Sie entwickeln kreative Ideen, Ihre häusliche und berufliche Umgebung zu verschönern, und sorgen für Ihre eigene Schönheit und Attraktivität, sei es mit Kleidung oder Frisur, die Ihr Wesen vorteilhaft zur Geltung bringen, oder durch die Entfaltung Ihrer inneren Schönheit, die Sie nach außen spürbar werden lassen.

Hibiskus bringt die inneren Kräfte in Balance und macht so die Beziehung zwischen Männern und Frauen wieder spannend, lebendig und dynamisch. Das gelingt am besten, wenn beide die weibliche Seite in sich stärken und mit der männlichen in Ausgleich bringen. Im täglichen Miteinander und in der Intimität zu zweit können sich aktive und passive Rolle fließend abwechseln. So machen beide Partner die Erfahrung, in sich komplett zu sein, tauchen gemeinsam in neue Dimensionen ein und verbinden sich zu einer harmonischen, kreativen Einheit.

Wenn Ihre eigenen Kräfte in Balance sind, begegnen Sie der Umwelt ausgeglichen und harmonisch. Sie dürfen sich zielgerichtet durchsetzen und dabei Ihr Gefühl mit einbeziehen. So vermitteln Sie neue Werte und große Gestaltungskraft.

Wann ist Hibiskus hilfreich?

Für Frauen:

- Um sich mit und ohne Mann komplett zu fühlen, der weiblichen Stärke und Attraktivität bewußt zu sein, die eigene Erotik zu genießen.
- Bei Menstruationsbeschwerden oder Eßstörungen junger Mädchen erleichtert ihnen Hibiskus die Annahme ihrer Weiblichkeit. Mädchen in der Pubertät können sich über Hautunreinheiten hinwegsetzen und sich von innen heraus schön und attraktiv finden.
- Um sich im Klimakterium und nach einer Operation an den weiblichen Organen (Entfernung der Gebärmutter, der Brust) als Frau vollwertig und begehrenswert zu erleben und sich an die innere Schönheit als Quelle von Gesundheit und Lebenskraft anzuschließen.
- Wenn die weibliche Kraft sich als üppiges Polster im Beckenbereich festsetzt, gilt es, sich selbst als Frau wertzuschätzen, in Schwung zu kommen und eigene Kreativität zu leben.

Für Männer:

- Um die weibliche Seite seiner selbst als bereichernde Dimension und Stärke zu erfahren.
- Vor allem, wenn Sie in einem technischen Beruf tätig sind, können Sie mit Hibiskus die gefühlsmäßige Kommunikation mit anderen Menschen, den Kindern und der Partnerin lebendig halten.

Für beide:

- Um die Polarität zwischen Partnern als positives Spannungsfeld zu nutzen, aus dem Neues erwächst, das mit Freude gelebt werden kann. Sie finden Wege, Ihre sexuelle Begegnung zu vertiefen und sich auf neue Weise aufeinander einzulassen. Ein Hibiskusbild im Schlafzimmer schafft eine offene, zugleich intime Atmosphäre und strahlt lebendige Harmonie aus.
- Bei Stauungsbeschwerden im Unterleib bringt Hibiskus Ihre Energie dort ins Fließen.

Immergrün

Vinca minor

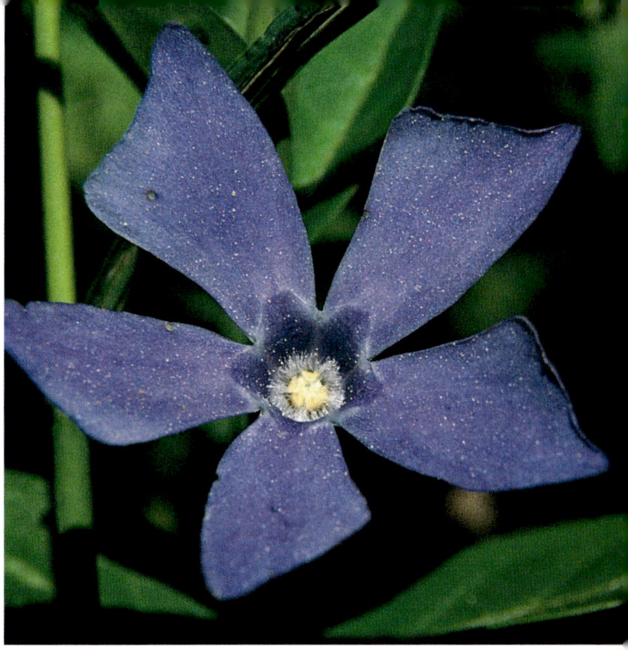

»Ich habe gute Nerven.«

Vom frühen Frühjahr bis zum Spätsommer blüht das violette Immergrün als Bodendecker im Halbschatten und trägt das ganze Jahr über grüne Blätter. Immergrün-Tee hilft bei Schlaflosigkeit und Nervosität. Auch die Blütenessenz hat sich zur Stärkung der Nervenkraft bewährt. – »Das nervt mich« oder »Das geht mir auf die Nerven« sind Sätze, die man dauernd hört. In einigen Berufen gehört es fast zum Image, ständig überbelastet und nervös zu sein, um damit das Ausmaß des Arbeitseinsatzes zu demonstrieren! Mütter von Kleinkindern wissen oft nicht mehr, wo ihnen der Kopf steht, weil alle gleichzeitig etwas von ihnen wollen. Manch einer wird zappelig, weil er sich zu viel vornimmt und zu vieles gleichzeitig zu bedenken hat. Dann passiert es leicht, daß man links und rechts verwechselt, Dinge verlegt oder den Faden beim Sprechen verliert; oft vergißt man von einem Moment zum anderen, was man eigentlich gerade tun wollte ...

So wirkt die Blüte

Immergrün bringt Ihr vegetatives Nervensystem wieder ins Gleichgewicht, Herzschlag und Atmung werden ruhiger, die Verdauung kommt in Gang. Es läßt Ihre Nerven zu Drahtseilen wachsen, Sie lassen sich durch nichts und niemanden aus der Ruhe bringen. Auch in umtriebiger Umgebung und in Phasen großer äußerer Belastung und innerer Anspannung bleiben Sie zentriert und entwickeln Distanz zum Geschehen. Besonnen und umsichtig zugleich bleiben Sie am Steuer.

Wann ist Immergrün hilfreich?

- Wenn Sie mehr Nervenkraft brauchen.
- Um einen turbulenten Haushalt zu managen.
- Wenn Sie am Arbeitsplatz verschiedene Dinge gleichzeitig tun müssen wie Telefonate entgegennehmen, Kundengespräche führen, am PC schreiben, behalten Sie mit Immergrün Umsicht und Überblick.
- Vor und bei Prüfungen und Auftritten, anstrengenden Besprechungen oder langen Autofahrten gehen Sie die anstehenden Aufgaben gelassen an und bleiben entspannt und wach zugleich. Probieren Sie die rasche Wirkung aus, wenn Sie die Essenz zusätzlich zur Einnahme äußerlich in die Ellbeuge einmassieren!
- Bei Schlaflosigkeit trägt Immergrün zur körperlichen und geistigen Entspanntheit bei.

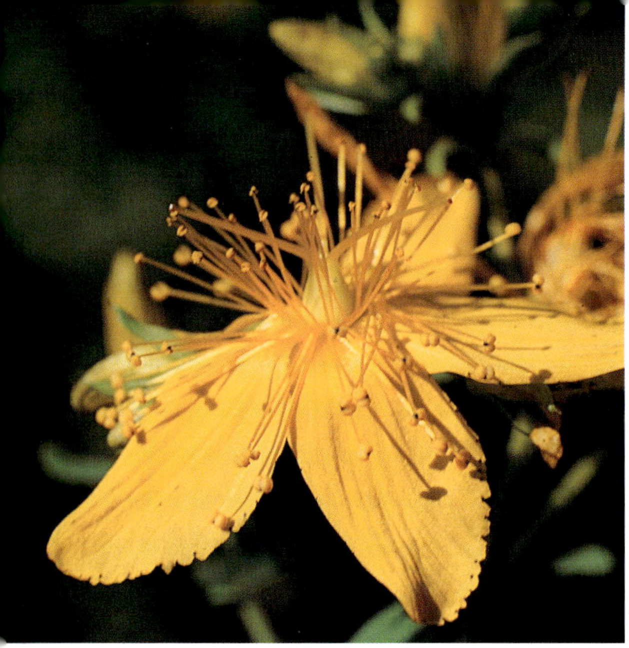

Johanniskraut
St. John's Wort

Hypericum perforatum

»Sommerlicht durchwärmt mich und erhellt mein Gemüt.«

Wenn die Sonne am höchsten steht, blüht das Johanniskraut leuchtend gelb. Die bis zu 60 cm hohe Staude hat eine Besonderheit: Zerreibt man ihre Blüten, tritt eine rote Flüssigkeit aus – daher der Name »Blutwurz«. Johanniskrautöl wirkt stark durchblutungsfördernd und erwärmend. Als Blütenessenz bringt Johanniskraut Wärme und Sonne in Körper und Seele. – Manche Menschen frösteln rasch und leiden unter kalten Händen und Füßen; vor allem der Winter mit seiner Kälte und langen Dunkelheit macht ihnen zu schaffen. Manche werden deprimiert, weil sie unter der Kälte der Welt leiden und sich nach seelischer Wärme, Geborgenheit und Verständnis sehnen. Die einsame dunkle Nacht läßt sich oft schwer ertragen, so daß der Schlaf durch Alpträume und Ängste gestört ist. Dann braucht die Seele eine lichtdurchstrahlte Schutzhülle, um sich in der Welt geborgen zu fühlen und freudig am Leben teilnehmen zu können.

So wirkt die Blüte

Das Johanniskraut kann zum schützenden »Lichtträger« werden. Schon beim Halten des Fläschchens stellt sich oft ein angenehmes Gefühl von Durchwärmtwerden, von Freude und Ruhe ein. Kälte und Dunkelheit in Ihnen und um Sie herum verschwinden, wie ein großer Vorrat von Sommersonne breitet sich Helligkeit in Körper und Seele aus. Im Schutz dieses Lichtkreises finden Sie wieder Zugang zu Ihrem inneren Licht, das Ihr Gemüt erhellt und Sie mit Heiterkeit erfüllt.

Wann ist Johanniskraut hilfreich?

- Wenn Sie körperlich und seelisch Licht und Wärme brauchen.
- Wenn Sie vor allem im Winter zu depressiven Stimmungen neigen und jeden Lichtstrahl mit Freude in sich aufnehmen.
- Wenn Sie sich nach friedlichem, ruhigem Schlaf und angenehmen Träumen sehnen.
- Ängstliche und bettnässende Kinder finden nachts Geborgenheit und Schutz. Lesen Sie auch die Geschichte der Maus »Frederick« vor!
- Bei Muskelverspannungen und Nervenschmerzen, bei Hexenschuß oder steifem Hals können Sie die äußerliche Heilwirkung von Johanniskrautöl und Essenz kombinieren.
- Bei kalten Füßen fördern Fußwechselbäder mit Johanniskraut die Blutzirkulation.

Kamille
Chamomile

Matricaria chamomilla

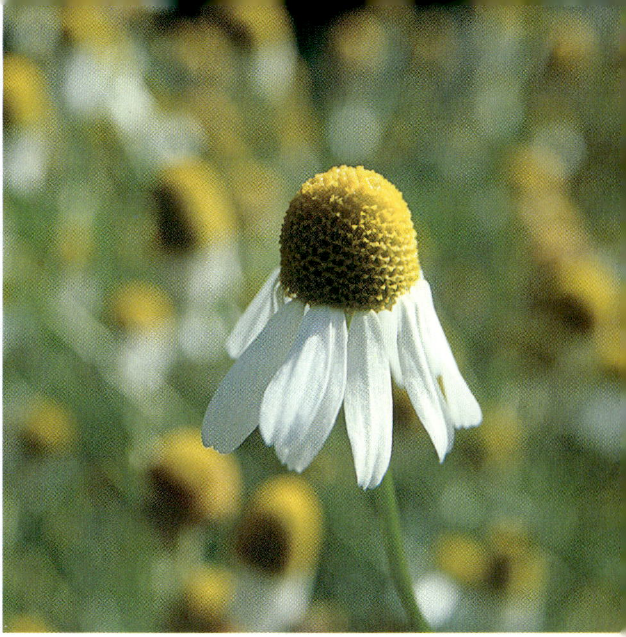

»Ich bin umsichtig
und reagiere gelassen.«

Das zartblättrige Kraut säumt mit seinen weiß-gelben Blüten im Sommer Acker und Wiesen. Die wichtige Heilpflanze wurde von jeher gegen Krämpfe, zur Beruhigung des Magens und zur Wundheilung eingesetzt.
Als Essenz hilft sie jenen, die unleidig werden, weil sie in sich keine Ruhe finden. Oft sind sie aufgewühlt von zu vielen Eindrücken und können all die Reize nicht mehr verarbeiten. Häufig kommen die Störeinflüsse von außen durch optische und akustische »Dauerberieselung«, oder der Körper sendet irritierende Impulse wie Zahnschmerzen oder Juckreiz. Alles zusammen wirkt wie in verschiedene Richtungen zerrende Zugkräfte und erzeugt einen hochgradigen inneren Spannungszustand. Man fühlt sich innerlich zerrissen, abgeschnitten von den eigenen Ressourcen, und benötigt Hilfe, um sich in Ruhe zu sammeln und sich wieder als Einheit und Ganzheit zu erleben.

So wirkt die Blüte

Kamille bringt Sie in Ihre Mitte, in einen geschützten, abgeschlossenen »Ruheraum«, in dem Sie die Eindrücke der letzten Zeit ordnen und so Ihr Innerstes ins Reine bringen können. Wenn Sie überreizt und überfordert waren, geben Sie der Müdigkeit nach, gönnen Körper und Geist die verdiente Ruhe. Starke Schmerzen lösen sich, indem Sie den Schmerz annehmen und in die betreffenden Bereiche bewußt hineinatmen. Überempfindliche Nerven beruhigen sich, und Sie finden Erleichterung.

Wann ist Kamille hilfreich?

- Wenn Sie überdreht sind, bringt Kamille den Alltagswirbel zum Stillstand und hilft Ihnen, sich fallen zu lassen und in Schlaf zu kommen.
- Wenn Sie leicht überreagieren, mit Sodbrennen auf fremdes Essen, mit Streitlust auf andere Menschen, finden Sie die Gelassenheit in sich.
- Bei nervösem Juckreiz, Zahnschmerzen, Nervenschmerzen, Krämpfen aller Art rückt Kamille den Schmerz aus dem Brennpunkt, so daß alles erträglicher wird.
- Zahnende Säuglinge finden Ruhe durch Kamille, verdünnt auf die Zahnleiste aufgetragen. Bei Bauchkoliken entspannt es, wenn Sie Kamille um den Nabel herum einmassieren.
- An betriebsamen Arbeitsplätzen hilft sie als Bild oder Spray den Mitarbeitern, gelassen bei sich zu bleiben und Sinn und Ziel zu finden.

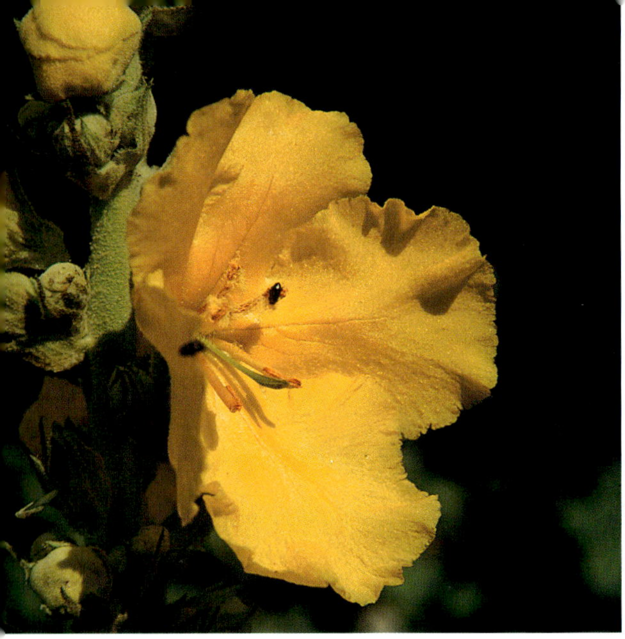

Königskerze
Mullein

Verbascum thapsus

»Ich sorge für mich und andere.«

Mit königlicher Würde steht die bis zu 2 m hohe Pflanze kerzengerade da und läßt ihre gelben Blüten entlang dem kräftigen Stiel nach allen Richtungen Ausschau halten. Selbst auf Schutthalden kommt sie mit Hilfe der Sonne in zwei Jahren zur vollen Blüte. – Als Blütenessenz schließt sie uns an unsere eigenen Kräfte an, so daß wir uns überall fest verwurzelt zu voller Größe aufrichten können. Nicht immer fühlt man sich auf Rosen gebettet: Finanzielle Probleme, ein Übermaß an Arbeit, diverse persönliche Verpflichtungen lassen uns manchmal den Überblick verlieren und setzen uns unter Dauerstreß. Manche Menschen meinen dann, für alles allein geradestehen zu müssen, und versuchen, sich ohne emotionale oder materielle Unterstützung zu behaupten; doch fehlender Rückhalt macht sich nicht selten in Form von Rückenschmerzen bemerkbar. Andere verleugnen sich selbst und harren in einer unwürdigen Lage aus, um eine Fassade aufrechtzuerhalten.

So wirkt die Blüte

Königskerze hält Ihnen vor Augen, daß Würde nicht von Umgebung und Prestige abhängig ist, sondern eine selbstverständliche innere Kraft, die jedem Menschen erwächst, der zu sich selbst steht und sich nichts vormacht. Sie richten sich zu voller Größe und Schönheit auf und gewinnen Überblick über Ihre Lage. Sie schätzen die Möglichkeiten in Ihrer derzeitigen Situation realistisch ein und grenzen Ihren Aufgabenbereich ab. So halten Sie sich den Rücken frei für das, was Ihnen wichtig ist. In einer selbständigen Position fällt es Ihnen leichter, zu delegieren und Ihre Führungsposition selbstverständlich einzunehmen.

Wann ist Königskerze hilfreich?

- Wenn Sie finanziell oder beruflich in der Klemme sind – um wieder Überblick zu bekommen und Lösungswege zu finden.
- Königskerze fördert die Zusammenarbeit in der Gruppe. Sie finden Ihr Ressort und können Ihre Ansichten offen vertreten. In der vorgesetzten Position können Sie delegieren, die Tätigkeit anderer koordinieren und organisieren. Ein Bild in Büroräumen fördert den direkten, ehrlichen Umgang miteinander.
- Wenn der Rücken schmerzt, finden Sie Rückhalt und Anschluß an Ihre Ressourcen.

Lavendel

Lavender

Lavendula officinalis

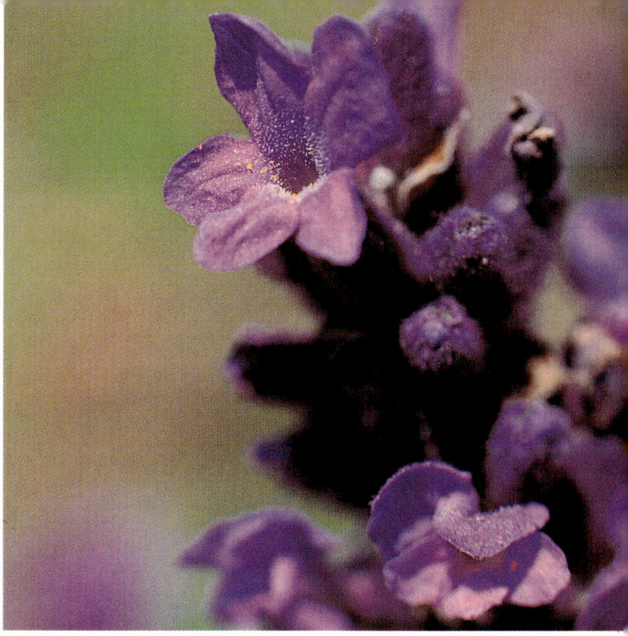

»Ich finde den Ruhepol in meinem Innern.«

Bei dem Gedanken an lilablau blühende Lavendelfelder steigt manch einem gleich ein herb-süßer Duft in die Nase. Das ätherische Öl des Lavendels wurde schon immer als Parfum besonders geschätzt, auch bei Nervosität und Schlaflosigkeit und zur Abwehr unliebsamer Insekten wie Motten wird es gern verwendet. Als Blütenessenz trägt Lavendel dazu bei, Abstand zu den Dingen zu bekommen, etwas aufzuarbeiten und zu klären. – Wenn wir uns viel mit anderen Menschen und deren Gedanken und Problemen auseinandersetzen, »läuft leicht der Denkapparat heiß«, wir geraten geistig und emotional aus unserer Mitte und fühlen uns unausgeglichen. Trotz langer Tagesarbeit liegt man vielleicht noch Stunden wach, denn das aufgewühlte Innere braucht Zeit, um wieder in ruhigeres Fahrwasser zu kommen. Auch nach langen Reisen und aufreibenden Autofahrten fühlen sich viele Menschen müde und aufgekratzt zugleich. Um abzuschalten, nehmen sie Fernseher oder Alkohol zu Hilfe, dabei würde ihnen ein Spaziergang im Freien viel besser bekommen, um sich erfrischt und innerlich ausgeglichen zu fühlen und zu allem Umtrieb Distanz zu bekommen.

So wirkt die Blüte

Körper und Geist kommen zur Entspannung, Sie können besser durchatmen. Das Leben erscheint plötzlich viel leichter und friedlicher. Sie können sich gelassenem Nichtstun hingeben und einfach den schwebenden, heiteren momentanen Zustand genießen.

Wann ist Lavendel hilfreich?

- Wenn Sie sich geistig und seelisch belastet und gestreßt fühlen, finden Sie leichter aus der Überdrehtheit und Überaktivität zur Ruhe.
- Nach Diskussionsrunden, Wochenendseminaren und Kongressen hilft Ihnen Lavendel, wieder in Ihre Mitte zu kommen.
- Bei längerer auswärtiger Tätigkeit können Sie mit Lavendel auch in stark wechselndem Umfeld das Tagesgeschehen besser verarbeiten und ruhig bei sich bleiben. Das ätherische Öl des Lavendels in einer Duftlampe verstärkt die harmonisierende Wirkung der Essenz.

TIP Auf längeren Autofahrten trägt eine Mischung aus Lavendel, Immergrün und Rosmarin dazu bei, daß Sie die Fahrt entspannt und konzentriert zugleich hinter sich bringen.

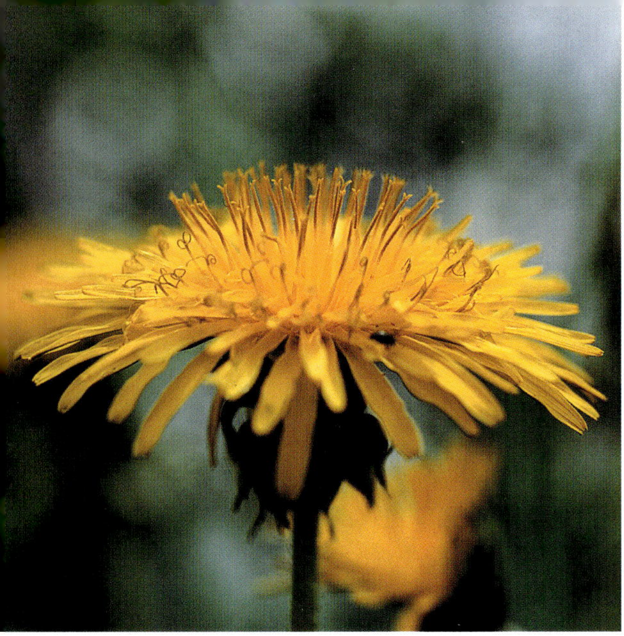

Löwenzahn
Dandelion

Taraxacum officinale

»Ich lasse körperlich und geistig los.«

Der intensiv gelbblühende Löwenzahn reicht mit seiner langen Pfahlwurzel tief ins Erdreich, seine weißen Samen wehen wie Schirmchen weit mit dem Wind davon. In der Pflanzenheilkunde wird er vor allem zur Entgiftung der Leber und bei Rheuma eingesetzt, sein französischer Name »Pisse en lit«, Bettnässer, deutet auf seine harntreibende Wirkung hin. Auch als Blütenessenz trägt Löwenzahn dazu bei, loszulassen. – Nach einem Tag geistiger und körperlicher Höchstleistung fällt es oft schwer, abzuschalten. Die Gedanken kreisen noch ums Tagesgeschehen, die Nacken- und Rückenmuskulatur ist hart und verspannt, auch die verkrampfte Kiefermuskulatur zeigt Spuren vom »Sich-durchbeißen-Müssen«. Man hat sich selbst in ein enges Korsett von Pflichten und Aufgaben gezwängt und sehnt sich danach, einmal wieder ungebunden und frei von Verpflichtungen zu sein, einfach tun und lassen zu können, wonach gerade der Sinn steht.

So wirkt die Blüte

Der Löwenzahn hilft Ihnen, sich von körperlichen Verhärtungen und festgefahrenen Vorstellungen zu lösen, und gibt Ihnen damit jugendliche Unbekümmertheit zurück. Selbst wenn Sie »die Stellung halten« müssen, können Sie in anderen Lebensbereichen loslassen und sich wie die Löwenzahnschirmchen mühelos schwebend in neue Gefilde tragen lassen. Sie integrieren das Loslassen ins Tun und nehmen Ihren Alltag wieder leicht und spielerisch.

Wann ist Löwenzahn hilfreich?

- Wenn Sie alles lockerer und gelassener angehen und sich flexibel auf Ihre Aufgaben und die Mitmenschen einstellen wollen.
- Um aus einem überanstrengten Zustand, etwa nach Nachtarbeit oder Wochenenddienst, umzustellen und abzuschalten.
- Bei Muskelverspannungen und -verhärtungen spüren Sie, wie schön es sein kann, loszulassen und sich wieder frei bewegen zu können. Bei nächtlichem Zähneknirschen entspannt sich Gesichts- und Kiefermuskulatur. Die abendliche Einnahme nach der Wasserglasmethode verhilft Ihnen zu tiefem, entspanntem Schlaf.
- Bei Muskelkater und Hexenschuß, aber auch zu Beginn einer Geburt fördert die Essenz im Badewasser und im Massageöl die Muskelentspannung.

Lotos
Lotus

Nelumbo nucifera

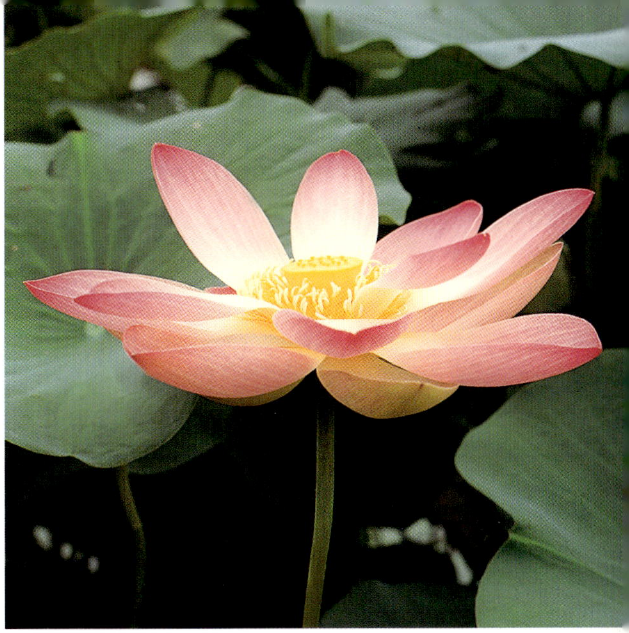

»In meditativer Haltung lebe ich meinen Alltag.«

Der in Asien heimische Lotos wächst im Wasser, hebt aber Blätter und die wunderschönen rosa Blüten über die Wasseroberfläche empor. In Indien gilt die Blüte als das wichtigste Symbol der Vollkommenheit, die jeder Mensch durch innere Einkehr erlangen kann. Der Weg nach innen ist einerseits über den Rückzug von der Welt möglich, bei der man im »Lotossitz« die Stille und Versenkung sucht; zum anderen führt er über Achtsamkeit und Bewußtheit in jeglichem Tun. Der Wunsch danach wird auch in der westlichen Welt immer stärker. Je größer die Möglichkeiten zur Zerstreuung sind, desto weniger befriedigt uns dies auf Dauer. Viele empfinden deutlich die Notwendigkeit, den Alltagstrubel hinter sich zu lassen und neue Möglichkeiten der Lebensgestaltung auszuprobieren. Dann hilft Lotos, Abstand zu wahren zu den eigenen Gedanken und Gefühlen und sich so über das Alltagsgeschehen zu erheben.

So wirkt die Blüte

So, wie die Pflanze die Elemente Erde, Wasser und Luft miteinander verbindet, hilft sie Ihnen, alle Daseinsebenen miteinander in Einklang zu bringen. Gut verbunden mit Ihren Wurzeln, spüren Sie, wie alles in Ihnen in harmonische Bewegung kommt, und vertrauen darauf, daß das Leben alles für Sie in Fülle bereit hält, was Sie zum seelischen, geistigen und körperlichen Wohlbefinden brauchen. Die feinstoffliche Energie, die Sie über Ihren Atem aufnehmen, wandelt sich in Ihnen zu ruhiger Kraft. Sie können gelassen und freudig »den Alltag als Übung« nehmen. Es fällt Ihnen leicht, in meditativer Achtsamkeit und Ruhe zu bleiben, Sie sind eins mit sich und dem Kosmos.

Wann ist Lotos hilfreich?

- Wenn Sie auf sanfte Weise Stärke entwickeln wollen.
- Wenn Sie sich durch äußere Umstände oder inneren Aufruhr nicht mehr im Gleichgewicht befinden, bringt Lotos Sie in Harmonie.
- Um die Aktivität Ihrer Chakren in Balance und miteinander in Einklang zu bringen.
- Wenn Sie sich in Meditation üben und einen spirituellen Weg einschlagen wollen, gibt Lotos Klarheit, Durchlässigkeit und sanfte Durchsetzungskraft. Das Meditieren wird leichter, wenn Sie dabei auf ein Lotosbild schauen.

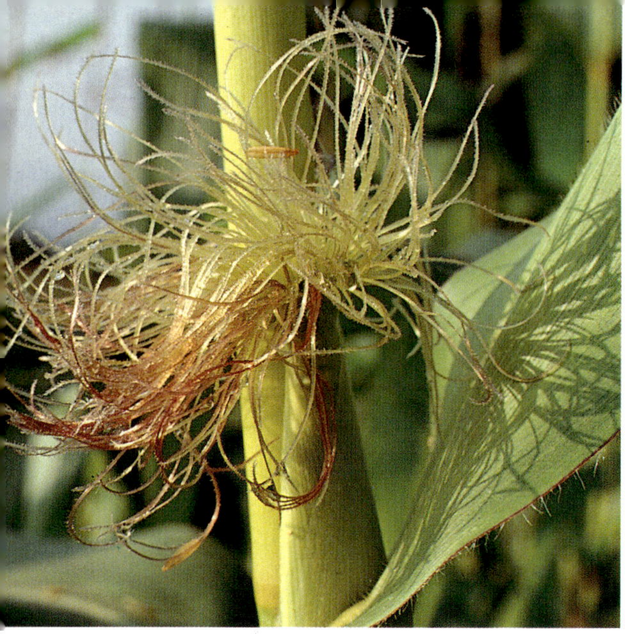

Mais
Corn

Zea mais

»Ich schirme mich ab.«

Der Mais war bei den Indianern heiliges Hauptnahrungsmittel. Die weibliche Blüte drängt zwischen den großen Hüllblättern hervor, in deren Schutz die Maiskörner reifen. Sie werden zu verschiedenen schmackhaften Gerichten verarbeitet, von der Polenta bis zum frisch gerösteten Mais, dem Pop Corn, ohne den kein Kino oder Rummelplatz denkbar ist – offensichtlich liebt man gerade in umtriebigen Situationen den Mais besonders! – Das Großstadtgetümmel zieht viele magisch an, auch wenn sie durch die Vielzahl der Eindrükke leicht verwirrt und desorientiert werden.
Es ist oft schwierig, den Verlockungen des Angebots zu widerstehen und bei sich und seinem Vorhaben zu bleiben. Denn das tosende Leben zieht die Menschen in seinen Strudel, sie verlieren den Kontakt zu ihren Wurzeln. Man vergißt, was man eigentlich erledigen wollte, verläuft oder verfährt sich und braucht einen ruhigen Winkel, um zu verschnaufen.
Ob Stadt, öffentliches Verkehrsmittel oder betriebsamer Arbeitsplatz, Sie sind stets herausgefordert, den richtigen Grad zwischen Offenheit und Abschirmung zu finden und das Geschehen um sich herum achtsam zu verfolgen.

So wirkt die Blüte

Trotz Überflutung mit äußeren Reizen sind Sie vollkommen präsent und fühlen sich rundherum sicher, als ob Sie mit einem unsichtbaren Schutzanzug versehen wären. Ihre Wirbelsäule streckt sich in die Länge, Sie verschaffen sich den nötigen Überblick und nehmen deutlich wahr, was ringsum los ist. Mit diesem Schutz bewegen Sie sich sicher und unbeschadet durch jede unbekannte Umgebung.

Wann ist Mais hilfreich?

- Wenn Sie sich in Menschenansammlungen aller Art unwohl fühlen und Gefahr laufen, sich selbst zu verlieren, sich zu verirren, gibt Mais Ihnen Stabilität und Orientierung.
- Um übereilte Spontankäufe zu vermeiden und überlegt zu handeln.
- Wenn Sie zu plötzlichen Panikattacken neigen beim Überqueren der Straße, beim Betreten eines Konzertsaales oder eines menschengefüllten Raumes, finden Sie in Ihrem eigenen Kraftfeld Schutz und Sicherheit.
- Auf Reisen in fremde Länder können Sie bewußt und aufmerksam die Umgebung erkunden und zugleich in Ihrer Mitte bleiben.

Mandelblüte
Almond

Prunus amygdalus

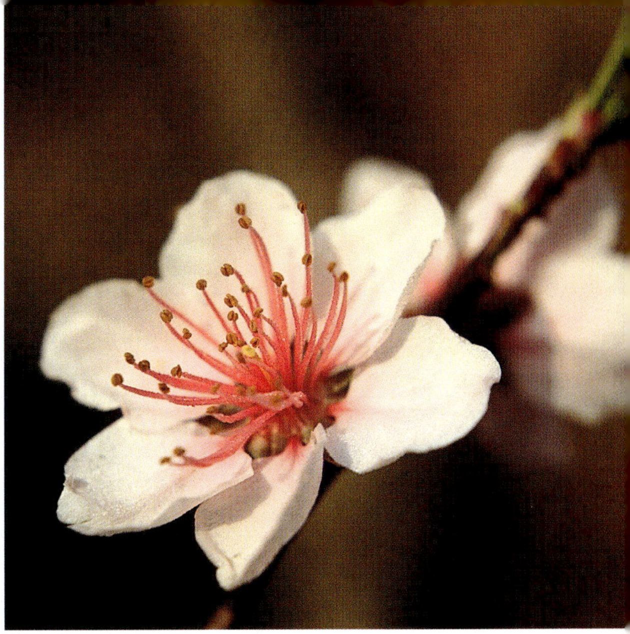

»Ich entwickle mich weiter und finde Sinn.«

Das zierliche Mandelbäumchen wächst in südlichen Ländern und kündet schon im frühen Frühjahr mit zartrosa Blüten die Rückkehr der Sonne an. Sein Samen, die Mandel, steckt in einer überaus harten Schale. Er wird gerne gegessen und liefert ein wertvolles Öl, das vor allem zur Hautpflege und als Basisöl für ätherische Öle Verwendung findet. – Manchmal verlangt es uns geradezu nach Nüssen und ölhaltiger Nahrung, vor allem, wenn wir uns körperlich oder geistig verausgabt haben. Es gibt jedoch Menschen, die ständig essen müssen, um sich befriedigt zu fühlen; sie können »den Hals nicht voll kriegen«, selbst wenn ihnen anschließend übel ist. Um dem vorzubeugen, daß der Körper schwer und plump wird, entledigen sich manche anschließend der Nahrung durch Erbrechen. In Wirklichkeit verlangt es sie meist nach ganz anderem: Vielleicht suchen sie eine andere Art von »Nahrung« und nehmen das Essen nur als Ersatzbefriedigung? Oder sie würden gerne aus ihrer momentanen Lebenssituation ausbrechen, sehen jedoch keine Möglichkeit dazu. Häufig würde es ihnen gut tun, einfach mal »den Kropf zu leeren« und unterdrückte Gefühle zu äußern, zum Beispiel Ärger oder lang aufgestaute Wut auf sich selbst und andere. Nicht selten steht dahinter auch ein unterdrückter Schrei nach Liebe und Anerkennung, die Sehnsucht, sich selbst in seinem ganzen Wesen zum Ausdruck zu bringen. Dann brauchen sie die Mandelblütenessenz, um das Problem auf der Ebene anzugehen, wo es sitzt. Vielleicht muß man sich dazu aus einem gemachten Nest entfernen und flügge werden!

Mandelblüte hilft uns, der materiellen Ebene den Stellenwert zuzuweisen, der ihr im Gefüge unseres Lebens gebührt: Zu manchen Zeiten ist die materielle Seite sehr wichtig, um eine solide Basis zu schaffen, doch in späteren Lebensjahren erkennen wir, daß wir auch andere Nahrung brauchen. Wenn diese fehlt, fällt es manchen Menschen schwer, mit dem Älterwerden zurechtzukommen; sie landen in der Midlife-Crisis. Frauen trauern vielleicht ihrer einstigen Schönheit nach und setzen viel daran, jugendlich und attraktiv zu wirken. Männer suchen nach jüngeren Frauen, um zumindest so Anteil an Jugendlichkeit zu haben.

Um sich weiterzuentwickeln, gilt es, materiellen Dingen weniger Bedeutung beizumessen

und dem Leben einen neuen Sinn zu geben. Vielleicht erwacht plötzlich das Interesse an Poesie und Kunst, oder man bekommt Lust, Konzerte zu besuchen, in einem Chor mitzusingen, zu malen und einfach seine Lebenskraft kreativ auszudrücken. Neuen Sinn finden viele Menschen dadurch, daß sie sich von überkommenen engen Vorschriften und Leitbildern lösen und dasjenige leben und entfalten, das aus ihrem Inneren nach außen zur Gestaltung drängt.
Auf christlichen Bildern, aber auch in anderen religiösen Traditionen wird häufig das feinstoffliche Kraftfeld (Seite 17) um weise und erleuchtete Menschen mandelförmig dargestellt. Diese Form symbolisiert den Schritt von der materiellen zur geistigen und spirituellen Ebene und den Wandlungsprozeß, der diesem Schritt zugrunde liegt. Je mehr wir uns übergeordneten, nicht mehr materiell faßbaren Kräften öffnen, um so mehr erfassen wir intuitiv das wahre Wesen der Dinge und die verschiedenen Formen der Existenz.

So wirkt die Blüte

Mandelblüte hilft Ihnen, materielle Werte zu schaffen und sie wieder loszulassen, wenn die Zeit dafür gekommen ist.
Sie erkennen, welchen Stellenwert das Essen für Sie hat, und sind bereit, Ihr Eßverhalten so umzustellen, daß Sie sich körperlich und seelisch wohlfühlen.
Sie bekommen Einblick in die Relativität von Zeit und Alter und erkennen, daß jeder Augenblick neue Chancen mit sich bringt, um für sich Lebensglück zu entwickeln. Kunst, Poesie und Musik bereichern Ihr Leben. Sie finden Sinn und innere Werte, die Sie seelisch und geistig jung halten.
Mandelblüte bezieht Sie ein in all die Seinszustände, die in der Natur um Sie herum nebeneinander bestehen: Wie das Wasser in einem ewigen Kreislauf verschiedene Stadien durchläuft – vom Regentropfen zum Fluß ins Meer und von dort wieder aufsteigend als Wasserdampf und sich zu neuen Tropfen zusammenfindend –, so können auch Sie sich einlassen auf die verschiedenen Formen der Existenz, vom Grobstofflichen zum Feinstofflichen, die jegliches Sein mit sich bringt.

Wann ist Mandelblüte hilfreich?

- Wenn Sie sich über die Grenzen des Alltags erheben und Ihrem Leben neuen Sinn geben wollen.
- Um Freude an den schönen Dingen des Lebens wie Kunst, Musik, Poesie zu entwickeln.
- Für Menschen in der Midlife-Crisis und in der zweiten Lebenshälfte, um für sich neue Werte und Sinn zu finden.
- Ist die Zeit da, die Welt hinter sich zu lassen, oder wenn Sie sich nach dem Tod sehnen, finden Sie körperliche und seelische Gelöstheit und wissen sich eins mit dem Unendlichen.
- Wenn Sie an Schwangerschaftserbrechen oder an Eßstörungen (Bulimie oder Magersucht) leiden, können Sie sich mit Hilfe von Mandelbaum aus kreisenden Gedanken und Gefühlen befreien und sich auf die Prozesse des Lebens einlassen.
- Während einer Reinigungs- oder Fastenkur kann Mandelblüte diese Zeit erleichtern.
- Bei Blutarmut und anderen Mangelzuständen, bei einer Resorptionsstörung im Magen oder Dünndarm erkennen Sie mit Mandelblüte, daß nicht nur Ihr Geist, sondern auch Ihr Körper genährt werden muß. Diese Einstellung trägt dazu bei, die Nahrung besser aufzunehmen und zu verwerten.

TIP Fügen Sie die Essenz Gesichtscreme und Körperöl zu, um auch im Alter Ihr Äußeres zu akzeptieren und innere Schönheit durchstrahlen zu lassen.

Passiflora
Passion Flower

Passiflora bryonoides

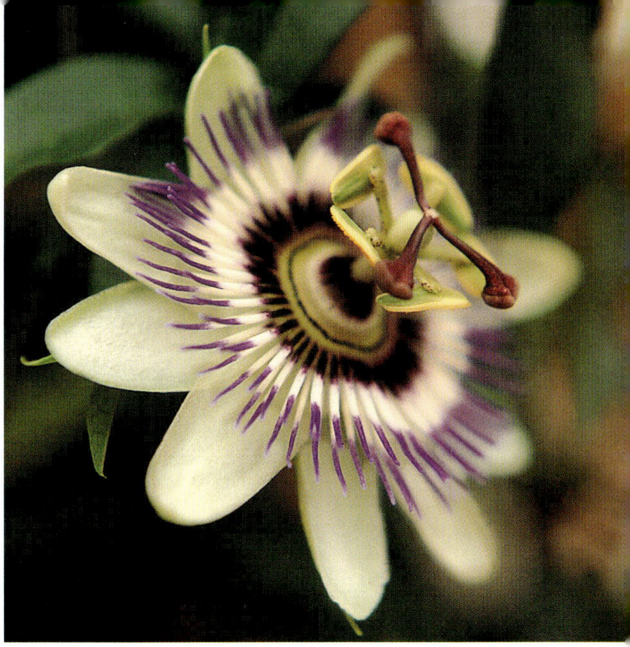

»Meine Seele wird getragen.«

Die Passionsblume ist eine Kletterpflanze aus südlichen Gegenden, deren auffallende Blüten ihre Pracht in Blau, Weiß und Zartlila erstrahlen lassen. Die unscheinbare Frucht hat im Innern saftige Kerne von feinsäuerlichem Geschmack und besonderem Reiz.
Sie trägt den Begriff »Passion« schon im Namen und stärkt im Menschen zweierlei – die Fähigkeit, sich in ein Leiden zu ergeben, zu dulden und auszuhalten, aber auch den anderen Aspekt in sich zu finden: Leidenschaft als die Fähigkeit, sich für etwas zu begeistern und sich ihm ganz hinzugeben.
Es gibt immer wieder Zeiten, die, so schwer sie auch sein mögen, einfach durchgestanden werden müssen, in denen die eigene Leidensfähigkeit auf die Probe gestellt wird. Schwierig werden solche Phasen, wenn man ihnen Widerstand entgegensetzt, davor zurückschreckt und ans Weglaufen denkt. Umgekehrt geht es Menschen, die in Leidenschaft entbrannt sind: Sie haben keinen anderen Gedanken mehr im Sinn, als die Nähe des begehrten Menschen oder Objekts zu suchen, und begeben sich dadurch in Abhängigkeiten, haben sich nicht mehr selbst in der Kontrolle. In beiden Fällen greift die Umwelt stark in unseren Lebensplan ein, und manche Menschen können sich dabei selbst verlieren.
Die erste Reaktion gegen die starken Zugkräfte von außen ist meist, daß wir versuchen, uns mit aller Gewalt dagegenzustemmen. Viele Menschen reagieren mit Krankheit, Widerwillen oder Selbstmitleid, wenn sie sich eines Tages vor Aufgaben gestellt sehen, die es erfordern, Opfer zu bringen. So kann der vorzeitige Tod eines Elternteils die Laufbahn der Kinder in eine vollkommen andere Richtung lenken: Vielleicht muß man eine Ausbildung abbrechen, um das elterliche Geschäft weiterzuführen, oder eine Tochter sieht sich plötzlich mit Mutterpflichten und Pflegeaufgaben konfrontiert und stellt die Gründung einer eigenen Familie zurück. Auch, wer einen alten oder kranken Menschen über längere Zeit pflegt, wer längere Zeit selbst auf dem Krankenlager zubringen muß, kommt nicht umhin, die eigenen Zukunftspläne zumindest zeitweise hintan zu stellen.
Später erkennt man vielleicht rückblickend, daß gerade die schweren Zeiten im Leben den Impuls für einen intensiven Reifungsprozeß

darstellten. Vielleicht sieht man seither sich und andere in neuem Licht und hat dem Leben bedeutsame neue Seiten abgewonnen.
Die jedes Jahr wiederkehrende Passionszeit greift ein Thema auf, das die Menschen von jeher zwangsläufig stark beschäftigt hat: der Sinn von Leiden, Martyrium, Opfer und Tod. Auch in nichtchristlichen Traditionen wird dieses Thema immer wieder angesprochen in der Absicht, Menschen mit ihrem persönlichen Schicksal auszusöhnen und sie zu der Erkenntnis zu führen, daß jede schicksalhafte Wendung im Leben die seelische und geistige Entwicklung anstößt.
Opfer und Auferstehung bedingen sich gegenseitig: Wie der Vogel Phönix aus der Asche neu ersteht, müssen wir oft zuerst etwas aufgeben, um mit ganzen Kräften ins Leben zurückzukehren und neu zu werden.

So wirkt die Blüte

Mit Passiflora werden Sie wach und klar und verspüren in sich eine ruhige, friedliche Stimmung. Sie zeigt Ihnen, daß Sie sich von schwierigen Situationen im Leben nicht unterkriegen lassen müssen, sondern die Herausforderung annehmen und daran wachsen können. Das gelingt Ihnen am besten dadurch, daß Sie Abstand zu sich und Ihren Wünschen und zur Umgebung bekommen und das Leben mehr von der humorvollen und spielerischen Seite betrachten.
Selbst wenn Sie sich dem Schicksal unterworfen fühlen, haben Sie doch durch Ihre innere Haltung Einfluß darauf, in welche Richtung es sich entwickelt, und können jede Drehung im Rad des Lebens als Chance zu seelischem Wachstum annehmen. Auch in Phasen der Einschränkung finden Sie zu persönlicher Freiheit und Seelenfrieden und sehen der Zukunft gestärkt und vertrauensvoll entgegen.

Wann ist Passiflora hilfreich?

- Sie können aus innerster Überzeugung heraus »Ja« zum Leben sagen und das, was es bringt, freudig und aufgeschlossen annehmen. In schwierigen Lebensphasen oder wenn Ihr Leben durch schicksalhafte Umstände in eine neue Richtung gelenkt wird, finden Sie in sich selbst Halt und Zuversicht. Sie nehmen die in diesen Umständen liegende Entwicklungschance an und können Ihr Schicksal meistern.
- Um von einer extremen »Passion« und einer zu einnehmenden Beziehung zu Menschen lassen zu können. Passiflora hilft Ihnen, gesunden Abstand zu wahren und wieder »Herr Ihrer Selbst« zu sein. Bei einer Suchterkrankung rückt Passiflora das begehrte Objekt aus der zu starken Aufmerksamkeit.
- Nach einer Operation, nach einer ungünstigen Diagnose hilft Ihnen Passiflora, die auferlegte Leidenszeit durchzustehen. Sie können Trost finden im Gedicht von D. Bonhoeffer:
»Von guten Mächten wunderbar geborgen
erwarten wir getrost, was kommen mag.
Gott ist bei uns am Abend und am Morgen
und ganz gewiß an jedem neuen Tag.«
- Passiflora hilft Ihnen, über depressive Phasen, zum Beispiel bei plötzlicher Arbeitslosigkeit, hinwegzukommen und auf eine Entwicklung zum Guten zu vertrauen.
- Kinder können mit Passiflora die Gewißheit finden, daß ihr Schutzengel ihnen beisteht und sie durch Stunden der Not begleitet.
- Um mit tiefem Verständnis und Achtung am Schicksal anderer Menschen Anteil nehmen zu können und sie in allen Lebenslagen liebevoll zu unterstützen.
- Ein Bild der Passiflora an der Wand hilft Menschen, die längere Zeit im Krankenbett zubringen müssen, ihre Leidenszeit leichter und mit Humor zu ertragen und für sich Sinn und Wert darin zu entdecken.

Prunkwinde
Morning Glory

Ipomea purpurea

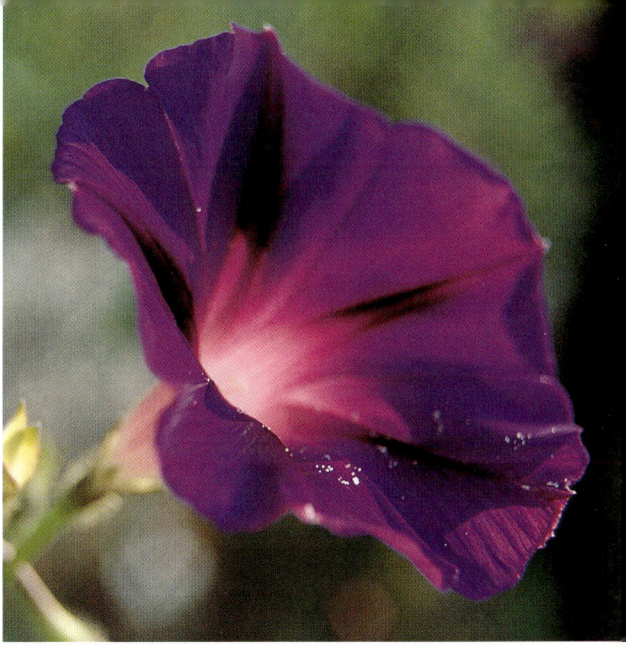

»Ich entfalte meine Kreativität.«

Die Kletterpflanze öffnet ihre intensiv violetten, trichterförmigen Blüten mit den ersten Sonnenstrahlen – daher der englische Name »Ruhm des Morgens«. – Der frühe Tag mit seiner klaren, kühlen Luft und Ruhe ist für viele Menschen nicht gerade »ihre« Zeit. Lieber machen sie die Nacht zum Tage, stürzen sich kopfüber in den Trubel von Diskotheken und ähnlichen Orten, und halten das Sprichwort »*Morgenstund hat Gold im Mund*« für gräßlich spießig und überholt. Hinter diesem Verhalten steht oft der sehnliche Wunsch, bei anderen anzukommen, in einer Clique »in« zu sein. Und um ja nichts zu verpassen, nehmen sie alles mit, was das Leben so bietet: menschliche Kontakte, sexuelle Erfahrungen, Reize aller Art bis hin zu Drogen, ohne die vielen Eindrücke richtig zu verarbeiten. Den Tag über können sie sich oft nur mit Mühe zu Wesentlichem aufraffen und warten sehnlichst auf den Abend. Dabei fühlen sie sich oft zunehmend unzufrieden, innerlich leer und suchen nach etwas, das ihrem Leben wirklich Sinn gibt. Vielleicht bekommen sie Lust, etwas gänzlich Neues zu beginnen und den Morgen mit seinen Möglichkeiten für sich kreativ zu nutzen.

So wirkt die Blüte

Als Kletterpflanze läßt Sie die Prunkwinde erfahren, wieviel oder wie wenig äußeres Gerüst Sie brauchen, um sich hochzuhangeln: Je mehr Basis Sie in sich selbst finden, desto besser können Sie sich aus eigener Kraft entwickeln. Ruhe und das Verlangen, die vielen Eindrücke in sich sinken zu lassen, kehren in Ihnen ein. Ohne sich um die Meinungen anderer zu kümmern, finden Sie heraus, was Ihnen wesentlich und sinnvoll erscheint, und werden sich selbst und Ihren wahren Bedürfnissen gerecht.

Wann ist Prunkwinde hilfreich?

- Wenn Sie aussteigen wollen aus dem Wechsel von Nichtstun und übergeschäftigem Treiben, bekommen Sie Schwung zu neuem Denken und Handeln. Als Zusatz zum Duschgel gibt Prunkwinde Ihnen morgens Antrieb.
- Um in Ihre mitmenschlichen Beziehungen mehr Tiefgang und Dauer zu bringen.
- Wenn Sie sich von Äußerlichkeiten und der Meinung anderer unabhängig machen und Ihr wahres Ich entfalten wollen.
- Wenn Sie sich aus einer Sucht befreien und einen neuen Anfang machen wollen.

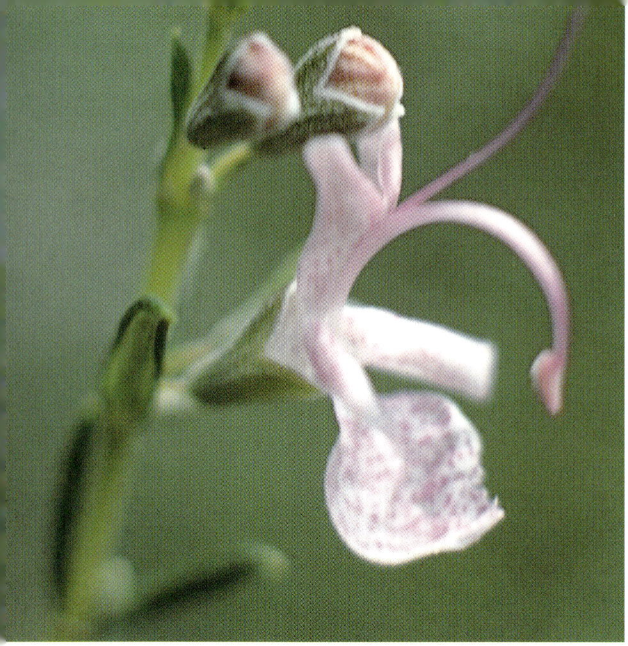

Rosmarin

Rosemary

Rosmarinus officinalis

»Ich bin wach und geistig frisch.«

Der aromatisch riechende Rosmarinstrauch stammt aus dem Mittelmeerraum, wo er an trockenen Felsabhängen üppig wuchert. Als geschätztes Küchenkraut aktiviert er die Verdauungssäfte, sein würziger Duft macht wach und aktionsbereit. Rosmarin und Salbeiblätter werden häufig in einem Atemzug genannt, weil sie einander ergänzende Pole verkörpern: Rosmarin die aktivierende, geistig und körperlich erfrischende Seite, Salbei die lösende und entspannende. Die Blütenessenz der blaßblauen Rosmarinblüte aktiviert Denkvermögen und Intuition gleichermaßen.
In Zeiten erhöhter geistiger Beanspruchung erlahmt manchmal die Aufmerksamkeit vorzeitig. Man nimmt zwar seine Umgebung wahr, aber ordnet Geschehnisse nicht richtig und rechtzeitig ein. Man liest einen Text, hat aber Schwierigkeiten, dessen Sinn zu erfassen.
Um präsent und geistig aufnahmefähig zu sein, müssen wir eine Verbindung zwischen der Außenwelt und unserer geistigen Innenwelt mit ihren Bildern und all unserem gespeicherten Wissen herstellen. Dann fällt es uns leichter, das wahre Wesen der Dinge zu erkennen und ihnen auf den Grund zu gehen.

So wirkt die Blüte

Rosmarin macht die Nase frei und die Atmung tief und kräftig. Auch wenn Sie vorher müde und unkonzentriert waren – wie von einem frischen Wind umfächelt, fühlen Sie sich wieder munter und klar im Kopf. Ereignisse und Wissen, das Sie vielleicht verloren glaubten, können aus dem Erfahrungsschatz auftauchen und Ihnen wieder zur Verfügung stehen.

Wann ist Rosmarin hilfreich?

- In Prüfungszeiten, während wichtiger Unterredungen, bei Vorträgen, in denen Sie all Ihr Wissen parat haben wollen. Wenn Sie geistig besonders fit sein wollen, können Sie zusätzlich zur Einnahme morgens Rosmarin auf Stirn und Schläfen auftragen oder das Fläschchen in die Tasche stecken.
- Während langer Autofahrten verhilft Ihnen Rosmarin – als Raumspray oder vor der Fahrt nach der Wasserglasmethode eingenommen – zu klarer Sicht und guter Aufmerksamkeit.
- Wenn Sie nach einem Unfall, nach besonders einschneidenden Ereignissen oder einfach altershalber das Gedächtnis im Stich läßt, gibt Rosmarin Ihnen wieder geistige Frische.

Salbei
Sage

Salvia officinalis

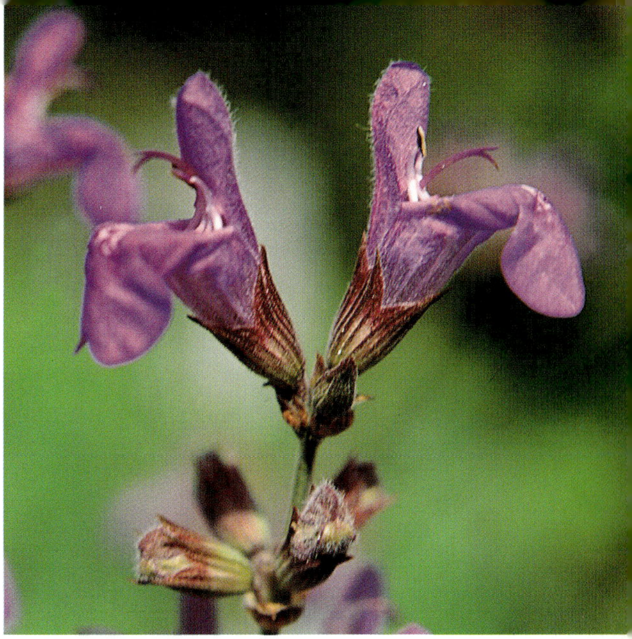

»Ich bringe Außenwelt und Innenwelt in Einklang.«

Der als Heilpflanze hochgeschätzte Salbei blüht leuchtend blau in Wiesen und an Wegrändern. Als Tee und ätherisches Öl wirkt er schleimlösend und reguliert die Schweißabsonderung. Die Blütenessenz wirkt auch auf der Zeitebene regulierend, sowohl bei Zeitverschiebungen auf Reisen als auch im zwischenmenschlichen Austausch, indem sie uns für alle Tätigkeiten den richtigen Zeitpunkt finden läßt. – Streß und Abneigung gegen notwendige Arbeiten entstehen oft dadurch, daß wir uns gerade nicht dazu bereit fühlen. Vielleicht überschüttet uns die Außenwelt mit Aufgaben in Haus und Beruf, ohne daß wir Gelegenheit finden, in uns hineinzuhorchen, ob es für uns gerade stimmt. Oder wir sind gezwungen, gegen unseren inneren Rhythmus zu arbeiten, zu essen oder zu schlafen, und geraten so zunehmend in einen Erschöpfungszustand.

So wirkt die Blüte

Salbei bringt Sie in Harmonie mit sich selbst. Sie nehmen sich zu Ihrer Zeit die Ruhe, die Ihr Inneres zur Regeneration benötigt. Aus diesem Einssein mit sich selbst können Sie sich leichter auf äußere Anforderungen einstellen und sich in den Dienst einer Sache stellen. Beschwingt und hilfsbereit finden Sie Freude am gemeinsamen Tun und erkennen den höheren Zweck darin. Wenn Ihnen ein äußerer Rhythmus vorgegeben ist, fällt es Ihnen leichter, sich darauf einzustellen, mit der Bewegung zu schwingen und Außenwelt und Innenwelt miteinander in Harmonie zu bringen.

Wann ist Salbei hilfreich?

- Um zu einem Rhythmus zu finden, der Ihnen körperlich und seelisch gut tut. Sie können sich mit dem Außen arrangieren und trotzdem bei sich sein und für Ihr Wohlbefinden sorgen.
- Wenn innerer und äußerer Rhythmus auseinanderklaffen: Um von einem Ruhepunkt aus neu zu starten und außen und innen zu verbinden. Auf Fernreisen oder im Schichtdienst finden Sie mit Salbei innerlichen Ausgleich.
- Sie können die von der Natur vorgegebenen Rhythmen besser annehmen, sei es der Schlaf-Wach-Rhythmus oder der weibliche Zyklus. Wenn, wie beispielsweise im Klimakterium, das Gerüst des monatlichen Rhythmus fehlt, finden Sie neue Wege, in Fluß und in Harmonie mit sich zu kommen.

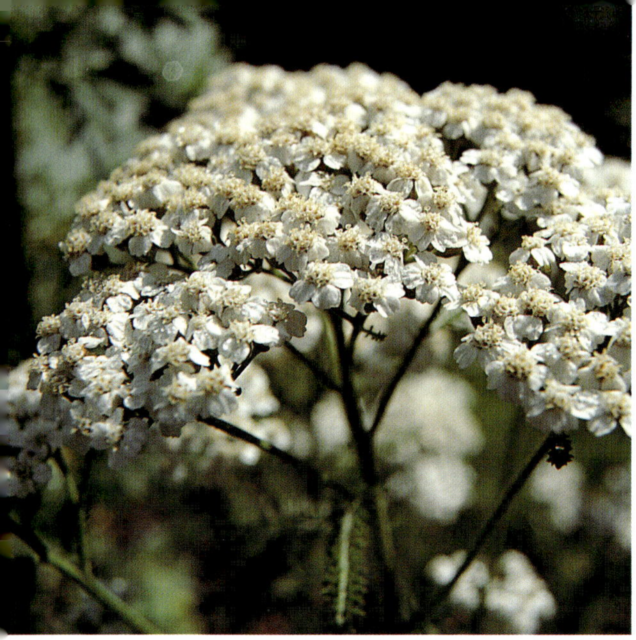

Schafgarbe

Yarrow

Achillea millefolium

»Mein Kraftfeld ist stark und energiedurchflutet.«

Die Schafgarbe wächst tief verwurzelt überall in Wiesen und an Wegrändern und wird von den Schafen als Nahrung sehr geschätzt – daher der deutsche Name. Ihre weißen Korbblütchen richtet sie schirmartig zum Himmel aus. In Pflanzenheilkunde und Homöopathie gilt die Schafgarbe schon von jeher als eine besonders vielseitige Heilpflanze; so geht ihr lateinischer Name *Achillea* auf den griechischen Helden Achill zurück, der der Sage nach mit ihrer Hilfe Wunden heilte.
Als Kraut lindert sie zu starken Schweiß und Hitzewallungen und stillt Blutungen, vor allem bei Frauen, und reguliert somit den Säftehaushalt im Körper. Als Blütenessenz reguliert sie den Energiestrom und damit unseren Kräftehaushalt. – Auch im geistigen Bereich ist es wichtig, die Grenzen zur Umwelt der Situation gemäß öffnen oder schließen zu können. Manche Menschen sind zu offen für die Einflüsse aus der Umgebung. Das können die Gedanken anderer Menschen sein, aber auch Strahlungen aller Art wie Mikrowellen oder Radioaktivität. Andere meinen, sich abschotten zu müssen, und verlieren das Gespür für die Zeitläufte. In beiden Fällen kann man die eigene Belastungsfähigkeit nicht mehr einschätzen und läuft so Gefahr, zum Spielball äußerer Kräfte zu werden.
Wenn Menschen zu viel aus der Umgebung aufnehmen, kann es manchmal schwierig werden, zwischen sich und dem anderen zu unterscheiden. Psychisch Erkrankte, aber auch Menschen in therapeutischen oder pädagogischen Berufen brauchen deshalb Schafgarbe, um ihr eigenes Energie- und Kraftfeld zu verdichten oder zu weiten, je nach Situation. Versehen mit diesem feinstofflichen Schutz fällt es ihnen leichter, sich abzugrenzen, Dinge klar einzuordnen und weise Entscheidungen zu treffen.
Die hohe geistige Kraft der Schafgarbe nutzen die Chinesen seit Jahrhunderten: Beim *I Ging*, dem chinesischen Orakel, wird mit Hilfe von Schafgarbenstengeln geweissagt und dabei unterschieden zwischen Zeiten des Stillstands und der Wandlung.
Auch als Essenz fördert die Schafgarbe in uns die Erkenntnis, daß alle Lebensprozesse ständigem Wandel unterworfen sind. Das bezieht sich nicht nur auf zyklische Körpervorgänge wie den Atem oder den Blutkreislauf, sondern

auch auf den Wandel der menschlichen Existenz im Laufe des Daseins: Geburt und Tod, Werden und Vergehen, um sich schließlich ganz von der Materie zu lösen und in eine neue Daseinsform einzutauchen, die ihrerseits wieder die Grundlage für neues Leben ist. Wenn wir selbst in diesen Fluß eintauchen und uns bereitwillig dem Wandlungsprozeß anvertrauen, das eigene Schicksal und den Lauf der Welt annehmen, können wir den höchsten Sinn erkennen, der im Kleinen und im Großen zugleich liegt.

So wirkt die Blüte

Alle Körpersekrete wie Blut, Lymphe, Schweiß kommen ins Fließen, Ihr Atem fließt frei und entspannt und belebt zugleich. Sie trinken Wasser mit Genuß und spüren, wie es Ihren Körper durchströmt und reinigt. Nicht nur körperlich, sondern auch geistig und seelisch können Sie sich öffnen und schließen, etwas in sich aufnehmen, sich durchfluten lassen und wieder abgeben. Diese Erkenntnis hilft Ihnen, sich je nach Situation abzugrenzen oder auszutauschen, so daß Ihr Energiehaushalt ausgeglichen bleibt.

Ob Mann oder Frau, Sie begreifen plötzlich, was es heißt, »schwanger« zu sein, zu »gebären«, zu wachsen und zu vergehen, können erfahren, welche ständigen Wandlungsvorgänge das Leben auf unserem Planeten ermöglichen. Sie spüren, daß auch Ihr eigenes Dasein Schauplatz ständiger Veränderung ist, die Ihnen den Ansporn gibt zu weiterer Entwicklung. Diese Einsicht stimmt Sie innerlich heiter und gelöst und läßt Sie Ihr persönliches Schicksal und das aller Existenz annehmen.

Aus dem Bewußtsein, daß menschliches Erdenleben die Beziehung zum Kosmos einschließt, erwächst Ihnen klare Weltsicht und Weisheit.

Wann ist Schafgarbe hilfreich?

- Schafgarbe stärkt Ihr Kraftfeld, hält alle Ihre Sekrete in Fluß und stimuliert Ihre Atembewegung.
- In Veränderungsphasen wie Arbeitsplatzwechsel und Pensionierung fällt es Ihnen leichter, sich in den Lauf der Dinge einzufügen und neue kreative Kräfte in sich zu entdecken.
- Frauen mit Zyklusstörungen können begreifen, was es heißt, Frau zu sein und ihre weibliche Würde zu finden. Frauen im Klimakterium finden neue Möglichkeiten, sich als Frau zu identifizieren und ihre weibliche Kraft und Weisheit zu leben.
- In der Schwangerschaft, für Frau und Mann: Sie gewinnen Verständnis für die körperlichen und seelisch-geistigen Umwälzungen, die in Ihnen und um Sie herum vorgehen.
- Bei seelischen Erkrankungen, Schlafstörungen während Vollmond oder Schlafwandeln können Sie sich gegen zu starke Einflüsse abgrenzen und finden innere Ruhe und Schutz.
- In therapeutischen, helfenden und lehrenden Berufen hilft Ihnen Schafgarbe, bei sich und in Ihrer Kraft zu bleiben.
- Wenn Sie im juristischen Bereich tätig sind, können Sie unparteiisch und unbeeinflußt eine weise Entscheidung treffen. Vor Gericht fällt es Ihnen leichter, den Richtspruch zu akzeptieren, und ihn als Herausforderung für weitere Entwicklungsschritte begreifen.
- An Arbeitsplätzen mit starken elektromagnetischen Schwingungen durch Computer und andere elektronische Geräte umgibt Sie Schafgarbe mit einem positiven Kraftfeld.

TIP In der Schwangerschaft, bei Zyklusschwierigkeiten und im Klimakterium können Sie Schafgarbe auch einem Körperöl beimischen, das Sie auf Unterbauch und Kreuzbein auftragen.

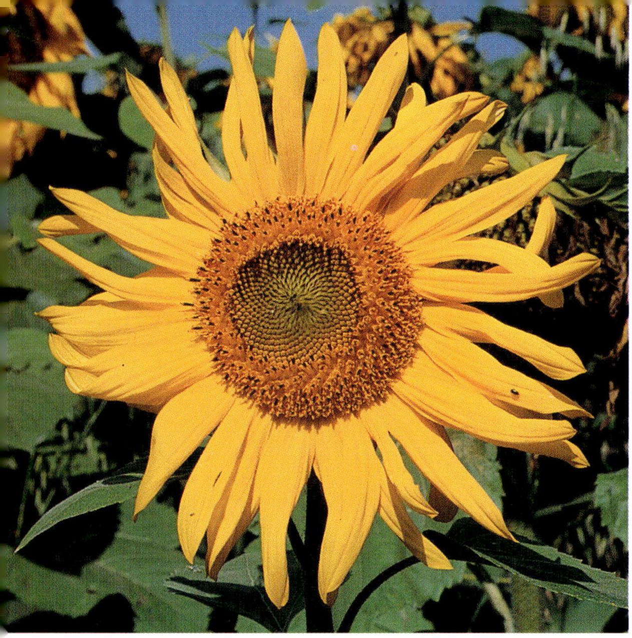

Sonnenblume
Sunflower

Helianthus annuus

»Ich handle selbstbewußt und selbstverantwortlich.«

Sicher ist Ihnen schon aufgefallen, daß auf einem Sonnenblumenfeld alle Köpfe in die gleiche Richtung sehen. Die großen Korbblütler drehen sich im Lauf des Tages ständig der Sonne zu und heißen deshalb im Französischen *Tournesol*, Sonnendreher.

Von manchen Menschen sagt man, sie stünden immer auf der Sonnenseite des Lebens. Andere kommen einfach nicht aus dem Schatten heraus und sehen ihr Dasein und die Zukunft in eher düsteren Farben. Vielleicht haben sie sich schon als Kind hilflos in eine dunkle Ecke gedrängt gefühlt, aus der sie sich nicht befreien konnten, und geben jetzt anderen die Schuld an ihrem Zustand. Vielleicht erlebten sie die väterliche Autorität als Übermacht, gegen die sich aufzulehnen nicht möglich war. Und selbst als Erwachsene meinen sie noch, andere, vor allem männliche Autoritätspersonen wie den Vater, den Ehemann oder den Chef, um Erlaubnis bitten zu müssen, in die Sonne gehen zu dürfen … Damit stellen sie andere auf einen Sockel und geben ihnen die Macht, über ihr Denken und Tun zu entscheiden.

Aber auch das Fehlen einer Autoritäts- und Vertrauensperson kann sich nachteilig bemerkbar machen. Angenommen, der Vater trat in der Erziehung nie wesentlich in Erscheinung und wirkte eher unauffällig oder gar schwach, so daß er als »Reibungsfläche« ausfiel. Dann passiert es später im Leben oft, daß man sich in Auseinandersetzungen mit anderen Autoritäten, etwa Institutionen wie Schule, Staat, Finanzamt oder Justiz verwickelt. Vielen ersetzen auch Lehrer und Chefs die Vaterfigur, das läßt sich besonders häufig bei Kindern alleinerziehender Mütter beobachten.

In Partnerschaft und Eltern-Kind-Beziehungen geht es oft um Vorherrschaft und Unterordnung. Dann ist es wichtig, die Kompetenzbereiche abzustecken und jedem sein selbständiges Ressort zu überlassen. Denn jeder Mensch wünscht sich, ernstgenommen zu werden, und sollte auch dem anderen, ob Erwachsenem oder Kind, diese Unterstützung vermitteln.

Es hat seinen guten Grund, daß das Sonnensymbol in allen früheren Kulturen als Ausdruck der männlichen Gottheit zu finden ist – als Gegenpol zur weiblichen Mondgöttin auf der Mondsichel. Auch im Christentum wird bis zum 8. Jahrhundert Christus als der königliche Sieger im goldenen Strahlenkranz dargestellt

und erst dann durch das Bild des Kruzifixus abgelöst, als die Religion fest Fuß gefaßt und ihre weltliche Autorität verankert hat.
Insofern bedeutet die Auseinandersetzung mit der Sonnenblume auch eine Klärung der Frage nach Gott, das Ringen mit einer allmächtigen, unpersönlichen Macht, in deren Gegenwart ich mich entweder als kleines, unbedeutendes Wesen empfinden oder als kreativen Ausdruck dieser Schaffenskraft verstehen kann. Die Erkenntnis des göttlichen Funkens in jedem lebendigen Wesen führt heraus aus Abhängigkeit und zu selbstbestimmtem, liebevollem Tun.

So wirkt die Blüte

So, wie sich die Blüte der Sonne zuwendet, können Sie durch die Essenz den Fluß von Energie und Wärme spüren, der vom Sonnengeflecht, dem in Magenhöhe liegenden Solarplexus, ausgeht. Dieser warme Kraftstrom fließt weiter bis in die Füße und erschließt Ihnen den festen Kontakt zum Boden. Der Energiefluß zu den Armen und Händen macht Ihnen bewußt, wieviel eigenen Handlungsspielraum Sie haben und wieviel Energie in Ihnen sitzt, die Sie kreativ umsetzen und nach außen bringen können.
Sie verspüren vielleicht große Beweglichkeit im Hals und haben Lust, den Kopf nach allen Seiten zu drehen. Damit können Sie frei entscheiden, wo Sie den Blick hinwenden und womit Sie sich auseinandersetzen wollen.
Sie erkennen, daß Sie täglich aufs neue die Wahl haben zwischen Schatten- und Sonnenseite. Sie werden Ihr eigener »Meister« und nehmen selbstverantwortlich Ihren Platz in der Welt ein.

Wann ist Sonnenblume hilfreich?

• Um alte Autoritätskonflikte loszulassen. Sie erkennen echte Führerschaft bei anderen an und entwickeln sie bei sich selbst.
• Wenn Sie alte Muster von Dominanz und Unterordnung satt haben, hilft Ihnen Sonnenblume, den Weg zu partnerschaftlichem Umgang zu finden, sich gegenseitig zu achten und zu respektieren.
• Wenn Sie mit Ihren Vorgesetzten und im Team besser klarkommen wollen, entwickeln Sie mit Sonnenblume Selbständigkeit und überzeugen durch Kompetenz.
• Wenn Sie zu kalten Händen und Füßen neigen, zu Blutarmut und mangelnder Vitalität; mit Hilfe der Sonnenblume öffnen Sie sich der Wärme und Energie, die überall da ist, und verwenden sie, um in Fluß und zu persönlicher Stärke zu kommen.
• Bei anhaltenden Nackenproblemen, vor allem bei steifem Hals mit bis hinauf zum Kopf ziehenden Verspannungen, sollten Sie überprüfen, wie Sie diese »Halsstarrigkeit« loslassen können – vielleicht, indem Sie den Blick vom Boden heben und selbstsicher der Welt begegnen!
• Wenn Sie sich wie abgeschnürt im Taillenbereich empfinden und unter Stauungsbeschwerden im Oberbauch leiden (Magen, Galle, Pankreas), fördert Sonnenblume den Fluß der Säfte und der Nahrung.
• Nach Mißbrauch und als begleitende Unterstützung in einer Psychotherapie, in der Sie sich intensiv mit Ihrer Beziehung zu Männern, mit Ihrer Rolle in der Familie, der Rolle Ihres Vaters und Ihrer Beziehung zu den Eltern auseinandersetzen.
Sie können die Suche nach jemandem beenden, der Ihnen verbindlich sagt, wo es lang geht, weil der Anblick der Sonne Sie Ihr inneres Leuchten und Ihre eigene Strahlkraft entdecken läßt.
• Mit Sonnenblume können Sie sich aus zu starker Abhängigkeit von Ideologien befreien und Ihr eigener Meister werden.

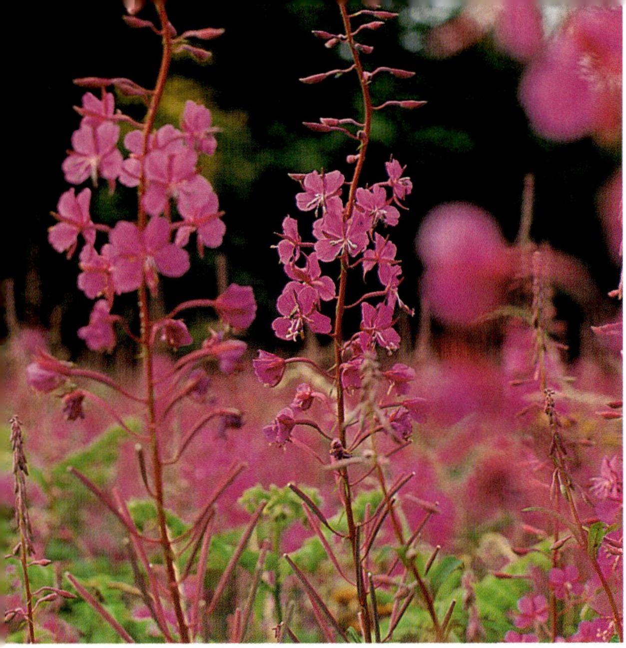

Staudenfeuerkraut

Epilobium angustifolium

»Meine alten Wunden heilen.«

Bis zu 2 m hoch wächst das rosa blühende Staudenfeuerkraut üppig auf gerodeten oder abgebrannten Waldflächen als Pionierpflanze und bereitet den Boden für anderen Bewuchs. Auch als Blütenessenz wirkt es dort regenerierend, wo die körperliche Funktion durch größere Narben beeinträchtigt ist. Oft schmerzen alte Wunden noch und machen vor allem bei Wetterwechsel unangenehm auf sich aufmerksam. Durch die Schädigung oberflächlicher Nerven fühlen sich manche Hautbereiche taub und gefühllos an. Aber nicht nur die Haut, ganze Körperregionen »blenden« wir nach einem Trauma einfach aus, weil der Schmerz sonst übermächtig wäre.
Große Narben bleiben oft körperliche Problemzonen, gleichzeitig aber auch Wunden auf seelischer und feinstofflicher Ebene. Man fühlt sich verunstaltet und meint, diese Bereiche verstecken zu müssen. Dann ist Hilfe nötig, um den eigenen Körper und sich selbst wieder richtig annehmen zu können.

So wirkt die Blüte

Staudenfeuerkraut macht Sie auf allen Ebenen wieder lebendig, so daß Sie sich Ihrem ganzen Körper liebevoll und aufmerksam zuwenden können. Alte Blockaden lösen sich, Blut und Lymphe zirkulieren besser.
Auch verletzte Körperregionen können Sie wieder als »ein Stück von sich selbst« empfinden und die mit dem alten Trauma verbundenen seelischen Schmerzen loslassen. Sie schließen Frieden mit dem Erlebnis von damals und fühlen sich komplett und heil.

Wann ist Staudenfeuerkraut hilfreich?

• Um auf allen Ebenen heil zu werden und Lebenskraft in allen Organen zu aktivieren.
• Nach großflächigen Brandwunden, bei äußerlich entstellenden Narben, vor allem im Gesicht, bei bleibenden Schäden etwa der Gelenke, können Sie das Gefühl der Beeinträchtigung überwinden und neue Lebendigkeit in den betreffenden Bereichen spüren.
Umschläge und Cremes mit Staudenfeuerkraut fördern die Heilung und Regeneration.
• Wenn Sie körperlich oder seelisch schwer verwundet sind, zum Beispiel nach Scheidung, Mißbrauch, Folter, Kriegsverletzung, können Sie mit der Vergangenheit fertig werden und neue Chancen in Ihrem Leben wahrnehmen.

Tachinaste

Echium wildpretii

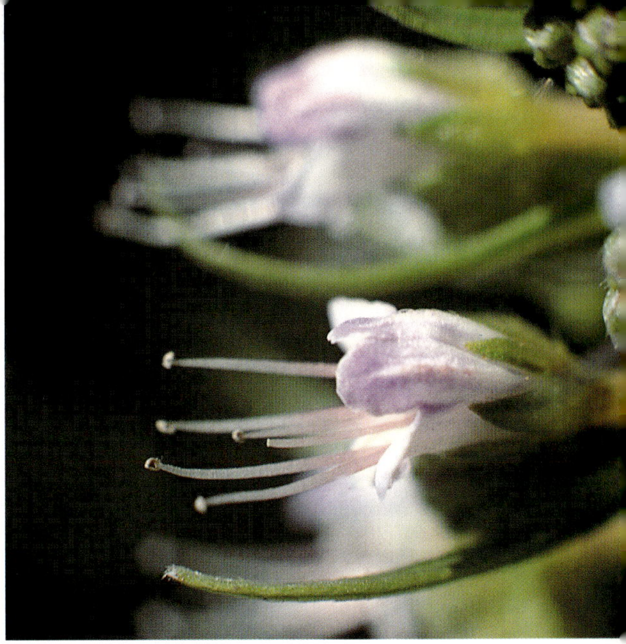

»Meine Zeit zum Handeln ist da.«

Die Weiße Tachinaste wächst auf Lava und steinigem, trockenem Boden. Erst nach mehreren Jahren entwickelt sie einen 2 bis 3 m hohen, schlanken Trieb mit unzähligen kleinen Blüten und stirbt dann ab. – Viele Menschen befinden sich in Lebensverhältnissen, die ihnen im Grunde nicht mehr entsprechen, aber sie schieben den entscheidenden Schritt immer wieder hinaus, manchmal wegen Widerständen anderer, oft auch aus der Angst heraus, sich neu orientieren zu müssen. Nach dem Motto »Lieber das bekannte Unglück als das unbekannte Glück« verschließen sie die Augen vor der Realität und verkriechen sich in der Hoffnung auf ein Wunder. Vielleicht reagiert der Körper mit Sehproblemen, Kopf- oder Nakkenverspannungen, weil etwas in ihnen verkrustet ist und sie ihre ganze Kraft aufwenden, die innerlich lauernden, explosiven Energien in Schach zu halten. Jede Entwicklung braucht ihre Zeit, und es gilt, den richtigen Moment zum Handeln zu erwischen. Dann genügt ein kleiner Anstoß von außen, die Kruste fällt ab, und die große Veränderung ist ohne weiteres Zutun von jetzt auf gleich möglich. Überkommenes findet ein harmonisches Ende, dafür tritt etwas Neues auf den Plan, das dem jetzigen inneren Wunsch entspricht.

So wirkt die Blüte

Sie finden körperliches Wohlbefinden, richten sich mühelos auf und blicken der Zukunft sicher ins Auge. Gerade, wenn Sie äußerem Druck standhalten müssen, finden Sie zu Ihrer inneren Linie, werden sich Ihrer Zielrichtung bewußt und können sich auf die anstehende Entwicklung einlassen.

Wann ist Tachinaste hilfreich?

- Wenn Sie Ihr privates und berufliches Leben in neue Bahnen lenken wollen; um überfällige Schritte zu tun und vertrauensvoll und freudig dem »unbekannten Glück« entgegenzugehen.
- Bei chronischen Rückenschmerzen, Nackenproblemen, beengter Atmung spüren Sie, wieviel innere Stärke und Entfaltungsraum Sie in Wirklichkeit haben, und finden zu innerer Haltung und Aufrichtung.
- Um auf allen Ebenen einen Durchbruch zu erreichen, sei es körperlich beim Zahnen, in der letzten Phase der Geburt oder beim endgültigen Verlassen der Welt.

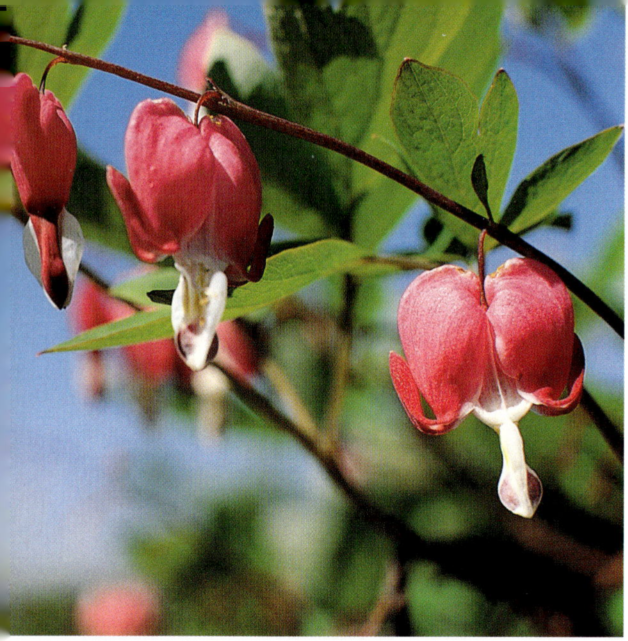

Tränendes Herz

Dicentra spectabilis

»Ich akzeptiere den Lauf der Dinge.«

In keinem Bauerngarten fehlte früher die üppig wuchernde Staude des Tränendes Herzens mit ihren herzförmigen, rosa Blüten, aus denen die weißen Blütenblättchen wie ein langer Klöppel hervorlugen. – Manchmal klagen Menschen über Herzschmerzen, aber es findet sich keine organische Störung. Die eigentliche Ursache liegt dann im emotionalen oder feinstofflichen Bereich, vielleicht sind sie über eine Trennung oder einen Verlust noch nicht hinweggekommen. Anstatt zu klagen oder das Schicksal zu beweinen, haben sie die Tränen zurückgehalten und den Kummer fest in ihrer Brust verschlossen. Einen Menschen loslassen zu müssen, der uns ans Herz gewachsen ist und dem wir vertraut haben, ist nicht einfach. Wenn er aus unserem Leben verschwindet, ob vorübergehend oder für immer, bleibt uns nichts anderes übrig, als diesen Schritt des anderen in vollem Umfang zu akzeptieren. Nur wenn wir jemanden auf der äußeren Ebene loslassen, können wir innerlich die Verbindung behalten. Beim Ausfahren eines Schiffes ist es letztlich für alle Beteiligten am besten, wenn die Zurückbleibenden in aller Ruhe am Pier stehen bleiben und gute Reise wünschen.

So wirkt die Blüte

Sie bekommen Anschluß an Ihren Lebensstrom und Ihre Vitalität, Tränen und alle Körperflüssigkeiten kommen in Fluß. Sie können alte Gefühle der Trauer verabschieden und sich von seelischen Belastungen freimachen. Sie lernen, den Lauf der Dinge zu akzeptieren; wie Wind und Wetter kommen und gehen auch Menschen in Ihrem Leben – alles hat seine Zeit. Offen und empfänglich können Sie sich wieder auf neue Herzensbeziehungen einlassen.

Wann ist Tränendes Herz hilfreich?

- Bei Liebeskummer, Trennungsschmerz und Trauer können Sie das Dunkle zuversichtlich durchleben und danach alles leichter nehmen.
- Wenn alles in Ihnen stagniert, der Blutdruck niedrig, die Brust verschlossen und eng ist; um wieder in Fluß zu kommen und festgehaltene Empfindungen, auch Tränen, loszulassen.
- Bei schweren Erkrankungen nach einer kummervollen Zeit können Körpersekrete und Gefühle wieder ins Fließen kommen. Sie sind aufgeschlossen fürs Hier und Jetzt.
- Kinder, die flügge sind, können Sie getrost ziehen lassen.

Vergißmeinnicht
Forget-Me-Not

Myosotis sylvatica

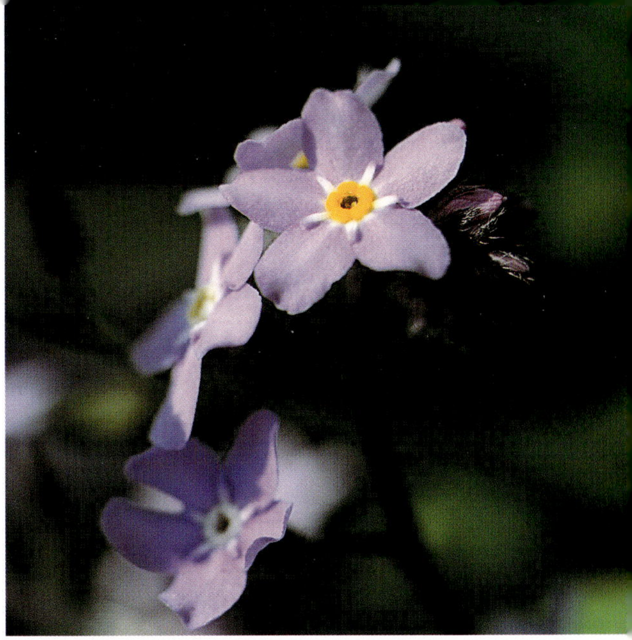

»Ich entdecke alle meine Facetten und lebe sie.«

Das anspruchslose Vergißmeinnicht gedeiht überall und erinnert mit seinen lichtblauen Blütchen an unschuldige, treublickende Augen. Schon sein Name legt nahe, daß es um das Vergessen und Erinnern geht: Mit einem Vergißmeinnicht-Sträußchen will man sich zart bei dem oder der Angebeteten in Erinnerung bringen. Vielleicht ist der andere wichtig, weil er längst vergessene Empfindungen wachruft? – Manche Menschen haben in ihrem Denken und Empfinden dunkle Kammern, Bereiche, in die so selten ein Lichtstrahl dringt, daß sie gänzlich außerhalb des Tagesbewußtseins liegen. In Träumen melden sich diese manchmal zu Wort und erinnern an ihre Existenz, dann tritt leicht das Gefühl ein »Da war doch noch etwas, aber was …?« Man rätselt herum und braucht oft, um sich zu erinnern, einen Anstoß von außen – sei es ein Mensch, der bestimmte Gefühle weckt, der Klang einer alten Melodie, ein Geruch aus Kindertagen …

So wirkt die Blüte

Sie schließt Ihnen die Tür auf zu Geheimnissen in Ihrem Innersten, läßt Sie tief eintauchen in längst versunkene Welten und bringt diese zurück ins Bewußtsein. In hellem, klarem Licht, mit den unschuldigen Augen eines Kindes können Sie Ihr jetziges Dasein völlig neu sehen. Vielleicht gestehen Sie sich Ihre sehnlichsten Wünsche wieder ein und überprüfen, was davon auch heute noch für Sie Bestand hat, um Ihr Leben als geglückt zu empfinden. Sie bekommen Lust und Schwung, Jugendträume zu verwirklichen und dem Leben neue spannende Seiten abzugewinnen.

Wann ist Vergißmeinnicht hilfreich?

- Wenn Sie sich aus überkommenem und einengendem Denken und Empfinden befreien wollen, können Sie aufgeschlossen und spielerisch alle Ihre Facetten entdecken und leben.
- Wenn Sie unter Erinnerungslücken leiden, sich einfach auf manches nicht mehr besinnen können: um Ihr Gedächtnis aufzufrischen.
- Als Begleitung zu jeglicher Psychotherapie, mit der Sie Ihre Vergangenheit aufarbeiten. Es fällt Ihnen leichter, verdrängte Gefühle zuzulassen und in sich hineinzuhorchen.
- Um auch mit Abwesenden oder Verstorbenen in seelischer Harmonie zu bleiben und einen Zugang zur jenseitigen Welt zu finden.

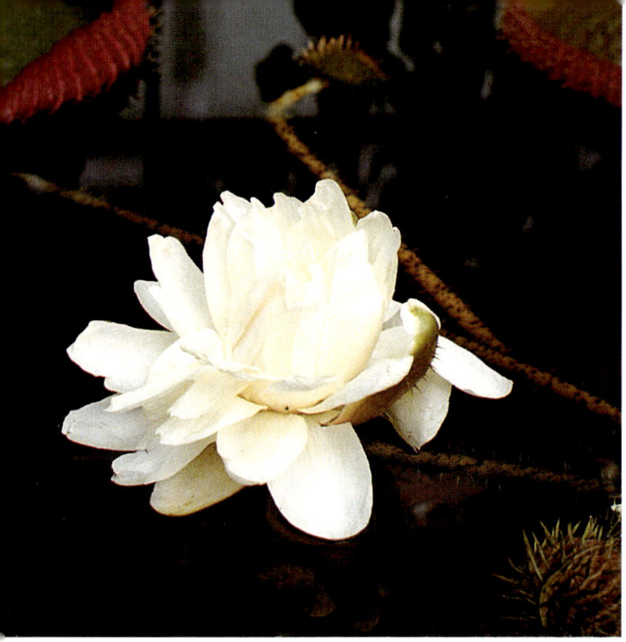

Victoria Regia

Victoria amazonica

»Ich lasse Verwandlung geschehen.«

Victoria Regia ist die größte Seerose der Welt und stammt aus Südamerika. Mit kräftigen Wurzeln ist sie im Schlick verankert, die große Blüte läßt sich vom Wasser treiben. Sie blüht nur während drei Nächten und schließt sich, wenn die Sonne am Morgen höher steigt. Ihre metergroßen Blätter liegen flach auf dem Wasser, wie ein Kuchenblech mit ringsum leicht aufgeworfenem Rand, und sind so stabil, daß sie einen Säugling tragen könnten.

Mit Hilfe ihrer Blütenessenz können wir Kontakt mit dem »wäßrigen Element« (Seite 18), der tiefen Gefühlswelt in uns aufnehmen und uns wieder vertrauensvoll tragen und treiben lassen.

Manchen Menschen fällt es schwer, sich dem Leben mit all seinen Erscheinungsformen anheimzugeben, vor allem, wenn in ihnen etwas vorgeht, was mit dem Verstand nicht mehr faßbar und steuerbar ist. So haben sie vielleicht Angst, sich in den Schlaf fallen zu lassen, weil sie befürchten, nicht mehr aufzuwachen. Oder sie bleiben in der sexuellen Begegnung vorsichtshalber an der Oberfläche, weil ein ekstatischer Zustand ihnen bedrohlich erscheint.

Manchen Frauen fällt es schwer, sich während der Geburt einfach den Vorgängen ihres Körpers zu überlassen. Und fast alle Menschen haben Angst vor dem Tod, weil Körper und Verstand endgültig loslassen und sich auf einen Verwandlungsprozeß einlassen müssen.

Die Victoria Regia versetzt uns zurück in den Zustand des Embryos, der sanft und geborgen im Wasser schwimmt, seinen sicheren Anker hat und ohne großes Zutun über die Nabelschnur ernährt wird.

Den langen Stengel sicher im Boden verwurzelt, befinden sich auch Blätter und Blüten der Seerose an der Grenze zweier Elemente: Sie benutzt das Wasser als Tragfläche und braucht Luft und Sonne, um zur Blüte, zu Bestäubung und Fortpflanzung zu kommen. Mit dieser Existenz zwischen Erde, Wasser und Luft spiegelt sie uns die menschlichen Phasen, in denen wir Übergänge zwischen Gefühls- und Gedankenwelt, Innen- und Außenwelt, Tod und Leben durchlaufen.

So muß sich das Neugeborene nach dem Verlassen der schützenden, wäßrigen Behausung binnen weniger Augenblicke auf Luftatmung umstellen. Dieser Eintritt ins Leben ist nicht

selten mit Komplikationen verbunden, die einem Menschen zeitlebens nachgehen und Ursache sein können für körperliche Probleme wie Atemnotzustände, für seelische Schwierigkeiten und Ängste.
In der Victoria Regia finden Sie Unterstützung, wenn Sie im Rahmen einer entsprechenden Therapie diese Geburtssituation aufarbeiten wollen und dabei die Erfahrung machen, wie einfach im Grunde alles ist.
Das Nacherleben der Geburt nimmt häufig auch die Angst vor Sexualität und Tod, wenn klar wird, daß jeder Zustand nur vorübergehender Natur ist und sich ständig wandelt, wie das die mexikanischen Maya-Indianer poetisch beschreiben:

»Der Tod ist wie die Wolken,
Der Tod ist wie die Blume,
Der Tod ist wie der Schmetterling –
ist einfach fliegen …
Sterben – ist einfach ein großer Traum.
All die Tage sterben wir,
Und all die Tage erwachen wir.
So ist der Tod –
Einschlafen und erwachen.«

So wirkt die Blüte

Jede Bewegung und jeder Wechsel von einer Existenzform in die andere vollzieht sich ganz leicht. Wie in einem schönen Traum erleben Sie diese Seinszustände: Fest in der Erde verwurzelt, getragen im Wasser oder sanft in der Luft schwebend – Sie fühlen sich immer wohl und geborgen. Wenn sich Ihnen diese Erfahrungswelt öffnet, finden Sie die Gewißheit, daß Bewußtsein nicht zwingend an eine körperliche Hülle gekoppelt ist. Das nimmt die Angst vor dem Tod und schenkt Ihnen ein tiefes Verständnis für alle Lebens- und Daseinsformen im Universum.

Wann ist Victoria Regia hilfreich?

- Um sich tiefinnerlich verbinden zu können mit allem, was ist, und Verständnis für das tiefste Sein zu bekommen.
- Während der Geburt für die Mutter und ins erste Badewasser des Neugeborenen, damit beide die Umstellung und Transformation leichter vollziehen können.
- Sie können während der sexuellen Begegnung eine tiefe Annäherung erfahren und über die körperliche Entspannung hinaus Erfahrungen machen, die jenseits Ihrer bisherigen Vorstellung liegen.
- Bei Angst vor dem Tode, bei schwerer Krankheit und begleitend zu einer Therapie, um sich bewußt mit dem Todeserleben auseinanderzusetzen und dadurch Ihr jetziges Sein in neuem Licht sehen zu können.
- Ein Bild der Victoria Regia schafft eine harmonische und vertrauensvolle Atmosphäre in Zimmern von Schwerkranken oder in Sterbezimmern. Als Raumspray erleichtert Victoria Regia im Todesfall allen Betroffenen das Loslassen und trägt dazu bei, sich vertrauensvoll fallen zu lassen.
- Bei schwerer chronischer Schlaflosigkeit können Sie versuchen, ob es Ihnen mit Hilfe von Victoria Regia leichter fällt, den Schlaf zu akzeptieren.

TIP Ob Sie Victoria Regia innerlich oder äußerlich anwenden, als Bild auf sich wirken lassen oder als Raumspray einsetzen – die Blüte unterstützt die Fähigkeit, in den Lauf der Dinge zu vertrauen und sich überall geborgen zu fühlen.

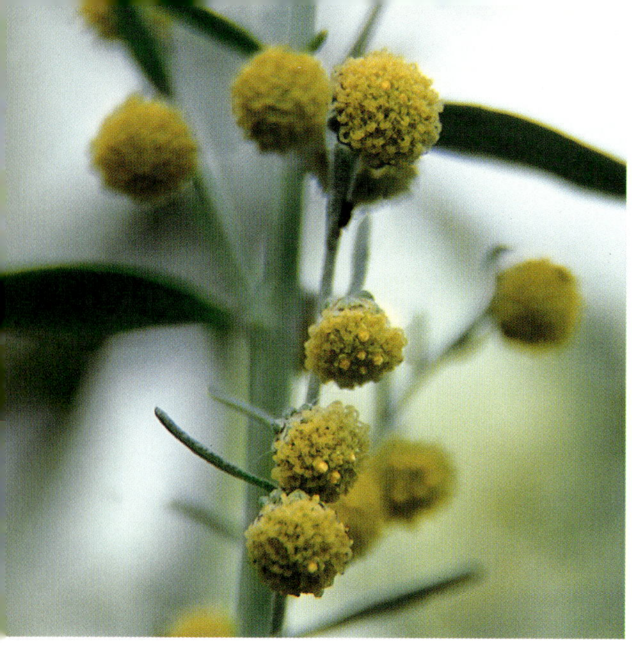

Wermut
Sagebrush

Artemisia arvensis

»Ich lasse Schweres hinter mir und schaue nach vorn.«

Der im Mittelmeerraum heimische, bis zu einem Meter hohe Busch wächst auf steinigem, sonnigem Gelände und strömt einen unverwechselbaren, würzigen Duft aus. Wegen seiner Bitterstoffe war der Wermut von alters her eine wichtige Heilpflanze und fand vor allem bei Magen-Darm- und Gallenbeschwerden Verwendung, um »die bitteren Säfte aus dem Körper zu treiben«. In Zeiten von Epidemien und nach schweren Erkrankungen wurde er zur Steigerung der Abwehrkraft und zur Förderung der Genesung eingesetzt, selbst böse Zauberkräfte sollte er abwehren.

Als Blütenessenz vertreibt er seelische Bitterkeit und wirkt in hohem Maße belebend und regenerierend. – Es gibt viele Dinge im Leben, die uns bitter aufstoßen. Nicht umsonst spricht man von »Wermutstropfen im Becher der Freude«, denn selbst die schönste Stimmung kann durch plötzliche unangenehme Ereignisse umschlagen. So ist es ein echter Schlag, plötzlich zu erfahren, daß man in einer Partnerschaft oder Geschäftsbeziehung schon seit langem hintergangen wird. Alle anderen wissen davon, nur man selbst hat sich blenden lassen …

Das Verhalten anderer Menschen kann uns manchmal sehr enttäuschen, oft sogar verbittern, wenn diese ihr Leben anders leben, als wir es für richtig halten. Oft empfinden wir ihr Verhalten sogar als Angriff gegen uns. So fällt es Eltern häufig unendlich schwer, die Kinder einen anderen Weg einschlagen zu sehen, als sie es sich erträumten.

Manche erleben plötzlich Wendungen des Schicksals, die all ihre Zukunftspläne zunichte machen. Bleibende Unfallfolgen oder eine schwere Krankheit, bei der sie mit dem zunehmenden Verfall der eigenen körperlichen Gesundheit konfrontiert werden, können dann zu Verbitterung führen; oft suchen sie die Schuld im außen und können sich nur schwer mit der neuen Sachlage abfinden.

Auch in der großen Welt geschieht vieles, das wir als bedrohlich und übermächtig erleben, seien es Kriegshandlungen, Umweltzerstörung oder klimatische Veränderungen. Ohnmächtig fühlen wir uns diesen negativen Entwicklungen ausgeliefert und können uns beim Anblick der von Menschen verursachten Mondlandschaften nicht vorstellen, wie hier je wieder Gras wachsen und neues Leben sprießen soll.

Dann wünscht man sich übermenschliche Kräfte und unverwüstliche Hoffnung, um einen Umschwung herbeiführen zu können und alles wieder ins Lot zu bringen.

So wirkt die Blüte

Wermut läßt Sie Ihre eigenen Kräfte spüren: Die Lungen weiten sich, der Herzschlag wird kräftig, Wärme breitet sich im ganzen Körper aus, und Sie spüren, wie Sie mit jedem Atemzug unerschöpfliche Energie aus der Erde, der Luft und der Sonne tanken. Das gibt Ihnen die Kraft, sich schonungslos auch mit unangenehmen Wahrheiten auseinanderzusetzen und, wenn nötig, umkehren zu können.

So, wie wir den bitteren Gallensaft brauchen, um Nahrung aufspalten zu können, sind die bitteren Erfahrungen im Leben wichtig, um etwas erkennen zu können, wovor man vielleicht lange die Augen verschlossen hatte. Wermut hilft Ihnen, die Grundlagen, auf denen Sie Ihr Leben und Ihre Beziehungen aufgebaut haben, zu analysieren und sich gegebenenfalls von Selbstlügen zu lösen. Dadurch wird Ihnen bewußt, welche Beziehungen tragfähig sind, wem Sie vertrauen können; Sie finden zu einem neuen, ehrlichen Miteinander.

Sie können von überholten Wunschvorstellungen ablassen und gewinnen Einsicht in den »höheren Plan«. Auf dieser Grundlage können Sie wieder aktiv werden und sind für umwälzende Neuerungen offen.

Wann ist Wermut hilfreich?

- Um bittere Erfahrungen zu verarbeiten und sie als Ansporn zu nehmen für eine neue, ehrliche Entwicklung.
- Nach einer gescheiterten Ehe finden Sie mit Wermut Kraft für einen Neuanfang unter anderen Voraussetzungen.
- Wenn Sie auf ein traumatisches Erlebnis mit Rückzug und Entfremdung reagiert haben, gibt Ihnen Wermut die Energie, sich erneut auseinanderzusetzen und auf der jetzigen Grundlage eine neue tragfähige Beziehung aufzubauen.
- Nach langer, kräftezehrender Krankheit wirkt Wermut als Kräftespender, um sich wieder zu regenerieren.
- Um mit Unfallfolgen und dem Verlust körperlicher Funktionen fertig zu werden, auch nach Amputation von Gliedmaßen. Sie finden selbst in einem reduzierten Körper Energie zum Überleben und neuen Sinn.
- Kinder mit einem Geburtsschaden und ihre Eltern können Schuldzuweisungen an andere hinter sich lassen und ihre volle Kraft darein setzen, das Beste aus der Situation zu machen.
- Wenn Sie etwas für den Umweltschutz und zur Klimaverbesserung tun wollen, hilft Ihnen Wermut, Ihre individuellen Möglichkeiten zur Verbesserung der Situation zu analysieren.

Sie lernen, Ihre volle Kraft in Aktionen zu lenken, die für die Menschen und die Erde hilfreich sind.

- Wenn Sie sich an Orte begeben, in denen Menschen oder Natur Gewalt angetan wurde, gibt Ihnen Wermut Widerstandskraft, nicht in ohnmächtiger Trauer und Wut zu verharren, sondern Wege zum Neuaufbau und zur Regeneration zu suchen.

TIP Um einen Amputationsstumpf oder im Bereich einer großflächige Narbe können Sie zweimal täglich einen Umschlag mit Wermut, Rescue und Staudenfeuerkraut machen.
Stellen Sie sich auch auf der Basis einer neutralen Creme durch Zugabe dieser Essenzen eine Narbencreme her, die Sie mehrmals täglich auftragen können.

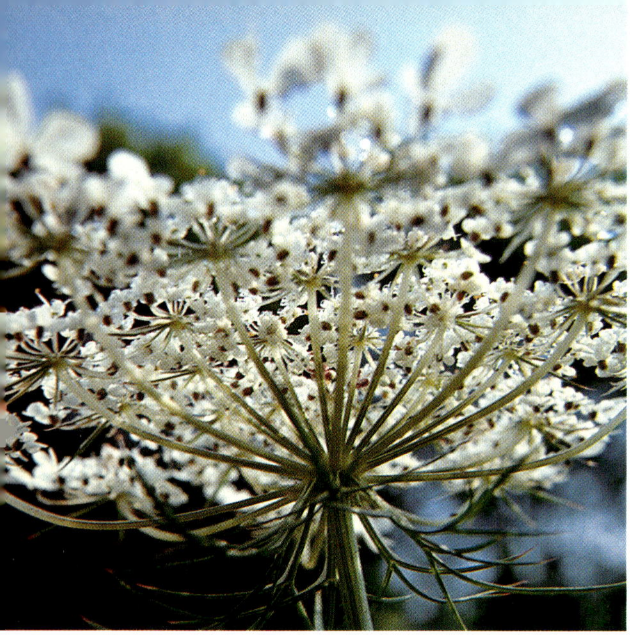

Wilde Möhre

Daucus carotea

»Ich sehe klar.«

Möhren mit ihrem hohen Vitamin-A-Gehalt verbessern die Sehkraft. Die Blütenessenz der Wilden Möhre spricht alle Ebenen des Sehens an, vom eigentlichen Sehvorgang mit den Augen bis zum Sehen im übertragenen Sinne von Erkennen und Klären. – Manchmal fällt es schwer, die Dinge so zu sehen, wie sie wirklich sind. Vielleicht muß man zuerst Licht ins Dunkel bringen, auch wenn dieser Prozeß Überwindung kostet. Vor lauter Angst, etwas Unangenehmes aufzudecken, legt man »den Schleier des Geheimnisses« über manche Begebenheiten und verdrängt sie so aus dem Bewußtsein. Umgekehrt setzen manche Menschen viel daran, etwas aufzudecken, aber alles Hinterherjagen bringt sie ihrem Ziel nicht näher, bis eines Tages plötzlich von irgendwoher »Licht in die Sache« kommt und ihnen »die Augen geöffnet werden«.

So wirkt die Blüte

Das menschliche Auge paßt sich den Lichtverhältnissen an, indem sich der innere Augenringmuskel öffnet und schließt, wie beim Photoapparat die Blende. Im Körper finden sich diverse weitere Schließmuskeln, zum Beispiel im Magen-Darm-Trakt, am Blasenausgang und im Beckenboden. Die Wilde Möhre normalisiert die Spannung dieser Ventile oder Blenden, so daß Sie Lichteinfall, Durchtritt und Transport selbst steuern können. Dadurch sehen Sie klar, was ist und was war, und treffen auf allen Ebenen eindeutige Entscheidungen, was Sie aufnehmen und bearbeiten wollen.

Wann ist Wilde Möhre hilfreich?

- Zur Begleitung einer Therapie, in der Sie Rückschau halten, verdrängte Ereignisse noch einmal anschauen und bearbeiten, auch um Familiengeheimnissen auf die Spur zu kommen, etwa im Rahmen einer Familientherapie.
- Wenn Sie durch angestrengtes Sehen (Bildschirm, Mikroskop) oder an sonnigen Tagen gereizte Augen bekommen, wirkt Wilde Möhre beruhigend. Bei allergisch entzündeten Augen oder Augenerkrankungen reiben Sie sich einen Tropfen um die Augen und an die Schläfen, um wieder klare Sicht zu bekommen.
- Wenn sich Magen und Darm angesichts schwieriger Situationen verkrampfen, entspannen sich mit Hilfe der Essenz Ihre Eingeweide, und Sie können den Dingen ins Auge sehen.

Wilder Knoblauch

Garlic

Allium angulosum

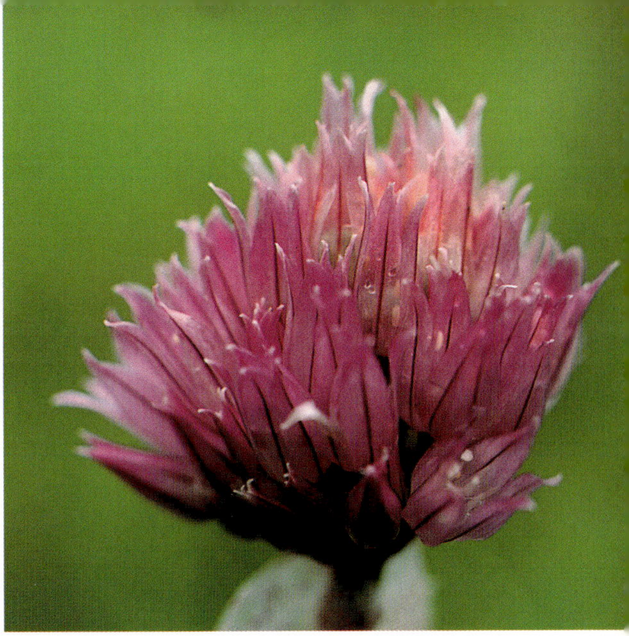

»Ich bin gegen alle Gefahren gefeit.«

Wegen ihrer desinfizierenden und verdauungsfördernden Wirkung wurde die Knoblauchzwiebel schon immer gerne verwendet. Und: Wer Knoblauch ißt, schlägt mit seinem stinkenden Atem alle Angreifer, seien es Menschen oder Vampire, in die Flucht! Die Blütenessenz aus der zartlilafarbenen Knoblauchblüte stärkt uns, so daß wir Gefährdungen aller Art die Stirn bieten können. – Wir müssen uns gegen Krankheitserreger und andere schädliche Einflüsse wie Umweltgifte oder Strahlen wehren. Oft meint man auch, sich vor Einflüssen von unsichtbarer Seite schützen zu müssen. Da ist es wichtig, zwischen echten und eingebildeten »Feinden« unterscheiden zu können, damit das Abwehrsystem nur dann Alarm schlägt, wenn es wirklich nötig ist und so gegen wirkliche Angreifer stark ist.

So wirkt die Blüte

Sie lernen, zwischen vermeintlichen und tatsächlichen Gefahren zu unterscheiden, und erkennen, daß der beste Schutz nicht in der ständigen Verteidigungshaltung liegt, sondern darin, den Überblick zu behalten. Unendlich viele »Heinzelmännchen« – Ihre gesamten weißen Blutkörperchen und Antikörper – stehen Ihnen als schlagkräftige Armee zur Verfügung, Sie brauchen nur den Befehl zum Einsatz zu geben! Sie erfahren, daß Sie an jeder Bedrohung, ob sichtbar oder unsichtbar, wachsen und Ihre Kräfte stärken können, wenn Sie den Blick auf das Positive lenken. Entschlossen und zielsicher begegnen Sie der Außenwelt im klaren Bewußtsein, daß jeder Lichtstrahl die Schatten auflöst und auch Sie im Bunde mit heilenden Lichtkräften stark sind.

Wann ist Wilder Knoblauch hilfreich?

- Bei Angst vor Ansteckung zur Stärkung der Abwehrkräfte. Bei häufigen, wiederkehrenden Infekten, bei Immunschwäche können Sie den Blickwinkel ändern und sich auf ganzheitliche Gesundung hin orientieren. In Grippezeiten ist Knoblauch auch als Raumspray hilfreich.
- In tropischen Ländern können Sie die Essenz vorbeugend und zur Abwehrstärkung gegen Keime aller Art einsetzen.
- Wenn Sie sich durch unsichtbare Gefahren bedroht fühlen, werden Sie sich bewußt, daß Sie Ihr eigenes Licht leuchten lassen können und so unbesiegbar sind.

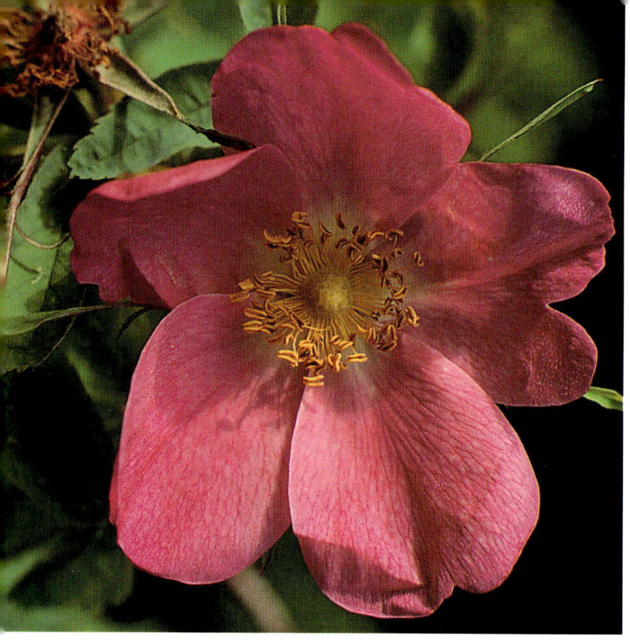

Zimtrose

Rosa majalis

»Meine Sehnsucht nach Liebe findet ihre Erfüllung.«

Die Zimtrose verdankt ihren Namen dem zarten, unverwechselbaren Duft nach Zimt, den sie ausströmt. Nicht umsonst gehört dieses Gewürz zur Weihnachtszeit, der Zeit, in der wir uns besonders nach körperlicher und seelischer Wärme sehnen und die Nähe anderer Menschen suchen. – Es gibt Phasen im Leben, in denen wir uns wie eine Pflanze mit abgestorbenen Trieben fühlen, dumpf und ohne rechte Hoffnung vegetieren wir dahin, wie durch eine eisige Wand getrennt von dem, was das Herz erwärmen und uns zu neuer Lebensfreude erwecken würde. Wir sehnen uns danach, wieder lebendig zu werden, uns aus der Abgeschlossenheit zu befreien und den engen Raum in unserer Brust zu öffnen.

So wirkt die Blüte

Zimtrose entzündet das Feuer in Ihrem Herzen und läßt die kalte Umklammerung schmelzen. Damit tauschen Sie den vermeintlichen Schutzwall für Ihre innersten Empfindungen ein gegen den tatsächlichen, besänftigenden Schutzraum, den wahre Herzensliebe gibt. So wie *»zur halben Nacht ein Ros' entsprungen«* ist und neues Leben mitten in der Winternacht erscheint, erweckt Zimtrose in Ihnen neues Leben und neue Liebe. Sie öffnen sich Kontakten mit Menschen im Vertrauen, daß sich letzlich jeder insgeheim nach Nähe, Verständnis und tiefer Liebe sehnt und Sie mit Ihrer Liebe diese Bereitschaft erwecken und erwidern können.

Wann ist Zimtrose hilfreich?

• Wenn Sie seelisch einsam sind, sich nach schmerzhaften Erfahrungen mit Menschen zurückgezogen und eingeigelt haben, macht Sie Zimtrose bereit für neue Begegnungen.
• Wenn Sie unter einem Engegefühl in der Brust leiden, auch bei Angina pectoris oder Atemnot, wirkt Zimtrose befreiend und unterstützt so Ihre allopathisch notwendigen Mittel.
• Wenn Sie sich in Räumen schnell beengt oder gar gelähmt fühlen, weckt sie in Ihnen sanfte Kraft als Weg zu persönlicher Freiheit.
• Überall, wo sich Menschen in Abgeschiedenheit befinden, etwa auf Isolier- oder Intensivstationen von Krankenhäusern, lindert die Zimtrose das Leiden an der Abgeschlossenheit und stärkt Hoffnung und Gewißheit auf eine positive Zukunft. Auch in einem Raumspray oder als Bild erleichtert sie die Situation.

Zinnie
Zinnia

Zinnia elegans

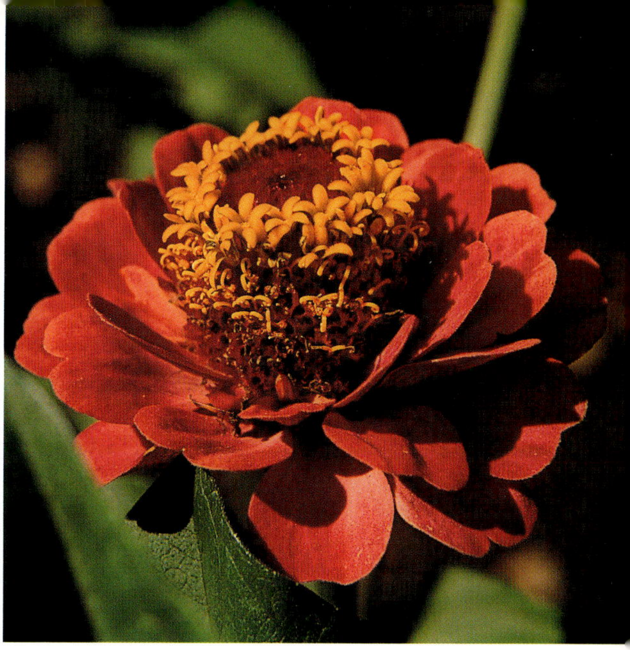

»Ich lebe die heitere Seite des Lebens.«

Auf geradem, steifem Stengel breitet die Zinnie ihre in allen Rottönen leuchtenden Blütenblätter weit zum Himmel geöffnet aus. In Bauerngärten war die einjährige Staude früher als Farbtupfer nicht wegzudenken, vielleicht weil sie absichtlos und unaufdringlich daran erinnert, daß wir dem Leben auch heitere Seiten abgewinnen dürfen.
Gerade heute können wir diese erheiternde Qualität der Zinnienessenz gut brauchen, denn der Ernst des Lebens holt uns überall ein. Angesichts kriegerischer Auseinandersetzungen und weltweiter Probleme erscheint es vielen Menschen undenkbar, sich vollkommen unbeschwert am Dasein zu freuen. Auch das persönliche Leben mancher Menschen ist so von schweren Erlebnissen und einschneidenden seelischen Prüfungen geprägt, daß sie sich von dieser Last fast erdrückt fühlen.
Nach dem Motto »*Hab immer fröhlichen Mut, was Fröhliche tun, gerät gut!*« erleichtert Ihnen die Zinnie den Alltag und schenkt so Ihrem Leben entscheidende Qualität. Nicht umsonst war der Narr am Königshof einer der wichtigsten Menschen, denn er brachte gerade in schwierigen Zeiten die Leute zum Lachen.

So wirkt die Blüte

Ihr Lachen wirkt ansteckend, mit menschlicher Wärme und Verständnis bewirken Sie in der Welt Gutes, im kleinen wie im großen. Sie entdecken, in welchem Ausmaß die äußeren Umstände Sie haben reifen und wachsen lassen, und werden sich Ihrer seelischen Stärke bewußt. Menschen, die in Not sind, können Sie mit Ihrem fröhlichen Wesen und Ihrer gelassenen Heiterkeit ein Lichtstrahl sein, der Hoffnung und Auftrieb gibt.

Wann ist Zinnie hilfreich?

- Wenn Sie sich selbst und anderen Menschen das Leben lebenswert machen und Freude und Leichtigkeit vermitteln wollen.
- Auch bei der Pflege kranker, alter und hilfsbedürftiger Menschen bewahren Sie Ihre innere Kraft, Spiel- und Lebensfreude.
- Wenn Sie sich beruflich mit den Schattenseiten des Lebens auseinandersetzen müssen, in Justiz, Krankenhaus oder Altenpflege, hilft Ihnen die Zinnie, mit Ihrer positiven Lebenseinstellung ein Vorbild für andere zu sein.
- Zinnie als Bild oder im Raumspray vermittelt eine gelöste heitere Atmosphäre.

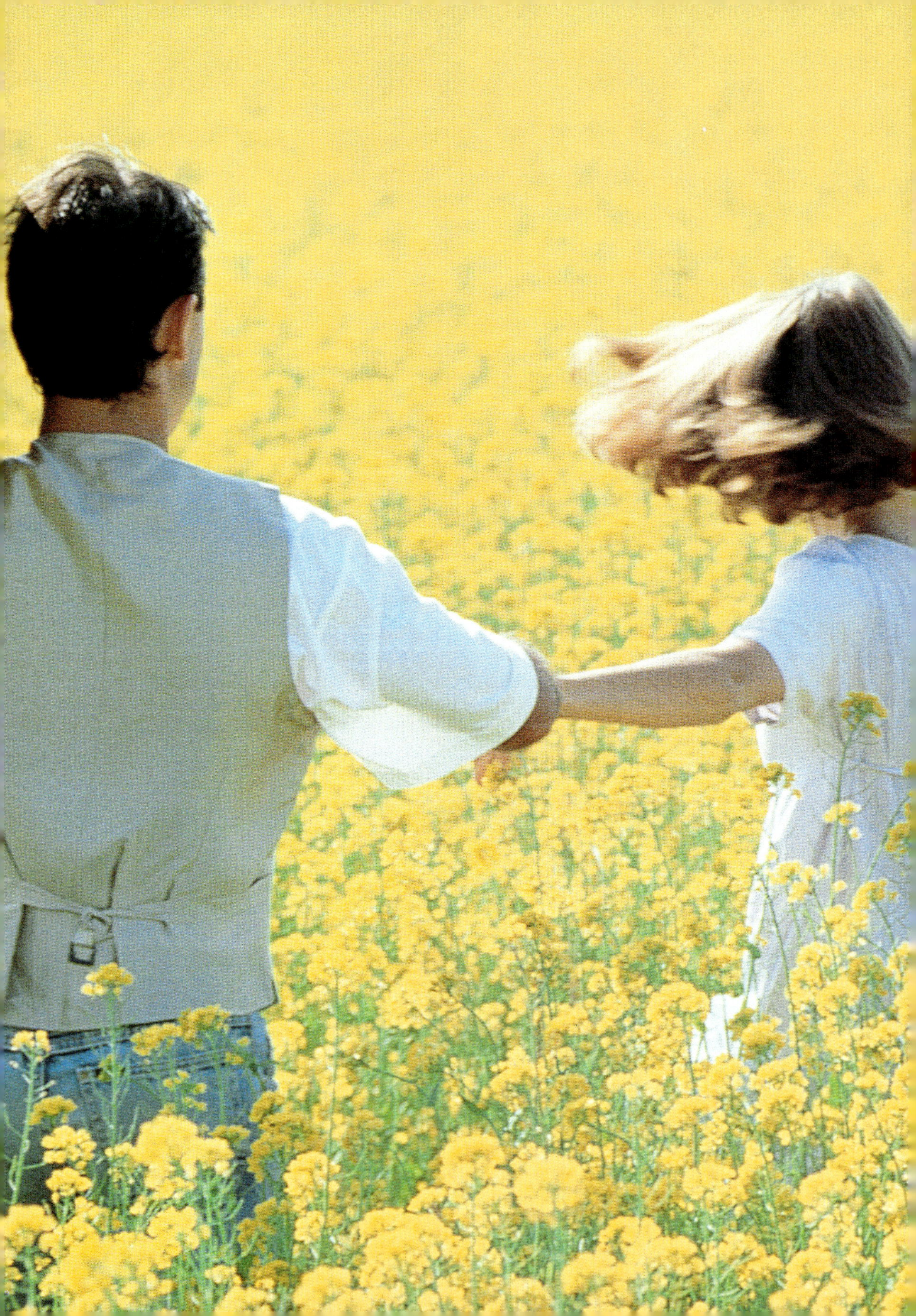

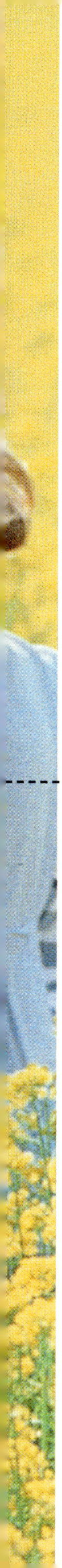

Blüten fürs Leben

In allen Altersstufen, bei Alltagsbeschwerden, in seelischen Krisen, zur Förderung des persönlichen und spirituellen Wachstums – die Blütenessenzen sind vielseitige Wegbegleiter durchs Leben, die immer, wenn wir Hilfe brauchen, zu unserer Unterstützung und Stärkung bereitstehen.

Vom »Thema« zur passenden Blüte

Im folgenden Kapitel empfehlen wir zu einem großen Spektrum an Beschwerden und Situationen die jeweils passenden Blüten. Damit möchten wir Ihnen helfen, Ihre Fragestellung genauer einzugrenzen und so die für Sie gerade individuell wichtigen Blüten herauszufinden.

- Gehen Sie bei der Selbstbehandlung am besten nach Priorität vor, wie wir es im ersten Kapitel beschrieben haben (ab Seite 24).
- Wenn Ihnen gerade alles über den Kopf wächst und Sie sich nicht in der Lage sehen, Ihre Schwierigkeiten genauer zu beleuchten, oder wenn Sie unter akuten, körperlichen Beschwerden leiden, bleibt Ihnen immer die einfachste Möglichkeit, es zunächst mit Rescue Remedy, der Erste-Hilfe-Kombination (Seite 112) zu versuchen, bis sich die Wogen geglättet haben und der Zeitpunkt da ist, sich intensiver mit Ihrer Thematik zu befassen.
- Zu jedem Thema empfehlen wir unter der Überschrift »Blüten der ersten Wahl« besonders wichtige Blüten, außerdem weitere, ergänzende »Blüten, an die Sie auch denken können«. Sie sind jeweils in alphabetischer Reihenfolge genannt, entsprechend der Abfolge in den beiden Blütenkapiteln; ein Strichpunkt trennt die klassischen von den neuen Essenzen. Wählen Sie diejenigen Essenzen, die am besten zu Ihrer Situation und Ihrer Persönlichkeit passen. Wie Sie bei der Auswahl vorgehen können, finden Sie ab Seite 24.

Zu vielen Beschwerden oder Situationen machen wir außerdem »Vorschläge für Mischungen«. Prüfen Sie auch hier, ob die Blüten zu Ihnen passen oder welche davon Sie eventuell austauschen sollten.

- **Wichtig**: Ab Seite 27 ist genau beschrieben, wie die Essenzen richtig gemischt und angewendet werden!

Hilfe bei Alltagsbeschwerden

Stärkung des Körpers

Oft sind akute oder häufig wiederkehrende körperliche Beschwerden ein Anlaß, den Einstieg in die Blütentherapie zu suchen. Vielleicht haben Sie Schmerz- oder Schlaftabletten und ähnliches satt und sind neugierig auf die Unterstützung, die Ihnen von seiten der Blütenessenzen zuteil werden kann.

Über die Beschwerde zur seelischen Ursache

Dr. Bach entwickelte seine Blütenessenzen in der Absicht, stärkend auf den ganzen Menschen, auf Körper, Seele und Geist zu wirken, denn seine Devise war: »*Heile die kranke Persönlichkeit, und der Körper folgt von selbst.*« Deshalb stand für ihn das Wesen und die seelische Problemstellung des Patienten im Vordergrund bei der Wahl der geeigneten Blüte. Dieser Weg erweist sich bei der Selbstauswahl oft als schwierig, da wir alle unsere »blinden Flecken« (Seite 13) haben.

In den letzten Jahren zeigte sich, daß es durchaus möglich ist, den Blütenessenzen nicht nur spezifische seelische, sondern auch körperliche Wirkungen zuzuordnen, da ein körperliches Symptom sehr häufig mit einer bestimmten seelischen Problemstellung einhergeht. Gerade, wenn Sie nur kleine, alltägliche Beschwerden loswerden möchten, kann Ihnen das körperliche Symptom als Wegweiser dienen, um zur passenden Blüte zu finden.

Daher möchten wir Ihnen im folgenden Abschnitt eine Hilfestellung geben, über Ihre

Symptome eine Essenzen-Auswahl zu treffen. Wenn Sie dann die jeweilige Blütenbeschreibung lesen, wird Sie das darin unterstützen, die möglicherweise hinter Ihren körperlichen Beschwerden liegende seelische Ursache zu erkennen und so der Devise zu folgen: *»Höre auf Deinen Körper, und Du wirst Dich verstehen lernen!«* (Dr. Bach)

Erste Hilfe im Notfall

Für alle Notfallsituationen, in denen Sie schnelle Hilfe brauchen, gibt es eine fertige Blütenkombination: Rescue Remedy – die Erste-Hilfe-Mischung. Sie können sie innerlich oder äußerlich anwenden: Auf der körperlichen Ebene unterstützen Sie damit die Heilung von Verletzungen aller Art, auf der seelischen trägt Rescue dazu bei, schwierige Situationen gelassen zu meistern (mehr dazu auf Seite 112).

Schmerzen – SOS des Körpers

Schmerz ist einer der härtesten und gleichzeitig wichtigsten Lehrer! Wir benutzen unseren Körper als willfähriges Instrument, überfordern ihn und treiben Raubbau mit unseren Kräften. Häufig steht dahinter ein innerer Druck, besondere Leistungen zu vollbringen und Anerkennung zu finden. Manchmal hat der Körper dann keine andere Wahl mehr, als durch Schmerz auf sich aufmerksam zu machen und sein Bedürfnis nach Ruhe und seelischem Ausgleich geltend zu machen.
Schmerz ist ein Regulativ des Organismus, das uns davor bewahrt, uns weiteren Schaden zuzufügen. Er zwingt uns, die Aufmerksamkeit in Körperbereiche zu lenken, die mehr Beachtung brauchen, und zeigt uns die Grenzen zwischen dem, was wir vom Kopf her wollen und was der Körper leisten kann. Dies gilt vor allem für Wund- und postoperative Beschwerden.
Bei anhaltenden, chronischen Schmerzen ist es wichtig zu begreifen, welche Botschaft der Schmerz übermitteln will. Dies kann der erste Schritt sein, unser Verhalten zu ändern und das Leben im Einklang mit den Möglichkeiten und Fähigkeiten unseres Körpers zu gestalten.

Wichtig: Bei starken oder anhaltenden Schmerzen gehen Sie bitte unbedingt zum Arzt, um die Ursache abklären zu lasssen!

Akute Schmerzen

Mehrere Blüten, vor allem die Notfallkombination Rescue (Seite 112), können Ihnen helfen, den Schmerz zu lindern, besser mit ihm zurechtzukommen und zu Entspannung und Gelöstheit zu finden.

Blüten der ersten Wahl: Rescue
Blüten, an die Sie auch denken können:
- Bei Schmerzen durch Verletzung, Wundschmerzen: Impatiens; Arnika, Braunelle
- Bei Kolikschmerzen: Cherry Plum, Impatiens, Rock Water; Salbei
- Bei Nervenschmerzen: Heather; Immergrün, Johanniskraut, Kamille
- Bei Entzündungen: Crab Apple, Holly; Lavendel, Feuerlilie
- Bei Muskelkater: Olive; Arnika, Gänsedistel, Löwenzahn

Zahnschmerzen – Zahnarztbesuch

- Erste Hilfe bei Zahnschmerzen: Rescue, Kamille – bis zum Zahnarztbesuch.
- Bei Angst vor dem Zahnarzt: Rescue. Stellen Sie sich eine Einnahmemischung her, und nehmen Sie sie am Abend vorher und am Tag des Besuchs – etwa alle zwei Stunden 5 Tropfen direkt auf die Zunge.
- Beim Zahnarzt: Geben Sie in jedes Glas Mundspülwasser 5 Tropfen Ihrer Rescue-Mischung.
- Bei Nachschmerzen (zum Beispiel nach Beschleifen, bei wundem Zahnfleisch, wenn ein

Zahn gezogen wurde): Fügen Sie Ihrer Rescue-Einnahmemischung Arnika und Kamille zu, und nehmen Sie weiter etwa alle zwei Stunden 5 Tropfen davon ein. Versuchen Sie – wie bei allen Beschwerden im Mund-Kiefer-Bereich – die Tropfen so lange wie möglich im Mund zu behalten, um die lokale Wirkung zu erhöhen!

Wiederkehrende (rezidivierende) Schmerzen

Leiden Sie unter »Wochenendmigräne« und arbeiten während der Woche sehr viel und unter Druck? Dann kann es sein, daß Ihr überreiztes Nervenystem nicht mehr in der Lage ist, abzuschalten und sich auf Entspannung einzustellen. Der plötzliche Wechsel von »Streß« auf »Ruhe« ist für den Organismus nicht zu verkraften, so daß aus einer Überreaktion der Migräneschmerz entstehen kann. Andere Menschen reagieren auf jeden Wetterumschwung mit Kopf-, Narben- oder Gelenkschmerzen und bezeichnen sich oft selbst als »Wetterfrosch«. In diesem Fall kommen Sie leicht durch äußere Einflüsse wie Luftdruckveränderung aus dem Gleichgewicht; der Organismus benötigt eine Stärkung seiner Fähigkeit, sich selbst zu regulieren und veränderten Verhältnisse anzupassen.

Oder es steckt Ihnen möglicherweise ein früheres Trauma noch regelrecht »in den Knochen«. In solch einem Fall befindet sich die Schmerzursache weniger auf der körperlichen Ebene – der Knochen ist vielleicht ganz gut geheilt –, als vielmehr im feinstofflichen Bereich und benötigt die harmonische Schwingung von Blütenessenzen zur ganzheitlichen Heilung (Seite 17).

Oder wissen Sie vielleicht schon aufgrund Ihrer »typischen« Magenschmerzen, daß jetzt wieder Frühling oder Herbst Einzug halten? In diesem Fall helfen Ihnen Blüten, die Sie in Übergangszeiten stabilisieren.

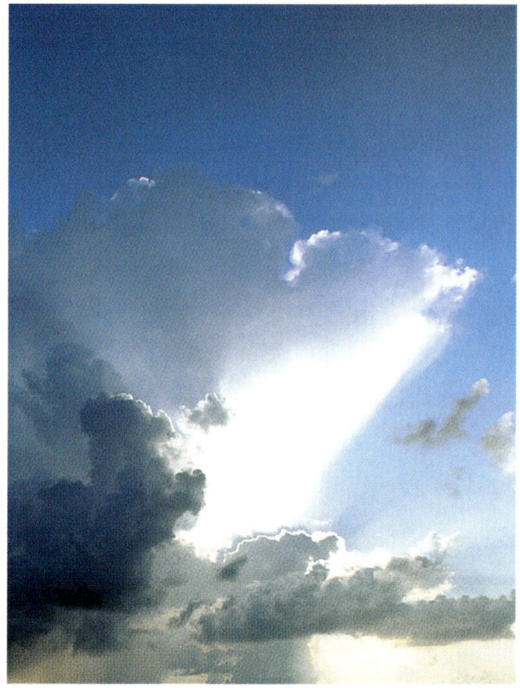

Schmerz will immer eine Botschaft übermitteln – auch wenn scheinbar nur das Wetter die Ursache ist.

Wenn äußere Umstände, etwa das Wetter, als Auslöser in Frage kommen, sind wir rasch dabei, diesen die Schuld an unserem Unbehagen zuzuschieben. Um belastbarer zu werden, lohnt es jedoch, sich zu fragen, was in uns so aus der Balance geraten ist, daß schon der kleinste Anstoß genügt, um uns vollkommen »flachzulegen«.

Vielleicht steckt ein unbewußtes »Programm« hinter immer wiederkehrenden Schmerzen? Vielleicht dient der Schmerz als Ventil für seelische Konflikte, die wir uns nicht eingestehen wollen und deshalb auf der körperlichen Ebene ausdrücken?

Im Verlauf einer Blütentherapie können Sie sich schrittweise der eigentlichen Ursache Ihrer Beschwerden nähern (Seite 25). Damit nutzen Sie Ihren Schmerz als Wegweiser, um in eine Richtung zu gehen, in der Körper und Seele in Einklang kommen können.

Blüten der ersten Wahl: Chestnut Bud, Heather, Scleranthus; Arnika

Blüten, an die Sie auch denken können:

- Wenn Sie sich schon so an Ihr Leiden gewöhnt haben, daß es Ihnen schwerfällt, sich einen beschwerdefreien Zustand vorzustellen: Wild Rose; Braunelle
- Wenn Sie der Ursache auf die Spur kommen wollen: Agrimony, Cerato; Vergißmeinnicht

Vorschläge für Mischungen:

- Wochenendmigräne: Chestnut Bud, Impatiens, Olive, Vervain
- Wetterbedingte Kopfschmerzen (»Föhn«): Aspen, Beech; Rosmarin
- Wetterbedingte Narbenschmerzen und Gelenkschmerzen: Honeysuckle, Willow, Rescue; Staudenfeuerkraut
- Schmerzen im Frühling oder Herbst: Chestnut Bud, Star of Bethlehem, Walnut, Wild Rose

Menstruationsbeschwerden

Bei Periodeschmerzen (Dysmenorrhoe) lohnt es sich, darüber nachzudenken, ob in Ihrer derzeitigen Lebenslage Weiblichkeit und seelische Wärme überhaupt ihren Platz haben oder ob Sie sich in einer auf intellektuelles Funktionieren ausgerichteten Welt behaupten müssen. Vielleicht brauchen Sie sogar die Beschwerden, um sich in den »Tagen« einmal die Erlaubnis zum Rückzug geben zu können und wieder auf Ihren Körper zu horchen? Einige Blüten helfen Ihnen, Ihre erhöhte Empfindsamkeit in dieser Zeit positiv zu erleben und als besondere Qualität schätzen zu lernen, was auch Ihre Beschwerden lindern kann.

Blüten der ersten Wahl: Rock Water, Rescue; Löwenzahn

Blüten, an die Sie auch denken können:

- Wenn gleichzeitig Kreuzschmerzen und sonstige Muskelverspannungen auftreten: Agrimony, Olive; Gänsedistel, Schafgarbe
- Wenn Sie die Periodenblutung als sehr lästig und unangenehm empfinden – um Ihre Weiblichkeit positiv annehmen zu können: Crab Apple, Willow; Hibiskus
- Um Ihre weiblichen Organe in ihrer vollen Funktion zu bejahen: Apfelrose, Feuerlilie
- Wenn Sie während dieser Zeit sehr überempfindlich und nervös sind und zu innerer Ruhe kommen wollen: Immergrün, Kamille, Lavendel

Vorschläge für Mischungen:

für die Zeit zwischen den »Tagen«:

- Für junge Mädchen bei unregelmäßigem Zyklus: Cerato, Scleranthus; Apfelrose, Kamille
- Für angespannte, überlastete Frauen: Cherry Plum, Impatiens, Rock Water; Königskerze

TIP Bei Beschwerden vor und während der Menstruation können Sie die gewählten Blüten zusätzlich zur Einnahme einem Körperöl beimischen und dieses auf dem Unterbauch und dem Kreuzbeinbereich mehrmals täglich sanft einreiben.
Wenn die Periode auf sich warten läßt, kann ein Bad mit je einigen Tropfen Rock Water, Walnut, Rescue und Tachinaste das Loslassen erleichtern und ihr damit zum Durchbruch verhelfen.

Chronische Schmerzen

Durch chronische Schmerzen werden Sie zum chronisch Kranken. Hier steht vor allem die seelische Hilfe im Vordergrund, um selbst mit dem Schmerz noch so viel Lebensqualität wie möglich zu finden. Die entsprechenden Blütenvorschläge finden Sie auf Seite 201 unter »Chronische Erkrankungen«.

Infekte – körperliche Reinigungsprozesse

Manche Menschen bekommen einen Infekt nach dem anderen; Ursache ist eine geschwächte Abwehrkraft des Körpers: Krankheitserreger können ungehindert eindringen und finden keine funktionstüchtige Schranke vor. Durch eine rasche Therapie mit Antibiotika entwickelt der Körper keine eigene, ausreichende Abwehrstrategie, die seine Immunität wieder stärken würde. Im Gegenteil, auch gesunde Keime, etwa die der Darmflora, können durch Antibiotika geschädigt werden; als Folge davon machen sich Pilze im Darm oder auf der Haut breit, so daß sich ein Teufelskreis entwickelt. Auf diese Weise fühlt man sich immer schwächer und kommt unter Umständen gar nicht mehr richtig auf die Füße.
Bei genauer Betrachtung stellt sich vielleicht heraus, daß die Betreffenden auch sonst im Leben zu wenig Widerstand leisten gegen Einflüsse von außen, seien es Forderungen oder gar Übergriffe anderer. Es steht ihnen nicht mehr genügend Lebenskraft und Freude zur Bewältigung des Alltags, geschweige denn zur Gestaltung eines sinnerfüllten Lebens zur Verfügung, weil die Energie in alle möglichen Kanäle versickert: Langfristige berufliche Überbeanspruchung, hinter der man innerlich nicht steht, eine vielköpfige Familie, die zu versorgen ist, akute oder chronische seelische Konfliktsituationen, in denen sich keine Lösung zeigen will ...
Für diese Problematik gibt es Blüten, die Sie grundsätzlich stärken, so daß Sie sich gegen Einflüsse aller Art behaupten können. Oft bedarf es einer Phase der Klärung und Neuorientierung, die mit einer Reinigung des Körpers, vielleicht mit einer Fastenkur und einer Umstellung der Ernährung, Hand in Hand gehen kann.

Fasten

Blüten sind eine hervorragende Hilfe während einer Fastenkur – sowohl körperlich für den innerlichen Reinigungsprozeß, etwa wenn der Organismus übersäuert ist, als auch seelisch, um das Fasten besser durchhalten zu können. (Buchtips zum Thema Fasten und Ernährung siehe Seite 215.)

Blüten der ersten Wahl: Crab Apple, Elm; Bärlauch
Blüten, an die Sie auch denken können:
- Damit Sie, auch wenn es schwer fällt, durchhalten: Gentian; Schafgarbe
- Um die Gedanken ans Essen loslassen zu können: Heather, White Chestnut; Mandelblüte
- Überflüssige Pfunde loslassen können: Chicory, Mimulus, Rock Water; Geranie
- Kostaufbau nach dem Fasten: Chestnut Bud, Impatiens, Walnut

Blüten der ersten Wahl: Centaury, Wild Rose; Wilder Knoblauch
Blüten, an die Sie auch denken können:
- Bei grassierenden Infekten, etwa während einer Grippewelle, zur Stärkung der Abwehr: Elm, Walnut; Eukalyptus
- Nach Antibiotikatherapie, bei Pilzbefall, bei übersäuertem Organismus (siehe Seite 119): Crab Apple; Bärlauch
- Um alle Körperflüssigkeiten in Fluß zu bringen und damit die Selbstreinigung des Organismus anzuregen: Rock Water; Salbei
- Als Begleitung bei hochfieberhaften, hitzigen Infekten: Holly, Rescue
- Um die seelische Ursache der Erkrankung zu erforschen (Seite 12): Agrimony, Gorse, Mustard; Wilde Möhre

Vorschläge für Mischungen:
- Vorbeugend, zur Stärkung der Abwehr: Elm, Scleranthus, Walnut; Wilder Knoblauch. Einnehmen und aufs Brustbein auftragen.
- Reinigende Frühjahrskur: Crab Apple, Gorse, Hornbeam; Bärlauch

Funktionsstörungen von Organen

Folgende Blüten haben sich als besonders wirkungsvoll für ein bestimmtes Organ oder einen körperlichen Funktionsablauf erwiesen:
- Augen: Wilde Möhre
- Bronchien, Lunge: Chicory, Mustard; Eukalyptus
- Herz: Chicory, Red Chestnut, Vine
- Magen: Dill, Wermut
- Leber, Galle, Pankreas: Cherry Plum, Gentian
- Darm: Crab Apple, Impatiens, Pine, Rock Rose, Sweet Chestnut; Bärlauch
- Niere, Blase: Mimulus, Rock Water; Victoria Regia
- Weibliche Brust: Vervain, Wild Rose; Hibiskus
- Gebärmutter, Eierstöcke: Feuerlilie, Hibiskus, Salbei, Schafgarbe
- Durchblutung: Rock Water, Vine; Arnika, Johanniskraut
- Muskulatur: Agrimony; Gänsedistel, Löwenzahn
- Gelenke: Rock Water, Water Violet

Dies sollen nur Anregungen sein; überprüfen Sie im Einzelfall grundsätzlich, ob Sie sich in der Beschreibung der vorgeschlagenen Blüte wiederfinden, und setzen Sie dann diese Ihrer Mischung zu.

Wenn Sie unter einer Funktionsstörung leiden, die hier nicht aufgeführt ist, wählen Sie bitte die Blüten individuell aus, wie auf Seite 21 bis 23 empfohlen. So finden Sie unabhängig von Ihrem körperlichen Symptom die für Sie zur Zeit wichtigen Blüten.

Hauterkrankungen

Vielleicht sind Sie über eine Hauterkrankung auf die Blüten gestoßen, zum Beispiel durch eine positive Erfahrung mit der Rescue-Creme. Erwarten Sie aber bitte bei Neurodermitis oder Psoriasis nicht das sofortige Heilungswunder! Die Haut spiegelt unser Innenleben wider wie kein anderes Organ im Körper und benötigt mindestens so lange Zeit, um gesund zu werden, wie die Seele. Da die Haut unsere Begrenzung nach außen und zugleich Kontaktorgan ist, können Hautsymptome ein Ausdruck von Berührungsängsten sein und von der Schwierigkeit, innerste Sehnsucht nach Nähe und Zuwendung zu äußern und zu leben.

Vor allem bei schweren Erkrankungen können Sie zusätzlich Homöopathie und andere Naturheilverfahren anwenden, die gut mit den Blüten zu kombinieren sind (Seite 33).

Sie können grundsätzlich die unten angegebenen Blüten innerlich anwenden oder einer äußerlich aufzutragenden Creme oder Lotion zusetzen (Seite 29).

Fertige Cremes erhalten Sie von Rescue und Braunelle, es gibt aber auch spezielle Narbencremes, die verschiedene Essenzen enthalten (Bezugsquellen siehe Seite 215).

Blüten der ersten Wahl: Rescue; Braunelle
Blüten, an die Sie auch denken können:
- Zur Linderung von Juckreiz: Cherry Plum, Impatiens; Kamille
- Bei unreiner Haut: Agrimony, Beech, Crab Apple, Mimulus
- Um mit seinem Äußeren trotz Hautproblemen zufrieden zu sein: Heather, Larch; Feuerlilie, Hibiskus
- Um mehr Nähe zu anderen herstellen zu können: Water Violet, Zimtrose
- Bei älterer, trockener Haut und Faltenbildung: Honeysuckle, Wild Rose; Aloe, Mandel

Allergien und Überempfindlichkeiten

Es gibt Menschen, die schon im Vorfrühling Angst vor der Blütezeit haben und die Schönheiten der Natur wegen allergischer Beschwerden gar nicht genießen können. Andere fühlen sich durch Formaldehyd, Elektrosmog oder Ozon gesundheitlich beeinträchtigt.
Unser Körper muß mit vielen verschiedenen natürlichen Einflüssen wie Pollen oder Inhaltsstoffen von Lebensmitteln zurechtkommen sowie mit zunehmenden künstlichen Belastungen wie Konservierungsstoffen, Pestiziden, Autoabgasen. Bei diesem Übermaß an Reizen ist es nicht verwunderlich, daß immer mehr Menschen allergisch reagieren. Allergie bedeutet ja nichts anderes, als daß unser Körper bestimmte Einflüsse als feindlich empfindet und in einer überschießenden Reaktion abwehrt. Haut und Schleimhäute reagieren meist zuerst, etwa mit Ekzemen oder Heuschnupfen.
Giftige Substanzen können zu ähnlichen Symptomen führen wie die Reizstoffe aus der Natur, so daß diagnostisch Abgrenzung und Zuordnung nicht einfach sind. Manche Giftstoffe führen zu gravierenden gesundheitlichen Schädigungen; hier ist es besonders wichtig, gezielt nach der auslösenden Substanz zu suchen.

Allergien

Bei jeglicher Art von Allergie, sei es Heuschnupfen, Asthma oder eine Nahrungsmittelunverträglichkeit, sind die körperlichen Symptome nur die »Spitze des Eisbergs«. Meist ist das eigentliche Problem so tief verborgen, daß es sich empfiehlt, bei Blütentherapeuten Rat zu suchen, die mit der Kinesiologie vertraut sind (Seite 23). Diese kann sowohl helfen, die allergisierenden Reizstoffe ausfindig zu machen, als auch, die tieferen Ursachen anzugehen.
Zur Unterstützung bei akuten Beschwerden schlagen wir Ihnen einige Blüten vor; ansonsten kommen Sie nicht umhin, sich intensiv mit sich auseinanderzusetzen und auf eine tiefgreifende Blütentherapie einzulassen.

Blüten der ersten Wahl: Beech, Rescue; Dill, Lotos

Künstliche Reizstoffe und Umweltgifte

Unabhängig davon, mit welchen Symptomen Ihr Körper auf Fremdeinflüsse reagiert, geht es in erster Linie darum, angesammelte Gifte auszuscheiden. Die Forschung dazu auf dem Blütensektor läuft auf Hochtouren, so daß wir hier nur den aktuellen Stand angeben können, aber laufend neue Erkenntnisse hinzukommen. Je sensibler Sie durch die Beschäftigung mit den Blüten werden, desto schneller spüren Sie, was Ihnen nicht gut tut, so daß Sie Ihre Nahrung, Kleidung und Wohnungsausstattung sorgfältiger als bisher auswählen werden.

Blüten der ersten Wahl zur Entgiftung:
- Crab Apple; Bärlauch, Feuerlilie

Blüten, an die Sie auch denken können:
- bei optischer und akustischer Überreizung: Elm; Dill, Kamille, Wilde Möhre
- bei Elektrosmog: Cherry Plum, Red Chestnut; Immergrün
- Amalgam-Sanierung: Crab Apple, Rescue; Arnika; hier empfiehlt sich eine spezielle Ausleitung (durch einen biologisch orientierten Zahnarzt), gegebenenfalls eine unterstützende homöopathische Behandlung.
- Umweltgifte: Formaldehyd, Holzschutzmittel und dergleichen erfordern eine individuell ausgetestete Ausleitung.

Rund um die Sonne

- Sonnenschutz: Wenn Sie stark auf Sonnenbestrahlung reagieren, können Sie in ein gutes Sonnenöl verschiedene Essenzen mischen wie Holly, Impatiens; Aloe, Lavendel, Schafgarbe

• Sonnenbrand: Wenn Sie zu lange in der Sonne waren, tragen Sie alle 10 Minuten dünn Rescue-Creme auf die betroffenen Hautbereiche auf. Dies lindert den ersten Schmerz und kann sogar ein Abschälen der Haut verhindern. Die Wirkung läßt sich verstärken durch die Zugabe von Holly, Aloe und Lavendel.
• Ozonschutz: Vorbeugend, während und nach dem Aufenthalt im Freien an einem sonnigen Sommertag können Sie an folgende Blüten denken: Beech, Holly; Lavendel, Lotos, Schafgarbe, Wilder Knoblauch – innerlich eingenommen oder äußerlich aufgetragen.

Auf Reisen

Manche Menschen ereilt prompt vor einer geplanten Urlaubsreise eine kleinere körperliche Beschwerde, oft ein kurzer fieberhafter Infekt – nicht umsonst reden wir von »Reisefieber«. Für andere sind Autofahrt oder Flug schwierig, weil sie unter Reisekrankheit leiden. Vor allem beim Fliegen muten wir unserem Körper einen raschen und oft extremen klimatischen und zeitlichen Sprung zu, der nicht immer leicht zu verkraften ist.
Am Ziel dringen bunte, fremde Eindrücke auf uns ein, das Essen wird anders zubereitet als zu Hause, was leicht zu Verdauungsstörungen und Schlaflosigkeit führt.
Wir möchten Ihnen einige Blüten nennen, die Sie in Ihre Reiseapotheke aufnehmen sollten, um unterwegs und am Urlaubsort gegen alle Eventualitäten gewappnet zu sein.

Blüten der ersten Wahl: Scleranthus, Rescue als Tropfen und als Creme (sollte sowieso immer in der Handtasche dabei sein!).
Blüten, an die Sie auch denken können:
• Um die Reise gut vorzubereiten und zu organisieren, bei Reisefieber: Elm
• Bei »Jetlag«, zur Anpassung an klimatische und zeitliche Veränderungen: Salbei

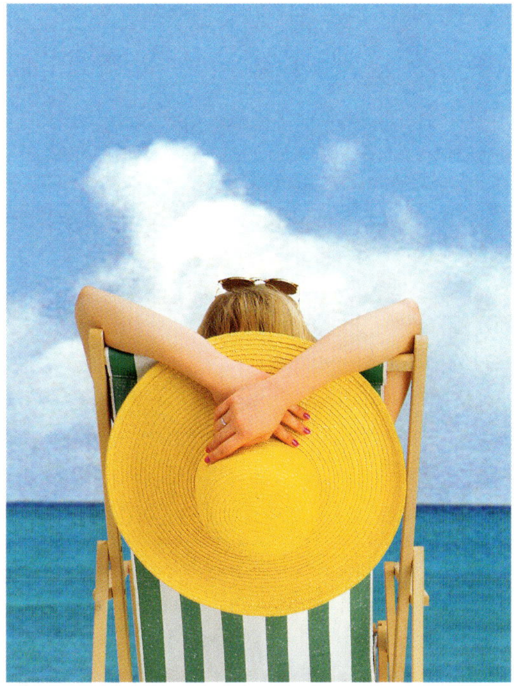

Sensibler werden für das, was Ihnen gut tut, sich besser abgrenzen können gegen »Reize« aller Art – mit Hilfe der Blüten.

• Bei Magenbeschwerden und Verdauungsstörungen: Bärlauch, Dill, Kamille, Lavendel
• Bei Durchfall: Crab Apple, Impatiens; Bärlauch, Kamille
• Bei Verstopfung: Honeysuckle, Walnut
• Bei Schlafschwierigkeiten: Immergrün, Johanniskraut, Lavendel, Löwenzahn

Vorschläge für Mischungen:
• Bei Neigung zu Reisekrankheit, Flugangst: Scleranthus, Rescue; nehmen Sie schon mehrere Stunden vor Reiseantritt stündlich 5 Tropfen der Mischung; zusätzlich am Handgelenk auf den Puls und an den Schläfen auftragen.
• Heimweh: Clematis, Honeysuckle, Mustard, Red Chestnut; Apfelrose
• Umstellen – Anpassen – Neues aufnehmen: Scleranthus, Walnut; Dill, Salbei

Stärkung geistiger Fähigkeiten

Vielleicht befinden Sie sich gerade in einer Phase, die Ihnen viel Konzentration und geistiges Aufnahmevermögen abfordert, zum Beispiel während einer Prüfungsvorbereitung: Eigentlich sollte man sich ja ausschließlich mit der anstehenden Sache befassen, aber es gibt so viele Ablenkungen und Abhaltungen, daß es einfach nicht gelingt, dies alles auszublenden und am Ball zu bleiben.
Auch Schulkinder leiden häufig unter Konzentrationsschwierigkeiten: Es hält sie kaum an einer Aufgabe, weil sie tausend Ideen im Kopf haben, was sie gerade lieber tun würden.
Häufig können wir uns auch deshalb nicht konzentrieren, weil die Gedanken beherrscht werden von Problemen in der Familie, im Freundeskreis oder am Arbeitsplatz. Wenn wir so mit uns selbst beschäftigt sind, haben wir »den Kopf voll«, und es geht schwer etwas Neues hinein! Folgende kleine Episode veranschaulicht das sehr schön:
Ein junger Mann sucht einen Zen-Meister auf und bittet ihn um geistige Unterweisung. Der Zen-Meister heißt ihn, Platz zu nehmen und mit ihm Tee zu trinken. In aller Ruhe schenkt er dem Schüler ein und gießt und gießt und gießt ..., bis die Tasse längst übergelaufen ist! Als ihn der Schüler erstaunt darauf hinweist, die Tasse sei doch schon längst voll, entgegnet ihm der Meister: »Wie willst Du bei mir etwas lernen? Siehst Du, Du bist wie eine volle Tasse, wenn ich noch etwas dazugieße, läuft sie über! Mache Dich zuerst leer und schaffe Platz, dann kannst Du wiederkommen!«

Konzentration – Raum schaffen für Neues

Unser Alltag ist geprägt von einer Überfülle an Information, angefangen von der Zeitungslektüre mit gleichzeitiger Radiobeschallung über den Schmusesound im Supermarkt bis zum Spätkrimi im Fernsehen. Gerade der Einwand »Ich höre doch schon gar nicht mehr zu!« beweist, daß man randvoll ist und eigentlich nichts mehr aufnehmen kann und will. Wenn Kinder nach täglich mehrstündigem Fernsehkonsum in der Schule »die Luken dicht machen« und nur noch auf ihrem Stuhl herumhampeln, muß man ihr Verhalten als reinen Selbstschutz ansehen, den das Gehirn praktiziert, um nicht komplett zu überdrehen.
Ein Spaziergang in der Natur, Spiel und Arbeit im Freien tun dann Erwachsenen und Kindern gleichermaßen gut, denn Bewegung und frische Luft fördern nicht nur die körperliche, sondern auch die geistige Verdauung.
Mehrere Blüten können zu dieser Art der »Verdauung« anregen und lassen so im Gehirn wieder aufnahmebereite Leere entstehen.

Blüten der ersten Wahl: Hornbeam, White Chestnut; Dill, Prunkwinde
Blüten, an die Sie auch denken können:
- Um sich die Zeit zur geistigen Verdauung zu nehmen: Impatiens; Bärlauch
- Um seelische Spannung abzubauen und den Weg zu einer Lösung der emotionalen Konflikte zu finden: Agrimony, Cherry Plum
- Um die Zuhörbereitschaft zu fördern: Heather, Vervain; Eukalyptus

Information aufnehmen – den neugewonnenen Raum sinnvoll füllen

Viele Kindergartenkinder können die Schule kaum noch erwarten, weil sie endlich etwas lernen wollen! Sie sind gespannt auf die Welt, die sich ihnen auftut, wenn sie lesen, schreiben und rechnen können. Die Null-Bock-Haltung stellt sich erst später ein, wenn das Gefühl auftaucht, daß das Gelernte nichts bringt, weil der Bezug zum eigenen Leben und den persönlichen Interessen fehlt. Dabei kann Lernen in

jedem Alter Spaß machen, wenn der Stoff entsprechend vermittelt wird: Sind Verstand und Gefühl gleichzeitig angesprochen, bekommt auch ansonsten »trockener« Lernstoff Leben und Sinn.
Mehrere Blüten aktivieren gleichzeitig beide Gehirnhälften und vernetzen so Denken (linke Gehirnhälfte) und Fühlen (rechte Gehirnhälfte). Ist man innerlich beteiligt, steigt das Aufnahme- und Erinnerungsvermögen, und die Auseinandersetzung mit dem Stoff wird effektiv. Da jede Information den Horizont erweitert und uns bereichert, gewinnen wir Überblick, Freiheit und Unabhängigkeit. Weitere Blüten stärken das Durchhaltevermögen und die Energie, an einer Sache dranzubleiben.

Blüten der ersten Wahl: Chestnut Bud, Clematis, White Chestnut

Blüten, an die Sie auch denken können:
• Um wieder Sinn im Lernen zu entdecken: Gorse, Hornbeam, Wild Rose
• Für Toleranz gegenüber Lehrern und vorurteilsloses Sich-Öffnen für neue Information, beim Erarbeiten des Lernstoffs für mehr Mut zur Lücke: Beech, Rock Water
• Frischer Geist, klarer Kopf: Eukalyptus, Rosmarin
• Informationen gewichten und bündeln können: Dill, Wilde Möhre
• Durchhalten und an der Sache dranbleiben können: Elm, Gentian; Prunkwinde
• Um spielerisches Lernen, Freude und Motivation zu fördern: Chestnut Bud, Hornbeam, Rock Water und Prunkwinde.
Diese Blüten eignen sich besonders gut als Bilder im Klassenzimmer oder auf dem Schreibtisch.

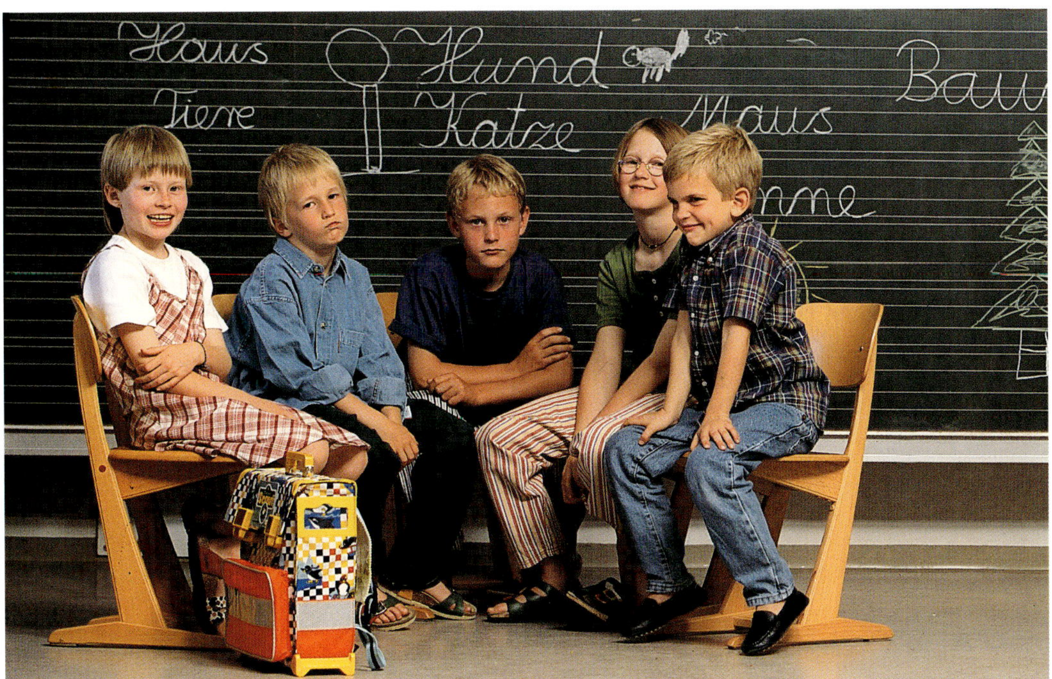

Freude am Lernen, Motivation und ein klarer Kopf – wenn Schule wieder Spaß macht, wirkt sich das in allen Lebensbereichen aus.

Prüfungen – das Gelernte wiedergeben

Bei manchen Menschen grummelt es schon Tage vor dem Prüfungstermin im Bauch, andere reagieren kurz vorher buchstäblich mit »Schiß«. Auch wenn die Prüfung selbst dann gut verläuft, dieses Lampenfieber ist einfach lästig. Noch mehr leiden Menschen, die selbst bei bester Vorbereitung im Ernstfall mit einem »Black-out« reagieren und deshalb wesentlich schlechter abschneiden, als es ihren Fähigkeiten entspricht. Im ersten Fall liegt häufig ein sensibles Nervenkostüm vor, das einer Stärkung bedarf; auch übertriebener Ehrgeiz kann zu innerer Verkrampfung führen. Bei komplettem Versagen können uralte Programmierungen vorliegen wie: »Das schaffe ich ohnehin nicht«, »Ich bin ein Versager.«
Verschiedene Blüten unterstützen Sie vor und während der Prüfung, zu sich selbst eine positive Einstellung zu finden: Wenn Sie die Vorbereitungszeit richtig einteilen und Ihre Erwartungen an sich mit Ihren tatsächlichen Fähigkeiten in Einklang bringen, schaffen Sie gute Voraussetzungen für das Gelingen. Sollten Sie durch mangelndes Selbstwertgefühl blockiert sein, können Sie sich mit Hilfe verschiedener Blüten und kinesiologischer Übungen (Seite 23) von alten »Programmen« trennen.

Blüten der ersten Wahl: Prüfungsvorbereitung: Chestnut Bud, Elm, Hornbeam, Rock Water.
In der Prüfung: Gentian, Mimulus, White Chestnut
Blüten, an die Sie auch denken können:
- Nach vorangegangenen Rückschlägen, um sich positiv einzuschätzen und selbstsicher zu präsentieren: Larch; Hahnenfuß
- Um geistig präsent zu sein: Clematis; Eukalyptus, Rosmarin
- Um sich nicht aus der Ruhe bringen zu lassen, seelisch stabil zu sein: Immergrün, Mais
- Wenn Symptome erst nach der Prüfung auftauchen, zum Beispiel Schlaflosigkeit oder belastende Träume, in denen das Prüfungsgeschehen eine Rolle spielt: Star of Bethlehem; Gänsedistel, Johanniskraut, Lavendel

TIP Häufig wird auch Rescue vor und während der Prüfung empfohlen. Dies ist eine gute Möglichkeit, Sie können aber mit Hilfe der oben genannten Blüten Erinnerungsvermögen und Denkfähigkeit gezielter stärken. Wenn Sie unter den Blüten jene auswählen, die Sie besonders betreffen, haben Sie eine wirklich maßgeschneiderte Mischung!

Vorstellungsgespräch und öffentlicher Auftritt

- Wenn Sie sich um eine neue Stelle bewerben oder um Gehaltserhöhung ersuchen, gilt es, selbstbewußt und zugleich verständnisvoll für die Belange des Gegenübers aufzutreten – Sie brauchen Ihr Licht nicht unter den Scheffel zu stellen und können Ihre Interessen in angemessener Weise zum Ausdruck bringen.
Denken Sie an folgende Blüten: Chestnut Bud, Elm, Larch, Mimulus, Vervain, White Chestnut; Hahnenfuß, Sonnenblume.
- Jegliche Art von öffentlichem Auftritt, sei es ein Musikvortrag oder eine Theaterrolle, erfordert, daß Sie sich ausdrücken und etwas von sich zeigen können. Das gelingt umso besser, je mehr Sie in Ihrer Mitte sind und gleichzeitig einfühlsam auf die Zuhörer eingehen. Um Lampenfieber zu überwinden und der Aufführung vertrauensvoll ihren Lauf lassen zu können, empfiehlt sich eine **Mischung** aus: Clematis, Elm, Rock Water; Immergrün.
Wenn Sie spüren, daß die vorgeschlagene Mischung Ihnen gut tut, tragen Sie die Flasche als zusätzliche Stärkung während des Auftritts am Körper.

Kraft für die Seele

Seelische Stärkung – gute Nerven

Wenn sehr viele Dinge gleichzeitig zu tun sind und wie immer möglichst schnell, kann es leicht sein, daß wir nervös werden. Tritt dann noch eine unvorhergesehene Belastung auf, »geht uns alles gleich auf die Nerven«. Und weil ein Unglück selten allein kommt, geht alles mögliche schief, eine wahre Kettenreaktion kommt in Gang: Sie verlegen den Autoschlüssel, vergessen zu tanken, versäumen einen wichtigen Termin ... Vielleicht beneiden Sie dann Menschen mit »Nerven wie breite Nudeln« um ihre Ruhe und Ausgeglichenheit!
Sind die Zeiten so nervenaufreibend und kommt vielleicht noch Erschöpfung durch chronischen Schlafmangel hinzu, kann einem schnell der Kragen platzen: Schon der geringste Auslöser bringt das Faß zum Überlaufen, man schreit oder tobt, und die anderen wissen gar nicht, wie ihnen geschieht.
Durch den äußeren Druck hat sich Energie angestaut, die sich spontan ein Ventil sucht, sei es in einem Wutausbruch oder durch Tränen, die aus nahezu unerfindlichen Gründen schnell fließen ...
Wer so dünnhäutig geworden ist, hat leicht das Gefühl, mit den »Nerven am Ende« zu sein. Wenn »die Nerven zum Zerreißen gespannt« sind, ist es nicht mehr weit zum richtigen Zusammenbruch, bei dem sich die gesamte, oft jahrelang angesammelte innere Spannung entlädt. Die anschließende totale Erschöpfung beweist, daß die Überforderung nicht mehr auszuhalten war: Ruhe und innere Einkehr sind notwendig, um zu neuen Einsichten darüber zu gelangen, was im Leben verändert werden muß, um dauerhaft inneren Frieden zu finden.
Verschiedene Blüten bieten die notwendige Nervenstärkung, damit Sie rechtzeitig den Anfängen wehren und gegebenenfalls Ihren Kurs korrigieren können.

Blüten der ersten Wahl: Cherry Plum, Rescue; Immergrün
Blüten, an die Sie auch denken können:
• Wenn Sie so reizbar und schmerzempfindlich sind, daß Sie das Gefühl haben, alle Nerven liegen bloß: Impatiens; Johanniskraut, Kamille
• Nach Zeiten besonderer beruflicher Anstrengung wie Diskussionsrunden oder Wochenend-/Nachtdiensten: Olive; Aloe, Lavendel, Salbei, Schafgarbe
• Wenn die Abwesenheit lieber Menschen an Ihren Nerven zehrt: Red Chestnut
• Für die Gewißheit, daß auch diese Belastungszeit nur vorübergehender Natur ist und Sie genug Kraft zum Durchhalten haben: Gentian; Gänsedistel, Passiflora

Loslassen von »Streßprogrammen«

Manche Menschen machen ständig einen angespannten, überforderten Eindruck, oft ist ihre Atmung flach und hektisch, das Herz neigt zu schneller oder unregelmäßiger Tätigkeit. Selbst wenn es die Möglichkeit gäbe, sich auszuruhen, eilen sie geschäftig hin und her und stellen sich nicht mehr die Frage, ob ihr Tun effizient und sinnvoll ist.
Manche Hektik ist hausgemacht: Man mutet sich zu viel zu, schafft es nicht, sich auf das Machbare zu beschränken, oder ist zu entgegenkommend, häufig aus der Überzeugung heraus: Ohne mich geht es nicht!
Zeitweise kommt anderer Streß hinzu wie eine bevorstehende Scheidung oder ein Arbeitsplatzwechsel. Wenn Sie ohnehin dazu neigen, sich viel abzufordern, bringen derartige Zusatzbelastungen Sie schließlich an einen Punkt, an dem es sich lohnt, das eigene

»Streßprogramm« unter die Lupe zu nehmen. Verschiedene Blüten unterstützen Sie bei diesem Erkenntnisprozeß. Sie bekommen wieder »Boden unter die Füße« und finden in sich selbst einen ruhenden Pol. Mit Abstand zum Geschehen und dem nötigen Überblick können Sie vertrauensvoll den Dingen ihren Lauf lassen und eines nach dem anderen nach seiner Wichtigkeit erledigen. Vielleicht finden Sie neue Wege, sich das Leben zu erleichtern, etwa indem Sie Ihren Aufgabenbereich neu planen und organisieren und, wenn nötig, Hilfe annehmen.

Wenn Ihre seelischen Schwierigkeiten bereits chronisch sind oder wenn sich der alltägliche Streß zur Krise zugespitzt hat, lesen Sie bitte weiter unter »Lebenskrisen«, Seite 205, oder »Berufliche Streßsituationen«, Seite 191.

Blüten der ersten Wahl: Chicory, Pine, Rock Water; Lotos

Blüten, an die Sie auch denken können:

- Um unabhängig und selbstverständlich entscheiden zu können, was für Sie machbar ist: Centaury, Cerato; Schafgarbe
- Um gut delegieren zu können: Oak; Königskerze
- Um Ihr Denken und Tun optimal strukturieren zu können: White Chestnut; Prunkwinde
- Um Idealvorstellungen und Realität miteinander in Einklang zu bringen: Clematis, Vervain; Sonnenblume
- Um Rat und Hilfe annehmen zu können: Beech, Vine, Water Violet

TIP Häufig benötigen Sie gleichzeitig Blüten aus den Bereichen »Seelenstärkung« und »Streßbewältigung«. Sie finden die für Sie wichtigen Blüten, am besten nicht mehr als vier, indem Sie sich die Zeit nehmen, sich in Muße hinzusetzen und bei der Auswahl vorzugehen, wie ab Seite 24 beschrieben.

Erholsamer Schlaf

Manche Menschen fallen zwar abends müde ins Bett, finden aber lange nicht in den Schlaf, weil irgend etwas sie noch umtreibt. Andere erwachen zu bestimmten Zeiten, drehen sich von einer Seite auf die andere und schlafen erst in der Morgenfrühe wieder ein. Wer das Gefühl hat, die ganze Nacht kein Auge zugetan zu haben, fühlt sich am Morgen besonders zerschlagen. Kinder leiden häufig unter nächtlichen Ängsten oder gar Alpträumen und schrecken plötzlich auf.

Es gibt hervorragende natürliche Hilfen bei solchen Schwierigkeiten. In erster Linie wirkt ein Abendspaziergang mit anschließendem Wechselfußbad Wunder – anstelle eines schweren Abendessens und des abendlichen Fernsehprogramms. Vielleicht steht auch das Bett an einem ungünstigen Platz, zusätzlich belastet von Elektrosmog durch diverse Geräte in Bettnähe wie Radiowecker und Fernsehapparat. Dann können Sie versuchsweise sämtliche Geräte aus Ihrem Schlafzimmer entfernen oder prüfen, ob Sie an einem anderen Platz in Ihrer Wohnung besser schlafen.

Sowohl homöopathische Mittel als auch verschiedene Blütenessenzen helfen Ihnen, Entspannung und Schlaf zu finden (wenn Sie Schlaftabletten nehmen, siehe auch Seite 33). Bei langwierigen Schlafproblemen werden Sie nicht umhin können, nach tieferliegenden Ursachen zu forschen. Vielleicht finden Sie unter »Loslassen von Streßprogrammen« (Seite 175) passende Blüten, ansonsten sollten Sie sich an eine/n erfahrene/n Blütenbehandler/in wenden.

Blüten der ersten Wahl: White Chestnut; Dill, Lavendel, Löwenzahn

Blüten, an die Sie auch denken können:

- bei völliger Übermüdung und Erschöpfung: Olive, Sweet Chestnut; Aloe, Wermut

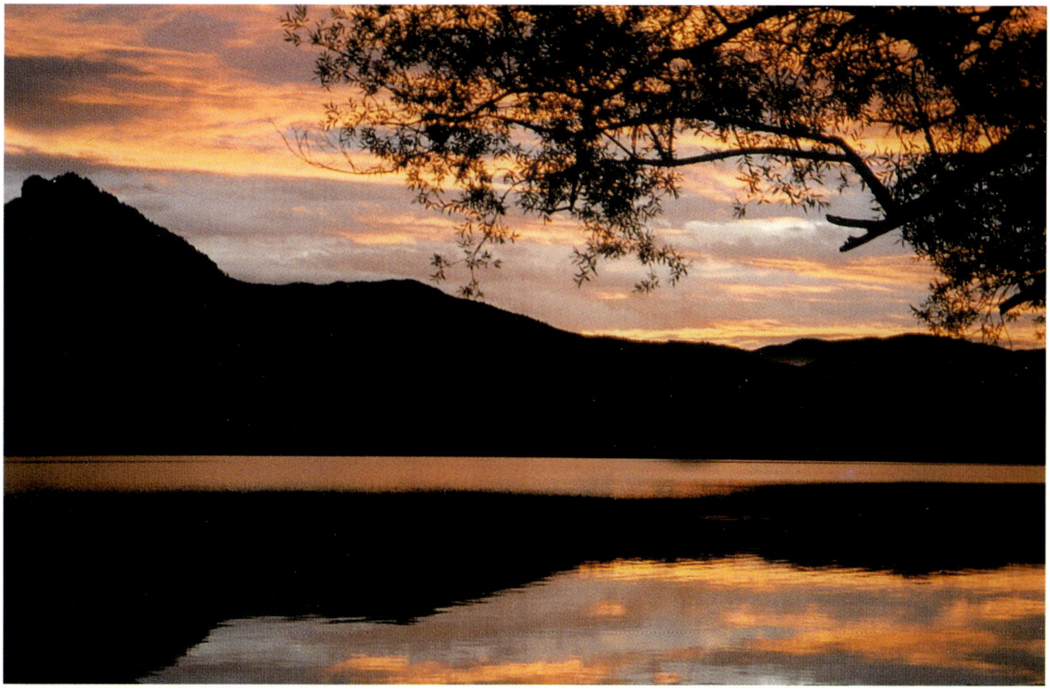

Das Tagesgeschehen loslassen, den Abend ruhig ausklingen lassen, zu tiefem erholsamem Schlaf finden – dabei können die Blüten Sie unterstützen.

- Wenn Sie müde und gereizt zugleich sind: Immergrün, Kamille
- bei Alpträumen und nächtlichen Ängsten: Aspen, Mimulus, Rock Rose; Johanniskraut

Vorschläge für Mischungen:
- Schlafstörung nach Nachtarbeit/bei Schichtarbeit: Olive; Lavendel, Salbei
- Anti-Grübel-Mischung: Gentian, Water Violet, White Chestnut; Immergrün
- Bei nächtlichem Zähneknirschen, um emotional abzuschalten: Agrimony, Cherry Plum; Johanniskraut, Löwenzahn, Vergißmeinnicht

Speziell für Kinder

Kinder benötigen meist andere Essenzen, da hinter Schlafschwierigkeiten häufig seelische Probleme stecken, so daß sie immer nur als das Problem an der Oberfläche anzusehen sind.

Vorschläge für Mischungen:
- Für Kinder mit nächtlichen Ängsten, oder wenn sie durch Alpträume aufgeschreckt werden: Aspen, Mimulus, Rock Rose, Star of Bethlehem; Johanniskraut
- Für überreizte Kinder: Heather, Impatiens; Dill, Kamille
- Für Kinder, die nicht allein schlafen wollen: Chicory, Heather, Red Chestnut; Johanniskraut

TIP Wenn Ihrem Kind eine dieser Blüten als Bild gut gefällt, können Sie ihm das entsprechende Blütenbild auf den Nachttisch stellen oder als Poster über dem Bett aufhängen. Neben der Blütentherapie ist es besonders wichtig, die Kinder vor dem Einschlafen vor seelisch aufwühlenden Büchern und Filmen zu bewahren.

In allen Lebensphasen

Neuanfänge

Ob Sie sich mit Ihrem Partner/Ihrer Partnerin ein Kind wünschen, ob Sie ein Geschäft aufbauen oder ein Haus bauen wollen – alle diese Entscheidungen durchlaufen vergleichbare Prozesse in Ihrem Inneren:

Geburten – Prozesse in mehreren Phasen

Zunächst müssen Sie sich darüber klar werden, was Sie wirklich wollen, wie Sie die Weichen für die Zukunft stellen. Darauf folgt die Planungsphase, die Sie für gewisse Zeit vollkommen in Beschlag nehmen kann; all Ihr Denken und Fühlen kreist um dieses eine Thema. Möglicherweise führt das zu Ruhelosigkeit, Nervosität und gestörtem Schlaf.

Ist erst einmal die Entscheidung gefallen, der Bauplatz gekauft, die Geschäftsräume gefunden, gibt man sich vielleicht kurzfristig der Illusion hin, alles noch ein letztes Mal überdenken und gegebenenfalls rückgängig machen zu können. Aber mit der Zeit reift das »Kind« und bekommt immer mehr Eigenleben: Bald ist es nicht mehr möglich, etwas zu ändern, und alles nimmt seinen Lauf. In dieser Phase fühlt man sich oft den Umständen ausgeliefert, die man selbst herbeigeführt hat.

Manchmal wird die Zeit lang, bis das »Kind« endlich das Licht der Welt erblickt und das, was im Verborgenen gereift ist, offenbar wird. Die innere Spannung kann bis an die Grenzen des Erträglichen steigen und sich in körperlichen Verspannungen niederschlagen.

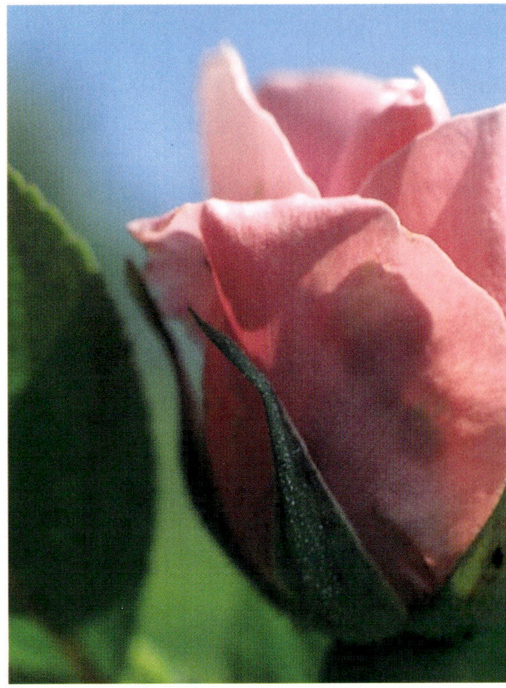

Es braucht immer Zeit, bis das, was im Verborgenen gereift ist, offenbar wird.

Nach der Geburt des Kindes oder des Projekts prallen Vorstellung und Wirklichkeit aufeinander. Entspricht es meinen Wünschen? In Anbetracht der neuen Herausforderung gilt es, sich den veränderten Lebensumständen anzupassen und trotzdem sich selbst treu zu bleiben.

Anfangs brauchen Neuankömmling oder Projekt viel Zuwendung und Fürsorge, um zu wachsen und später auf eigenen Füßen stehen zu können: Der Säugling fordert permanente Zuwendung, Präsenz und klare Organisation, das neu gegründete Geschäft benötigt aufmerksame Kundenbetreuung, am neuen Haus gibt es noch viel zu tun, bis alles wirklich reibungslos funktioniert und gemütlich eingerichtet ist.

Durch all diese Phasen können die Blütenessenzen Sie begleiten und Ihnen auf jeder Wegstrecke wertvolle Unterstützung vermitteln.

Planungs- und Entscheidungsphase

Sie vertrauen Ihrer inneren Stimme und setzen Prioritäten für die künftige Lebensgestaltung.

Blüten der ersten Wahl: Cerato, Wild Oat
Blüten, an die Sie auch denken können:
• Um zwischen zwei Möglichkeiten entscheiden zu können: Scleranthus
• Für klare Gedanken: White Chestnut; Eukalyptus, Rosmarin
• Um sich selbstbewußt und mutig auf etwas einlassen zu können: Elm, Larch
• Um gegen äußere Widerstände Kräfte zu mobilisieren, die Idee in die Tat umsetzen: Chestnut Bud, Gorse, Walnut; Tachinaste

Vorschlag für eine Mischung:
• »Ich treffe die für mich richtige Entscheidung«: Cerato, Scleranthus, White Chestnut

Mit etwas schwanger gehen – Reifungsphase

Sie befinden sich in einem Prozeß mit eigener Dynamik, den Sie nicht unbedingt steuern können. Während dieser Zeit vollziehen Sie einen Reifungsprozeß und können an sich ganz neue Seiten entdecken. Sie lernen, darauf zu vertrauen, daß sich auch ohne aktives Eingreifen die Dinge zum Besten entwickeln.

Blüten der ersten Wahl: Chestnut Bud, Gentian, Mimulus, Rock Water
Blüten, an die Sie auch denken können:
• Wenn Sie sich dem Geschehen ohnmächtig ausgeliefert fühlen – um sich mit der Entwicklung zu arrangieren: Willow; Passiflora
• Wenn es Ihnen schwerfällt, sich noch mit irgendetwas anderem zu beschäftigen – um sich besser abzugrenzen: Heather, White Chestnut; Kamille, Schafgarbe
• Um eine positive Einstellung zum Neuen zu gewinnen: Chicory; Apfelrose

Vorschläge für Mischungen:
• Fit trotz starker Belastung: Oak, Olive, White Chestnut, Löwenzahn
• Sich durchsetzen können (bei Konflikten mit Geschäftspartnern, Architekt, Arzt): Centaury, Cerato, Walnut, Sonnenblume

Vorgeburtsphase

Viele Prozesse lassen sich nicht beschleunigen. Es bleibt Ihnen jetzt nichts anderes übrig, als sich in Geduld zu üben und für den richtigen Zeitpunkt bereitzuhalten.

Blüten der ersten Wahl: Impatiens, Vervain; Passiflora
Blüten, an die Sie auch denken können:
• Wenn Sie plötzlich Angst vor dem eigenen Mut und dem nächsten Schritt überfällt: Elm, Rock Rose; Gänsedistel

Speziell für die Schwangerschaft

• Bei Schwierigkeiten, schwanger zu werden, bei unerfülltem Kinderwunsch: Gorse, Star of Bethlehem, Water Violet; Tränendes Herz
• Nach Fehlgeburt: Honeysuckle, Star of Bethlehem, Willow; Feuerlilie, Zinnie
• Nach Abtreibung: Crab Apple, Pine; Arnika, Victoria Regia
• Übelkeit und Erbrechen: Crab Apple, Heather, Mimulus, Willow; Apfelrose, Mandelblüte, Schafgarbe
• Plötzliche Abneigung gegen den Partner: Crab Apple, Holly; Eukalyptus, Kamille
• Bauchkrämpfe, vorzeitige Wehen: Agrimony, Impatiens, Rock Rose, Vervain; Johanniskraut, Löwenzahn, Lotos
• Sorge um sich und das werdende Kind: Gentian, Mimulus, Red Chestnut, Rock Rose
• Um sich mit Ihrem Bauch wohlzufühlen: Apfelrose in einem Körperöl, zur regelmäßigen sanften Massage von Bauch und Kreuzbein

Geburt – das Neue tritt in Erscheinung

Auch wenn der Druck im Inneren noch so groß ist – es geht nun darum, körperlich, seelisch und geistig loszulassen und darauf zu vertrauen, daß Ihnen Hilfe zuteil wird.

Blüten der ersten Wahl: Cherry Plum, Walnut, Rescue; Tachinaste
Blüten, an die Sie auch denken können:
- Wenn Erschöpfung den Geburtsvorgang verzögert; um ein Projekt auch bei Hindernissen vollends durchzuziehen: Gentian; Gänsedistel
- Zur Entspannung, um von festen Vorstellungen abrücken zu können und sich auf das Geschehen einzulassen: Rock Water, White Chestnut; Löwenzahn, Victoria Regia

Vorschläge für Mischungen:
- Neue Schule, neuer Arbeitsplatz: Chestnut Bud, Elm, Mimulus, Walnut; Gänseblümchen
- Umzug: Elm, Honeysuckle, Walnut; Mais

Die Zeit nach der Geburt

Gerade, wenn vorübergehend schier übermenschliche Anforderungen auf Sie warten, ist es notwendig, daß Sie sich schnell regenerieren und Ihr Tagespensum innerlich gefestigt bewältigen. Wenn Sie alles getan haben, was in Ihrer Macht steht, können Sie Sorgen loslassen und die positive Entwicklung höheren Kräften anvertrauen.

Blüten der ersten Wahl: Oak, Olive, Red Chestnut; Gänsedistel
Blüten, an die Sie auch denken können:
- Wenn Sie sich so verausgabt haben, daß selbst der Schlaf nicht mehr zur Kräftigung ausreicht: Sweet Chestnut; Aloe, Wermut
- Um gelassen Ihren Weg weiterzuverfolgen: Cerato, Elm, Walnut; Königskerze

Vorschläge für Mischungen:
- Soziale Integration am neuen Arbeitsplatz, in der neuen Schule: Cerato, Mimulus, Water Violet; Gänseblümchen, Hahnenfuß
- »Ich wende mich der neuen Aufgabe verantwortungsbereit und freudig zu«: Elm, Oak; Sonnenblume, Zinnie

Speziell: Geburt und Neugeborenenzeit

Nehmen Sie die Essenzen während der Geburt nach der Wasserglasmethode alle paar Minuten ein. Sie können sie zusätzlich auftragen oder einem Badewasser oder Raumspray zusetzen.
- Damit die Geburt in Gang kommt: Cerato, Cherry Plum, Elm, Walnut
- Um den Geburtsverlauf zu erleichtern: Cherry Plum, Elm, Walnut, Löwenzahn
- Bei Komplikationen während der Geburt: Gentian, Rescue; Gänsedistel, Löwenzahn.
- Ins erste Badewasser des Kindes: Star of Bethlehem, Rescue; Apfelrose
- Um sich nach der Geburt seelisch zu stabilisieren: Elm, Rock Rose, Star of Bethlehem, Sweet Chestnut, Walnut, Rescue; Kamille
- Nach einer schwierigen Geburt können Sie dem Säugling einige Tropfen Apfelrose- und Rescue-Konzentrat auf Bauch und Brust reiben und ihn so freundlich in der Welt empfangen.
- Depressive Erschöpfung in der Neugeborenenzeit: Elm, Olive, Red Chestnut, Sweet Chestnut; Gänsedistel, Passiflora, Wermut
- Unterstützung beim Stillen: Chicory, Heather; Apfelrose
- Unruhiger Säugling, Bauchkrämpfe: Cherry Plum, Red Chestnut; Bärlauch, Löwenzahn.

In der Stillzeit genügt es meist, wenn die Mutter die Mischung einnimmt; dem Säugling können Sie ein wenig äußerlich auf Handflächen und Fußsohlen einreiben.
- Abstillmischung: Chicory, Honeysuckle, Walnut; Mandelblüte, Tränendes Herz

Zeit des Heranwachsens – eine Persönlichkeit werden

Die Kindheit ist bestimmt von ständigen Wachstumsprozessen, in denen der Körper Gestalt annimmt, der Geist sich formt und die Seele ihre Prägung durch die Menschen der Umgebung und die vielfältigen emotionalen Eindrücke erhält. Als »Nesthocker« leben Kinder zunächst in inniger Beziehung mit der Mutter und noch lange in sehr engem Kontakt zur Familie, bis sie nach und nach selbständig und verantwortungsbewußt eine eigene Existenz aufbauen können.

So individuell wie jeder Mensch und jedes menschliche Schicksal ist, so individuell sind die Blüten, die ein Kind braucht, um sich selbst zu finden und zu entwickeln.

Es gibt jedoch einige typische Entwicklungssprünge in bestimmten Altersstufen, bei denen verschiedene Blüten helfen können, offen zu sein für Neues und sich den anstehenden Entwicklungen nicht zu verschließen. Es sind Stationen wie das erste Zahnen, der erste Kindergartenbesuch, der erste Schultag.

Körperliche Vorgänge wie der Zahnwechsel überlappen sich mit äußeren Einschnitten wie der Einschulung, was dem Kind auf allen Ebenen die Bereitschaft abfordert, den vertrauten, bequem gewordenen Zustand hinter sich zu lassen und sich auf Neuland zu begeben. Dabei kann es neue Möglichkeiten durchspielen und wird von Tag zu Tag unabhängiger und freier, indem es seine neuen Errungenschaften und Fähigkeiten einsetzt. Parallel zu Erweiterung des Spielraums wird es durch Schule und Ausbildung in wachsende Pflichten und Verantwortung genommen.

Verläuft diese Entwicklung harmonisch, können sich alle Beteiligten zum richtigen Zeitpunkt loslassen, das Kind ist flügge und verläßt das Nest.

Altersgemäße Entwicklungsschritte

Wir nennen im folgenden Blüten, die die physiologischen Wachstumsprozesse unterstützen und während Zeiten starker äußerer Veränderung das Kind seelisch stabilisieren.

Die ersten Zähne

Blüten der ersten Wahl: Walnut; Kamille, Tachinaste

Blüten, an die Sie auch denken können:

- Wenn das Kind sehr quengelig wird und Sie unaufhörlich beansprucht: Chicory, Heather
- Bei »Zahnfieber«: Chestnut Bud, Crab Apple, Elm. Sie können mit diesen Essenzen auch die Zahnleiste bestreichen.

Erster Kindergartenbesuch, Einschulung, Schulwechsel; Zahnwechsel

Blüten der ersten Wahl: Elm, Mimulus, Red Chestnut, Walnut; Tachinaste.

Auch die Mutter braucht häufig Red Chestnut, um ihr Kind getrost loslassen zu können!

Beginn der Pubertät, Erste Regelblutung

Blüten der ersten Wahl: Beech, Elm, Larch, Scleranthus, Walnut; Tachinaste

Kindheit – lernen fürs Leben

Geistige und soziale Entwicklung

Damit das Kind ein gesundes Selbstbewußtsein entwickelt und sich auch in neue soziale Gruppen einfügen kann, braucht es in sich Standfestigkeit und die Fähigkeit, sich auf andere Menschen einzulassen.

Falls hier oder im Lernbereich Probleme auftauchen, hat es sich bewährt, nicht nur das Kind, sondern auch die anderen Familienmitglieder mit Blüten zu unterstützen, so daß ein harmonischer familiärer Rahmen zur positiven Entwicklung beiträgt.

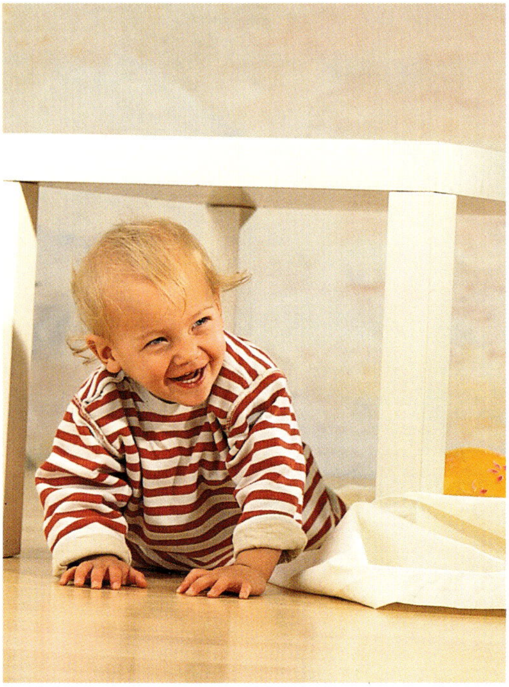

Blüten können Kindern helfen, sich selbst zu finden und optimal zu entwickeln.

Blüten, an die Sie denken können:

• Ängstliche Kinder, zur Verbesserung der sozialen Integration in die Gruppe: Centaury, Mimulus, Larch, Water Violet; Gänseblümchen

• Bei Lernschwierigkeiten: Chestnut Bud, Larch, Rock Water; Rosmarin

• Zur Förderung der Konzentration: Heather, Impatiens, White Chestnut, Gänseblümchen

• Unruhige, überaktive Kinder: Agrimony, Cerato, Impatiens, Scleranthus; Dill, Kamille

• Bei häufigen Streitigkeiten, um friedfertiger zu werden: Cherry Plum, Heather, Holly, Impatiens, Vervain; Eukalyptus, Lotos

Seelische Entwicklung

Alle Bezugspersonen, die Geschwister, die Wohnsituation und das soziale Umfeld prägen die seelische Entwicklung eines Kindes. Familienzuwachs, Umzug, Todesfälle und Trennungen sind eine besondere Herausforderung an seine seelische Anpassungsfähigkeit. Einige Blüten tragen dazu bei, daß das Kind mit Frustration, Eifersuchtsgefühlen und Trauer umgehen lernt und damit einen seelischen Reifungsprozeß durchmacht.
Kinder, die seelisch stark unter Druck stehen, neigen manchmal zu Tics wie Nagelbeißen, Augenzwinkern oder Kopfschlagen. Tritt ein Symptom wie Bettnässen auf, sollte man daran denken, daß man dieses auch das »untere Weinen« nennt. Welche Tränen hat das Kind nicht geweint, so daß diese sich ein anderes Ventil suchen, wenn das Wachbewußtsein ausgeschaltet ist? Hier leisten Blütenessenzen gute Hilfe, die Kinder sollten aber dringend durch eine geeignete, fortlaufende Therapie weitere Unterstützung erhalten.

Blüten der ersten Wahl: Chicory, Heather, Holly; Gänseblümchen, Hahnenfuß

Blüten, an die Sie auch denken können:

• Bei plötzlichen Wutausbrüchen: Cherry Plum, Rock Water, Vine; Feuerlilie

• Wenn Ihr Kind immer Kleinkind bleiben will: Centaury, Chestnut Bud, Elm, Larch, Walnut

• Bei stummem Rückzug und Verschlossenheit: Mustard, Star of Bethlehem, Wild Rose, Willow; Johanniskraut, Zimtrose

• Bei der Neigung zu Tics, bei Bettnässen (siehe oben) kommen mehrere Blüten in Frage, da die Ursachen sehr komplex sind: Chestnut Bud, Cherry Plum, Gorse, Mustard, Rock Water, Star of Bethlehem, Sweet Chestnut; Gänseblümchen, Johanniskraut, Kamille, Victoria Regia. Um die passenden Blüten herauszufinden, sollten Sie sich an eine/n erfahrene/n Blütentherapeutin/en wenden!

• Bei kindlichen Ängsten: Aspen, Chestnut Bud, Elm, Mimulus; Apfelrose, Johanniskraut (siehe auch Seite 206)

• Bei kindlichen Schlafstörungen siehe Seite 178

Vorschläge für Mischungen:

- Bei Eifersucht, um die Ankunft eines Geschwisterchens akzeptieren zu können: Heather, Holly, Water Violet; Passiflora
- Um den Tod eines Haustieres, eines nahestehenden Menschen zu verarbeiten: Aspen, Star oft Bethlehem; Johanniskraut, Vergißmeinnicht, Victoria Regia

Trennung der Eltern

Schon vor der Trennung sind die Kinder der zwischen den Eltern herrschenden Spannung ausgesetzt. Der entstehende Leidensdruck äußert sich häufig in Form von Schlafstörungen und besondere Aufmerksamkeit heischendem Verhalten. Auch Infekte und andere körperliche Erkrankungen können die Folge davon sein, daß das Kind seine seelische Mitte verloren hat. Blüten zu wählen, die speziell das »unerwünschte« Verhalten harmonisieren, würde bedeuten, sich ausschließlich auf der oberflächlichen Symptomebene zu bewegen, ohne der seelischen Not des Kindes gerecht zu werden. Wir empfehlen deshalb zur langfristigen Begleitung solcher Phasen eine individuelle Verordnung durch eine/n erfahrenen Blütentherapeutin/en.
Die folgenden Blüten sind als Erstmaßnahme gedacht, bis Sie weitere Hilfe gefunden haben.

Blüten der ersten Wahl: Mustard, Star of Bethlehem, Sweet Chestnut; Schafgarbe
Blüten, an die Sie auch denken können:

- Wenn das Kind mit körperlicher Krankheit reagiert: Chicory, Gorse, Water Violet, Willow; Passiflora
- Wenn das Kind mit Schlaflosigkeit reagiert: Gentian, White Chestnut, Apfelrose; Immergrün, Johanniskraut
- Wenn das Kind mit plötzlicher Aggression reagiert: Cherry Plum, Heather, Holly; Kamille, Lavendel

Adoleszenz – erwachsen werden

In der Pubertät suchen die Jugendlichen nach Identität, nach ihrem unverwechselbaren, eigenen Ich. Dies führt zwangsläufig zu vorübergehend ichbezogenem Verhalten und zu starker Abgrenzung gegen die Eltern und andere. Idole werden wichtig, denen man alle positiven Eigenschaften wie Selbstbewußtsein, Erfolg, sexuelle Attraktivität beimißt, was besonders leicht fällt, wenn Vorbilder unerreichbar sind.
Für die meisten Jugendlichen stellt zwar die Familie, in die sie hineingeboren wurden, nach wie vor einen finanziellen und emotionalen Rückhalt dar, andererseits machen sie sich auf die Suche nach einer »Familie« der eigenen Wahl, zum Beispiel einer Gruppe gleichgesinnter Jugendlicher, von denen sie sich akzeptiert und verstanden fühlen.
Dieser Abnabelungsprozeß verläuft nicht immer komplikationslos: Aufnahme und gar Geborgenheit entstehen nicht von allein, man muß sich anpassen, für die Gruppe von bestimmtem Interesse oder Wert sein und bereit, etwas von sich einzubringen. Aus lauter Angst vor Ablehnung und dem Alleinsein geben manche Jugendliche zu viel von sich auf, leben nur noch im Außen und in der Überanpassung und fragen sich nicht mehr, was ihre tatsächlichen inneren Bedürfnisse sind.
Einige Blütenessenzen verstärken die Standfestigkeit und die Selbstsicherheit, mehr bei sich zu bleiben. Sie können ausprobieren, wieviel Nähe und Verständnis sie brauchen und wieviel Abgrenzung und Unverstandensein sie aushalten, um sich selbst definieren zu können. Darüber hinaus unterstützt sie die Blütentherapie bei der Gratwanderung zwischen Ansprüchen und Rechten einerseits und Pflichten und Verantwortung andererseits.
Je klarer die Jugendlichen sich in diesem Konflikt zu verhalten lernen, desto eher finden sie

sich in Gruppen, in der Berufsausbildung oder beim Studium zurecht.
Im Laufe des Erwachsenwerdens müssen sich Ideale und Ziele immer wieder wandeln, bis man sich auf längerfristige Verbindlichkeiten einlassen kann, zum Beispiel sich für einen Beruf entscheiden oder eine dauerhafte Beziehung eingehen kann.

Geistige Entwicklung

Stunde um Stunde Unterricht in diversen Fächern und die Auseinandersetzung mit einer Fülle von Information stehen während langer Schuljahre im Vordergrund des täglichen Pensums. Daher sind immer wieder innere Bereitschaft und Konzentrationsfähigkeit gefragt.

Blüten der ersten Wahl: Beech, Hornbeam, Wild Rose
Blüten, an die Sie auch denken können:
- Null-Bock-Syndrom: Elm, Gorse, Willow
- Durchhalten und am Ball bleiben: Gentian, Larch; Prunkwinde
- Versetzung nicht erreicht, um »Ehrenrunde« annehmen zu können: Chestnud Bud, Gentian, Gorse, Willow, Sweet Chestnut; Prunkwinde, Sonnenblume
- Kreative geistige Leistung, etwa ein Referat schreiben: Elm, Hornbeam, White Chestnut; Rosmarin, Wilde Möhre

Weitere Blütenvorschläge siehe Seite 172.

Vorschläge für Mischungen:
- »Ich lasse es auf weitere Versuche ankommen«: Chestnut Bud, Elm, Hornbeam, Larch
- »Ich finde meine Berufung«: Cerato, Wild Oat; Wilde Möhre

Soziale Entwicklung

Mit Hilfe der folgenden Blüten fällt es dem Jugendlichen leichter, seinen Platz in einer Gruppe oder der Schulklasse zu finden und dabei sich selbst treu zu bleiben. Die Abnabelung vom familiären Umfeld kann Schritt für Schritt vonstatten gehen, wenn die Jugendlichen lernen, sich abzugrenzen, und sich ihrer Fähigkeiten und Standpunkte bewußt werden.

Blüten der ersten Wahl: Beech, Heather, Mimulus; Gänseblümchen
Blüten, an die Sie auch denken können:
- Sich von der Familie abnabeln: Centaury, Chicory, Red Chestnut; Gänseblümchen, Hahnenfuß
- Positiver Umgang mit Autoritätspersonen: Vervain, Vine; Eukalyptus, Prunkwinde, Sonnenblume
- Mitläufertum, Festigung der Persönlichkeit bei Überanpassung: Centaury, Larch, Scleranthus; Geranie, Hahnenfuß
- Bei Neigung zum Einzelgängerdasein, um die Kontaktfähigkeit zu verbessern: Gorse, Water Violet, Willow; Zimtrose

Vorschlag für eine Mischung:
»Ich stelle mich auf eigene Füße«: Cerato, Elm, Walnut; Königskerze, Tachinaste

Seelische Entwicklung

Einige Blüten tragen dazu bei, mit den eigenen Gefühlen besser klar zu kommen und trotz seelischer Höhen und Tiefen im Einklang mit sich selbst zu handeln.

Blüten der ersten Wahl: Agrimony, Cerato, Scleranthus; Schafgarbe, Lotos
Blüten, an die Sie auch denken können:
- Seelisches Tief in der Pubertät: Mustard, Wild Oat, Wild Rose; Passiflora
- Liebeskummer: Gentian, Honeysuckle, Sweet Chestnut; Tränendes Herz, Victoria Regia, Zimtrose
- Eßstörung: Red Chestnut, Rock Water, Vine; Mandelblüte

Leben in Beziehungen

In der westlichen Welt weichen die Großfamilie und die feste Verhaftung an einen Ort zunehmend dem Leben in Kleinfamilien oder als Single, oft durch berufliche Zwänge fern von der Heimat. Die traditionelle soziale Einbindung, die früher nicht immer leicht zu ertragen war, löst sich auf – Ungebundenheit und die Freiheit, das Leben den eigenen Vorstellungen gemäß zu gestalten, wachsen. Der Preis, den wir dafür zahlen, ist nicht selten Einsamkeit, was sich besonders in Krisenzeiten bemerkbar macht.

Ob wir im Familienverband leben oder als Single, wir befinden uns auf einer ständigen Gratwanderung zwischen dem Raum, den wir für uns selbst zum »Atmen« und zur Entfaltung brauchen, und dem Bedürfnis nach menschlicher Nähe und Liebe. Häufig wünschen wir uns genau das, was in unserem Leben gerade weniger Platz einnimmt: Manche Singles sehnen sich, vor allem am Wochenende, nach verläßlichen Menschen, bei denen man einfach so sein kann, wie es einem gerade ums Herz ist. Stark in familiäre Pflichten eingebundene Menschen beneiden vielleicht die anderen um ihre Möglichkeiten spontaner Aktivität.

Durch die Blüten entdecken Sie Wege, sich selbst zu verwirklichen, ob alleine oder im Rahmen einer Gemeinschaft; Sie werden seelisch ausgeglichener und zufriedener, was sich auf alle Beziehungen harmonisierend auswirkt.

Wege zur sozialen Offenheit

Viele Menschen leiden unter Mangel an Kontakten und lassen sich nur vorsichtig und zögernd auf Begegnungen ein. Auch wenn sie beruflich viel mit Menschen zu tun haben, bedeutet das noch lange nicht, daß eine tiefe innere Verbindung zu den Mitmenschen besteht. Diverse oberflächliche Kontakte mögen zwar Ablenkung bieten, aber keine Befriedigung und schon gar keine Hilfe, wenn man in seelischer Not ist.

Wenn Sie in sich ruhen und Ihrer selbst sicher sind, können Sie mutig auf andere zugehen und ein Gespräch anknüpfen. Vielleicht werden Sie neugierig darauf, die unendlich vielen Spielarten menschlichen Lebens und Denkens kennenzulernen und sich mit anderen auszutauschen. Sie können sich an der Bereicherung freuen, die jeder menschliche Kontakt für Sie sein kann, und erfahren, wie eine harmonische Beziehung Sie durch alle Höhen und Tiefen tragen und unterstützen kann.

Blüten der ersten Wahl: Agrimony, Mimulus, Water Violet; Zimtrose

Blüten, an die Sie auch denken können:

- Um unvoreingenommen und positiv eingestellt auf andere zugehen zu können: Beech, Holly; Wilder Knoblauch
- Um Beziehungen eingehen zu können, bei denen Reden, Zuhören, gemeinsames Schweigen sich harmonisch abwechseln: Heather; Eukalyptus
- Um neugierig zu werden und den Schwung zu finden, sich einzulassen: Elm, Larch, Wild Rose; Geranie
- Für den Aufbau von innigen Gefühlsbeziehungen: Chicory; Apfelrose, Mandelblüte

Vorschläge für Mischungen:

- Gegen die Single-Wochenenddepression: Gentian, Gorse, Wild Rose; Apfelrose
- Die »Niemand-mag-mich!«-Mischung: Heather, Holly, Willow; Zimtrose
- Die »Zu-mir-paßt-niemand!«-Mischung: Beech, Water Violet; Eukalyptus, Tränendes Herz
- Die »Ich-trau-mich-nicht!«-Mischung: Mimulus, Larch; Geranie

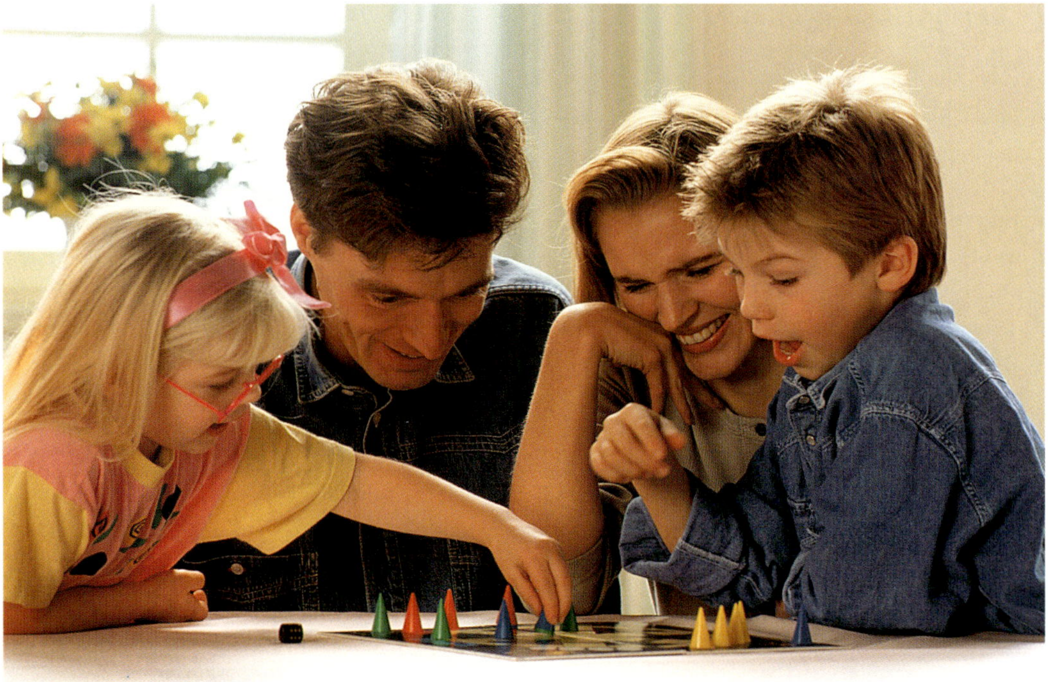

In Beziehungen zu leben, ist eine ständige Gratwanderung zwischen dem Raum, den wir selbst zur Entfaltung brauchen, und dem Bedürfnis nach Nähe und Liebe.

Sich selbst treu bleiben in Beziehungen

Im Laufe gemeinsamer Lebensjahre verschwimmen oft das »Du« und das »Ich« sehr stark, besonders aufeinander eingespielte Paare »lesen sich gegenseitig jeden Wunsch von den Augen ab«. Diese Menschen reagieren wie ein Seismograph auf sämtliche Stimmungen ringsum und spiegeln diese in ihrem eigenen Verhalten wider.

Zwar führt solch eine einfühlsame Haltung zu sehr innigen Bindungen, aber es liegt darin die Gefahr, sich selbst zu verlieren und zu keiner eigenständigen Entscheidung mehr fähig zu sein.

Wenn einer der beiden abberufen wird, fühlt sich der Zurückbleibende häufig recht verlassen, muß sich neue Kontakte suchen und auf einen eigenen Weg besinnen.

Auch in familiären und sonstigen Gruppen braucht man die Abgrenzung anderen gegenüber, um sich sowohl einzubringen als auch seine Eigenständigkeit wahren zu können. Wer seine eigenen Grenzen nicht respektiert, fühlt sich schnell ausgesaugt und von den Ansprüchen und Wünschen der Umgebung überfordert. »Ich selbst sein« statt »Sich verwickeln lassen« – diesen Entwicklungsweg können Sie, unterstützt von Blütenessenzen, gehen und sich den Freiraum nehmen, den Sie für Ihre Entfaltung brauchen. Aus der Position innerer Stärke heraus lassen Sie Abhängigkeiten hinter sich und finden in Partnerschaft, Familie und Freundeskreis zu gleichberechtigten und gleichverantwortlichen Beziehungen.

Blüten der ersten Wahl: Centaury, Chicory, Red Chestnut; Tränendes Herz

Blüten, an die Sie auch denken können:
- Um sich abschirmen zu können gegen zu starke Einflüsse aus der Umgebung: Walnut; Johanniskraut, Schafgarbe, Wilder Knoblauch
- Bei Erschöpfung, weil Sie sich zu sehr in Beziehungen eingebracht haben, und bei »Helfer-Syndrom«: Chicory, Oak, Olive, Wild Rose; Geranie, Zinnie
- Um Ihre eigene Bedeutung zu erkennen und Eigenständigkeit zu entwickeln: Elm, Larch; Hahnenfuß, Königskerze, Sonnenblume

Vorschlag für eine Mischung:
- Nach Trennung oder Verlust des Partners, »Ich gestalte mein Leben neu«: Elm, Walnut; Geranie, Mandelblüte, Sonnenblume

Harmonie mit sich und anderen

Ein harmonisches Famlienleben ist keine Selbstverständlichkeit, sondern erfordert Tag für Tag die Bereitschaft, mit sich und den anderen offen und ehrlich umzugehen. Unausgesprochene negative Gefühle können nachhaltig die Atmosphäre beeinträchtigen. Man schweigt sich an oder geht sich aus dem Weg, um eine Auseinandersetzung zu vermeiden. Kinder und Eltern leiden unter Schwierigkeiten in ihrer Beziehung, die Eltern ihrerseits leiden möglicherweise unter Konflikten mit ihren eigenen Eltern und Geschwistern; der schwierige Umgang mit sich selbst und anderen pflanzt sich von Generation zu Generation fort. Sowohl innerhalb der Paarbeziehung als auch im gesamten Familienverband spielen sich Muster und Verhaltensweisen ein, die bestimmten »Gesetzmäßigkeiten« folgen und für Kinder stark prägenden Charakter haben. Bei anhaltenden Konflikten ist eine Therapie sinnvoll, die die ganze Familie mit einbezieht. Häufig benötigen vorübergehend alle Familienmitglieder die gleiche Blüte, um gemeinsam an einem Thema zu arbeiten, manchmal finden sich Entsprechungen zwischen zwei Gruppierungen im Familienverband.
Es geht darum, eine »Streitkultur« zu erlernen und zu praktizieren, in der jedes Familienmitglied sich frei äußern darf und jede Meinung von der Gruppe zur Kenntnis genommen und respektiert wird. Wenn wir mit uns selbst im reinen sind und uns annehmen können, wie wir sind, fällt es leichter, auch andere Menschen in ihrer Eigenart zu akzeptieren und so zu lassen, wie sie sind.

Blüten der ersten Wahl: Beech, Holly, Vervain, Vine; Eukalyptus, Lotos
Blüten, an die Sie auch denken können:
- Um alten Groll zu überwinden: Rock Water, Star of Bethlehem, Willow; Tränendes Herz
- Um eine festgefahrene Situation zu überwinden: Crab Apple, Gorse; Zimtrose
- Um innere Spannung und Zorn abzubauen: Agrimony, Cherry Plum; Apfelrose, Feuerlilie

TIP Es kann ein für die ganze Familie wichtiger Prozeß sein, sich gemeinsam in die Blütenbilder zu vertiefen (Seite 31) und für die Wohnräume eine Wahl zu treffen, mit der alle einverstanden sind.

Erfülltes Sexualleben

Es gibt kaum einen Lebensbereich, in dem geheime Wünsche und Realität so auseinanderklaffen wie in diesem! Auch hier liegt das Hauptproblem in der erschwerten Kommunikation, da wir die eigenen Sehnsüchte uns selbst kaum eingestehen, geschweige denn dem Partner offenbaren.
Zeitweilig oder längerfristig ohne Partner zu sein, bedeutet für manche Menschen den Verlust ihres Selbstwerts. Andere dagegen meinen, ein Sexualleben zu ihrem Wohlbefinden gar nicht zu brauchen, und entziehen sich körperlicher Nähe.

Ob wir uns Körperlichkeit anders, weniger oder mehr wünschen – Erfüllung und Befriedigung beginnt damit, daß wir uns selbst als schön und begehrenswert erleben und den eigenen Körper mit all seinen Bedürfnissen kennen und akzeptieren. Auch wenn Sie zur Zeit keinen festen Partner haben, können Sie sich selbst schön finden und diese Energie in Kreativität umsetzen und ausleben.
Einige der in den letzten Jahren gefundenen Blütenessenzen öffnen Ihnen einen Zugang zu neuen Dimensionen von Körper und Geist und bereichern so Ihre schöpferischen Kräfte auf allen Ebenen. Diese kräftigende und heilende Energie kann vitalisierend auf Ihren gesamten Körper wirken. Die folgenden Blüten sollen Sie dazu anregen, sich Zeit und Muße zu nehmen, um sich auf sich selbst und Ihren Partner einzulassen, sexuelle Energie kreativ und spielerisch zu nutzen.

Blüten der ersten Wahl: Rock Water; Feuerlilie, Hibiskus, Victoria Regia
Blüten, an die Sie auch denken können:
- Um den Körper samt seinen Ausscheidungen als angenehm zu empfinden und körperliche Nähe zulassen zu können: Agrimony, Crab Apple, Pine, Water Violet
- Flexibilität und spielerische Hingabe: Rock Water, Vine; Apfelrose, Geranie
- Sexuelle Energie zu kreativem Ausdruck bringen und in schöpferische Kraft umsetzen: Mandelblüte, Prunkwinde

Vorschläge für Mischungen:
- »Ich bin mir selbst genug« – sich der eigenen Sexualität bewußt sein auch ohne Partner: Apfelrose, Geranie, Königskerze

Speziell für Frauen:
- durch vergangenen Mißbrauch belastete Erlebnisfähigkeit: Crab Apple, Pine, Star of Bethlehem; Hibiskus
- Angst vor männlicher Potenz: Cherry Plum, Cerato, Rock Rose; Sonnenblume

Speziell für Männer:
- Vorzeitiger Samenerguß (Ejaculatio praecox): Chestnut Bud, Impatiens, Vervain; Feuerlilie, Hibiskus
- Angst vor Impotenz: Elm, Gentian, Larch; Tachinaste

TIP Sie können auch die für Sie wichtigen Blüten in ein Körperöl mischen und sich und Ihren Partner damit zur Einstimmung sanft massieren. Die Wirkung verstärkt sich durch die Zugabe von sinnlich stimulierenden ätherischen Ölen wie Sandelholz oder Ylang-Ylang (Buchtip Seite 215). Besonders intensiv wirkt ein solches Öl im Bereich des Kreuz- und Steißbeins und entlang der Wirbelsäule.

Berufsleben

»*Das Sein bestimmt das Bewußtsein.*« Mit dieser Feststellung meinte Karl Marx in erster Linie die Auswirkung äußerer Arbeitsbedingungen wie Schichtdienst und Fließbandarbeit auf den Einzelnen in einer zunehmend industrialisierten Gesellschaft. Heute erfahren wir durch psychologische Erkenntnisse immer mehr, wie stark im Gegenzug gilt: »*Das Bewußtsein bestimmt das Sein!*« Das bedeutet, egal, wo und was Sie arbeiten, Sie können bleiben, wer Sie sind, und in weitem Umfang Ihr Leben nach Ihren Vorstellungen gestalten. Dazu gehört, daß Sie Ihren eigenen Wert erkennen, die Gegebenheiten annehmen und aus Ihrer Mitte heraus einen Arbeitsschritt nach dem anderen tun, ohne sich aus der Ruhe bringen zu lassen. Um aus einer Position der körperlichen und seelischen Stärke heraus handeln und verhandeln zu können, brauchen Sie Selbstwertgefühl und Einfühlungsvermögen gleichermaßen. Vor allem bei Streßberufen oder -arbeitsplätzen ist für Sie physische Stärkung wichtig und die Fähigkeit, sich abzuschirmen gegen Einflüsse aller Art. Wir nennen Ihnen im folgenden Blüten, die Ihnen helfen, mit schwierigen Arbeitsbedingungen zurecht zu kommen und dabei mit sich selbst im Einklang zu sein.

Selbstbestätigung und Selbstwert

Menschen, die motiviert sind und einen Sinn in ihrer Arbeit sehen, sind selten krank und fühlen sich glücklicher im Leben. In der Landwirtschaft und bei handwerklichem Tun sieht man, was man getan hat. In unserer modernen Industriegesellschaft dagegen gibt es viele Arbeitsbereiche, an denen wir am Ende des Arbeitstages nicht auf ein fertiges Produkt stolz sein können, sondern damit zufrieden sein müssen, einen kleinen Beitrag zum Gelingen eines Projekts beigesteuert zu haben. Um sich zu bestätigen, joggt man abends durch den Wald oder betätigt sich als Heimwerker. Aber in welcher Branche Sie auch immer tätig sind, ohne Phasen von Routinetätigkeit geht es nirgends ab! Selbst für Künstler ist die Idee oft nur der kleinere Teil, der große Rest besteht aus disziplinierter, konsequenter Arbeit.
Manche Menschen wagen sich nur zögernd an neue Aufgabenbereiche, weil sie sich zu wenig zutrauen, dabei klappt alles nach einer gewissen Einarbeitungszeit ganz gut! Andere setzen sich sehr strenge Maßstäbe, halten sich selbst in Trab und nehmen sich nicht die Freizeit, die ihnen zusteht. Dahinter steht häufig die Befürchtung, nicht gut genug zu sein und sich deshalb besonders profilieren zu müssen.
Unterstützt von Blütenessenzen fällt es Ihnen leichter, jegliche Art von Arbeit mit Freude und Sorgfalt auszuführen und sich auf Routinetätigkeiten einzulassen. Je mehr Sie sich Ihre tatsächlichen Qualitäten und Fähigkeiten bewußt machen, desto weniger sind Sie von äußerer Anerkennung und Leistungsnachweisen abhängig. Sie wissen, was Sie wert sind, und bauen so den Streß ab, sich täglich beweisen zu müssen. Geben Sie sich ein Lob, wenn Ihnen etwas gut gelungen ist, und Sie werden sehen, die positive Einstellung, die Sie zu sich selbst haben, überträgt sich auf die Umgebung. Wenn Sie klar und überzeugend Ihr Ressort ausfüllen, werden Sie zunehmend Achtung und Respekt gewinnen, und mit Aufgaben betraut werden, die Ihrer Qualifikation entsprechen. Sie treffen eigenständige, sachliche Entscheidungen und lassen Autoritätskonflikte hinter sich, weil Sie eigene Autorität entwickeln.

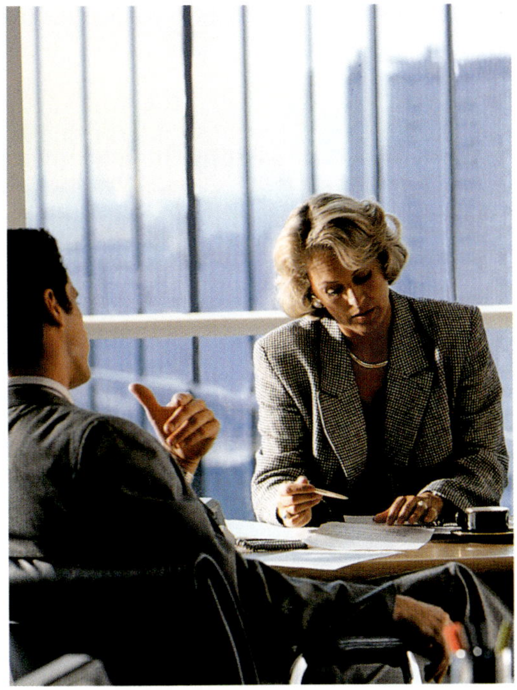

Im Beruf helfen Blüten, sich selbst anzuerkennen und sich abgrenzen zu können.

Blüten der ersten Wahl: Larch, Rock Water; Hahnenfuß, Königskerze
Blüten, an die Sie auch denken können:
- Selbstverständliche Autorität, Entscheidungsfreude: Cerato, Scleranthus; Sonnenblume

• Zielgerichtetes Handeln: Elm, Walnut, White Chestnut; Feuerlilie, Tachinaste

Vorschläge für Mischungen:
• »Ich finde die Balance von Arbeit und Freizeit«: Oak, Pine, Rock Water; Dill, Königskerze, Lavendel
• »Ich erkenne den Wert all meines Tuns«: Centaury, Cerato, Larch; Hahnenfuß

Arbeitsklima – Teamarbeit

Im Team klappt die gemeinsame Arbeit am besten, wenn jede Person ihren Posten ausfüllt und mit dem ihr anvertrauten Aufgabenbereich zufrieden ist. Sich gegenseitig zuzuarbeiten, den nötigen Informationsfluß in Gang zu halten, setzt voraus, daß wir uns über das eigene Ressort hinaus auch auf die anderen einlassen können und bei größeren Projekten gemeinsam an einem Strang ziehen.
Eifersüchteleien, Kompetenzprobleme und übertriebener Karriereeifer können leicht ein Arbeitsklima vergiften; mangelnde Effizienz einer Abteilung oder häufiger Personalwechsel sind dann ein Zeichen dafür, daß hier gemeinsam an einer Verbesserung der Situation gearbeitet werden sollte.
Natürlich ersetzen Blütenessenzen keinen psychologischen Trainer, aber vielleicht erkennen Sie mit Hilfe einiger Blütenbeschreibungen, wo Sie selbst der Schuh drückt.
Bei vielen unterschiedlichen Meinungen und Standpunkten kann nicht immer alles reibungslos funktionieren, deshalb gilt es, in sich so gefestigt zu sein, daß man Reibung aushalten und kreativ nutzen kann.
Manche Menschen fühlen sich ständig angegriffen und betroffen, andere lassen sich leicht in Intrigen verwickeln, wieder andere sind dickfellig und reagieren unflexibel auf die Bedürfnisse der Mitmenschen. Hinter diesen verschiedenen Verhaltensweisen steht im Grunde dasselbe Problem – die eigene Unsicherheit und mangelnde Zivilcourage.

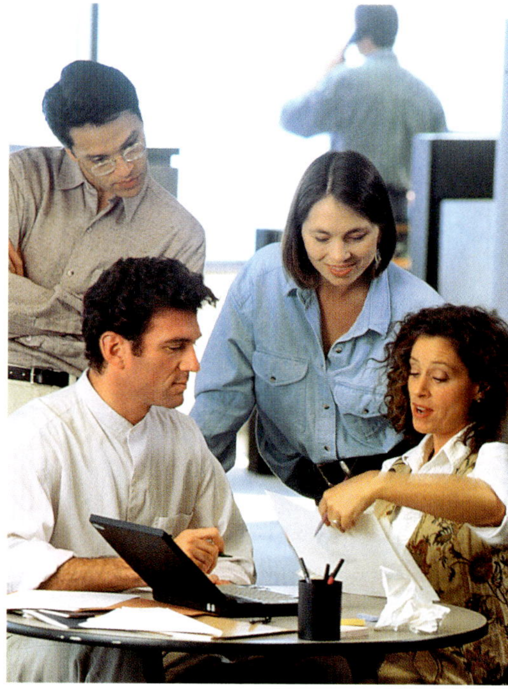

Wie es uns im Team geht, ist sehr von unserer inneren Haltung abhängig.

Wenn Sie sich klar und selbstsicher verhalten, eindeutig die Führung übernehmen oder delegieren, funktioniert die ganze Gruppe. Ganz gleich, an welcher Stelle der Hierarchie Sie stehen, die innere Haltung, mit der Sie Ihren Platz ausfüllen, überträgt sich auf die Gemeinschaft und fordert auch die anderen zu neuen Umgangsformen auf. Sie können sich gegebenenfalls wehren oder sich aus einer unhaltbaren Situation befreien.
Mit Toleranz und Respekt können Sie den anderen ihren Rhythmus und ihre Eigenart lassen und streben im Team eine gemeinsame Leistung an.

Blüten der ersten Wahl: Chicory, Vine; Königskerze

Blüten, an die Sie auch denken können:

- Wenn Sie mit den anderen besser zurecht kommen wollen: Beech, Heather, Holly
- Um geduldig anderen ihr eigenes Tempo zuzugestehen: Impatiens, Vervain
- Um Autoritätsfragen zu lösen: Hahnenfuß, Sonnenblume, Lotos
- Um Kompetenzfragen zu klären: Centaury, Cerato, Oak
- Um offen zu sein für gemeinsame Entwicklungen: Chestnut Bud, Water Violet, Rock Water

Vorschläge für Mischungen:

- »Ich vertrete gelassen meine Meinung«: Cerato, Vervain; Sonnenblume
- »Ich bringe mich ins Team ein«: Beech, Larch, Mimulus, Water Violet; Hahnenfuß
- »Ich delegiere und vertraue den Fähigkeiten der anderen«: Chicory, Oak, Rock Water; Eukalyptus

Berufliche Streßsituationen

Jede Tätigkeit hat ihre eigenen »Streßfaktoren«: In Dienstleistungsberufen muß man im Umgang mit Kunden oder Patienten auf unterschiedlichste Bedürfnisse eingehen; in einer lehrenden Tätigkeit soll man ständig Wissen möglichst interessant vermitteln und dabei auch noch auf die Wünsche der Schüler und Studenten eingehen. Viele Menschen müssen ständig auf Achse sein und übernachten mal da, mal dort.

Wenn wir »gut drauf« sind, kommen wir mit diesen Anforderungen meist ganz gut zurecht. Es gibt aber auch Phasen, in denen wir vielleicht familiär belastet sind, sich sehr viele Aufgaben häufen und wir unsere Tätigkeit als stressig empfinden. Dann helfen Blüten, die dazu beitragen, den Streß abzubauen (siehe auch Seite 176) und unser Verhalten, oft auch unser Tagespensum, so zu ändern, daß wir unsere Arbeit freundlich, ruhig und konzentriert verrichten können. Denn das tägliche Tun sollte nicht nur Pflichtübung sein, sondern Freude und Sinn machen.

Blüten der ersten Wahl: Elm, Impatiens, Oak; Immergrün, Lavendel, Löwenzahn, Lotos

Blüten, an die Sie auch denken können:

- In Dienstleistungsberufen: Agrimony, Chicory; Eukalyptus, Hahnenfuß, Königskerze
- Im Lehrfach: Beech, Cerato, Rock Water, White Chestnut; Kamille, Rosmarin, Sonnenblume
- Beratungstätigkeit: Cerato, Oak, Vervain; Eukalyptus, Königskerze, Rosmarin
- Geschäftliche Reisen: Scleranthus; Mais
- Künstlerische und kreative Tätigkeit: Clematis, Hornbeam; Aloe, Dill, Feuerlilie, Lotos, Mandelblüte, Prunkwinde

Arbeit im Großraumbüro, Klimaanlagenluft

Selbst wenn Stellwände einen gewissen Sichtschutz bilden, der Geräuschpegel durch unzählige technische Geräte, Gespräche und Telefonate bleibt trotzdem, und es kann zeitweise schwerfallen, sich auf die Arbeit zu konzentrieren und die Umgebung auszublenden. Dazu kommt häufig für Nichtraucher die Beeinträchtigung durch den Rauch der Nachbarn. Nicht jedem bekommt die Zugluft der Klimaanlage, der Elektrosmog durch die künstliche Beleuchtung und die Belastung durch viele elektronische Geräte.

In dieser Situation stellt sich leicht das Gefühl der Überreiztheit ein: Mit der Zeit wird »die Haut zu dünn«, man fühlt sich genervt, müde und ausgelaugt, ein Zustand, der sich auch durch viel Kaffee und andere Stimulanzien nicht beheben läßt. Ein unterschwelliges, nervöses Kribbeln kann sich bemerkbar machen, das selbst während Ruhephasen anhält.

Verschiedene Blüten unterstützen Sie darin, in dieser Umgebung geistig fit zu bleiben und sich seelisch ausgeglichen zu fühlen, indem sie Sie abschirmen gegen unliebsame Einflüsse aller Art und immer wieder zu sich, in die eigene Mitte bringen.

Blüten der ersten Wahl: Heather, Hornbeam; Dill, Kamille, Lavendel, Mais, Schafgarbe
Blüten, an die Sie auch denken können:
• Zur Verbesserung der Konzentrationsfähigkeit: Elm, Scleranthus, White Chestnut
• Um sich Ihre persönliche Sphäre zu schaffen und zu verteidigen: Geranie, Sonnenblume, Wilder Knoblauch

Bildschirmarbeit

Der angestrengte Blick auf den Bildschirm ist für die Augen ermüdend, und durch ungünstige Kopfhaltung ziehen sich viele Menschen Verspannungen im Nacken und Kopfschmerzen zu. Die Ansammlung technischer Geräte verstärkt häufig die Symptome, so daß Sie am Ende des Arbeitstages »totale Mattscheibe« haben können. Bei einigen Menschen kann die Computerstrahlung irritierend wirken und zu einem Engegefühl im Halsbereich und Funktionsstörungen der Schilddrüse führen.
Einige Blüten tragen zu muskulärer Entspannung und zur Abschirmung von Strahlung bei.

Blüten der ersten Wahl: Dill, Schafgarbe, Wilde Möhre
Blüten, an die Sie auch denken können:
• Zur Lösung von Verspannungen und zur Regeneration: Agrimony, Olive; Löwenzahn.

Tips für den Bildschirmarbeitsplatz

Bei angestrengten Augen können Sie die Blütenessenzen auch auf Schläfen und Stirn auftragen (Seite 29). Zur Entspannung verkrampfter Muskulatur reiben Sie die Essenzen zusätzlich im Nackenbereich ein oder setzen Sie abends dem Badewasser zu.
Hängen Sie sich die Bilder der Blüten, die Ihnen für Ihre Arbeit besonders wichtig erscheinen, im Raum auf, oder stellen Sie sich ein kleines Blütenbild neben den Bildschirm.
Wenn Sie sehr strahlungsempfindlich sind, können Sie die Blütenessenzen Ihrer Wahl auch im Bereich der Schilddrüse und auf der Stirn auftragen oder das entsprechende Fläschchen am Körper tragen.
Wenn Sie länger als eine Stunde mit anderer Arbeit zubringen, ist es sinnvoll, das Gerät in dieser Zeit abzuschalten.

Schichtarbeit/Nachtarbeit

Unsere körperlichen Funktionen folgen einer inneren Uhr – dies erkannten die chinesischen Ärzte schon vor zweitausend Jahren. Alle Abläufe im Körper haben Arbeits- und Ruhezeiten, die sich in einem bestimmten Rhythmus während 24 Stunden abwechseln. Im Normalfall meldet sich der innere Wecker recht deutlich, sei es, daß der Magen Zufuhr braucht oder daß der Darm sich entleeren will.
Jegliche Art von unregelmäßiger Arbeit ist hochgradig strapaziös, weil dem Körper und sämtlichen Organsystemen laufend Anpassungsreaktionen abverlangt werden, die einer Reise durch verschiedene Zeitzonen vergleichbar sind. Je schneller der Wechsel der Arbeitszeiten, desto stärker verschiebt sich der innere Rhythmus. Extreme Schaukel-Wechsel-Schichten, bei denen sich ständig Früh-, Spät- und Nachtschicht abwechseln, überfordern die Anpassungsleistung des Organismus, und der eigene Rhythmus gerät völlig aus dem Takt. Da die Industrie und viele Dienstleistungsbereiche jedoch nicht ohne Rundumbetrieb auskommen, sollte die Schichtarbeit zumindest so organisiert sein, daß sich über

eine ausreichend lange Zeit ein rhythmischer Funktionsablauf einspielen kann.
Bei dieser Beschäftigungsart sollte man sich Unterstützung durch die Blütenessenzen geben, um immer wieder zu sich selbst und dem eigenen Rhythmus zurückfinden zu können.

Blüten der ersten Wahl: Olive; Mais, Prunkwinde, Salbei
Blüten, an die Sie auch denken können:
• Wenn die Erschöpfung im Vordergrund steht und Sie Kraft tanken wollen: Aloe, Lavendel, Wermut
• Um das Beste aus der auslaugenden Situation machen zu können: Cerato, Gorse, Hornbeam, Wild Rose; Dill, Zinnie

Fließband- und Akkordarbeit

Ein fremder Arbeitsrhythmus wird vorgegeben, auf den wir oft mit Anspannung, hohem Blutdruck oder Rückenschmerzen reagieren. Wenn es Ihnen gelingt, sich geistig-seelisch auf die Maschine einzustellen, sie sich sozusagen zum Partner zu machen, wird es Ihnen leichter fallen, sich mit den äußeren Bedingungen zu arrangieren. Einige Blüten helfen Ihnen, Ihren inneren Rhythmus mit dem äußeren in Einklang zu bringen.

Blüten der ersten Wahl: Cherry Plum, Hornbeam; Salbei
Blüten, an die Sie auch denken können:
• Um sich auf den Arbeitsablauf einlassen zu können: Rock Water; Lavendel
• Um sich auch in dieser Umgebung Ihre Eigenständigkeit zu erhalten: Centaury; Hahnenfuß, Sonnenblume
• Um die anfallenden Aufgaben mit Gelassenheit und Nervenstärke durchführen zu können: Impatiens; Dill, Immergrün

Pensionierung, Rentenalter

Meist erfolgt der Abschied vom Berufsleben mit einem lachenden und einem weinenden Auge: Einerseits sind Sie jetzt aller Pflichten und Belastungen ledig, andererseits entsteht ein großer zeitlicher Raum, der sinnvoll ausgefüllt sein will. Die eigene Zeit gut einzuteilen, neue Tätigkeiten zu finden, die den jetzigen körperlichen und geistigen Möglichkeiten entsprechen, den intensiveren familiären Kontakt auszuhalten, all dies bedeutet im allgemeinen eine einschneidende Umstellung vom bisherigen Leben. Je besser man schon vorher die Freizeit genutzt, sich interessante und befriedigende Hobbies gesucht hat, desto leichter fällt im allgemeinen auch jetzt die eigenständige Gestaltung der neuen Freiräume.
Mehrere Blüten tragen dazu bei, das Ende der beruflichen Laufbahn als einen Anfang zu sehen, an dem Ihnen viele Wege offenstehen. Im Vordergrund steht nicht mehr die Karriere, sondern die Frage nach dem Sinn des Lebens. Unabhängig von Geld und Status können Sie für sich Werte entdecken, die Sie innerlich bereichern.
Wenn Sie diese Auseinandersetzung vertiefen wollen, finden Sie unter »Reifungsprozesse« (Seite 194) und »Heil werden« (Seite 210) weitere Anregungen.

Blüten der ersten Wahl: Honeysuckle, Walnut; Mandelblüte, Vergißmeinnicht
Blüten, an die Sie auch denken können:
• Um einen vorübergehenden Tiefpunkt zu überwinden: Gentian, Mustard, Wild Rose; Passiflora
• Die neue Freiheit genießen: Rock Water; Geranie, Zinnie
• Neue Ziele finden: Elm, Wild Oat; Prunkwinde, Tachinaste

Reifungsprozesse

Zeit der Ernte

»... Befiehl den letzten Früchten voll zu sein;
gib ihnen noch zwei südlichere Tage,
dränge sie zur Vollendung hin und jage
die letzte Süße in den schweren Wein ...«

Mit diesen Worten beschreibt Rainer Maria Rilke das Herbstgefühl, symbolisch nicht nur für den Herbst in der Natur, sondern auch im menschlichen Leben.
Bedingt durch einen Wertewandel, in dem Jungsein »in« und Altern kein Thema ist, fällt es vielen Menschen schwer, den Ruhestand und das Alter als eine Zeit der Erfüllung zu betrachten. Einige Pensionäre meinen, es in der gewohnten Umgebung nicht mehr aushalten zu können, verlegen den Wohnsitz oder sind ständig auf Achse – der Ruhestand wird zum Unruhestand. Andere ziehen sich immer mehr zurück in enge Privatheit und begeben sich so in gesellschaftliche Isolation, die oft erst durch den Tod eines Partners schmerzhaft bewußt wird.
Dabei sollten wir im Lauf langer Lebens- und Berufsjahre genügend Samen gelegt haben, um in späteren Jahren reiche Ernte einfahren zu können: Alles, was wir unserem Körper Gutes getan haben, gesunde Lebensführung, vernünftige Ernährung, körperliches Training wirkt noch lange nach und ist Grundlage körperlicher Fitness. Auch unser gesamtes Wissen und ein reicher Erfahrungsschatz stehen uns zur Verfügung, und es liegt im eigenen Ermessen, dies alles sinnvoll anzuwenden und sich neue Bereiche zu erschließen.
Freundschaftliche Kontakte, die wir aufgebaut haben, werden jetzt besonders wichtig, sei es zur heiteren Freizeitgestaltung oder als seelische Unterstützung, falls sich doch das eine oder andere Zipperlein einstellt. Wenn die

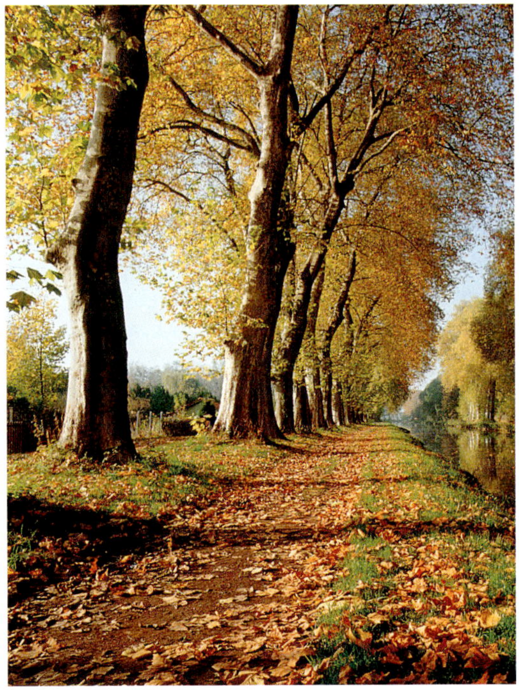

Zeit, zurückzublicken, Zeit der Erfüllung, Zeit, Neues zu entdecken ... Die Blüten können Begleiter in ein erfülltes Alter sein.

Kräfte nachlassen und Schicksalsschläge oder Krankheiten zu verkraften sind, müssen wir seelische Stärke entwickeln, um auch solche Situationen durchzustehen.
Der Umgang mit den Blüten kann Sie darin ermutigen, Ihr Leben noch einmal Revue passieren zu lassen und zu überprüfen, was für Sie auch jetzt noch von Sinn und Bestand ist. Sie finden zu innerem Ausgleich und können äußere Aktivitäten mit beschaulicher Ruhe und innerer Einkehr abwechseln lassen.
Da auch im Alter das Lernen nie aufhört, geben Ihnen die Blüten Unterstützung, wenn sich Ihre äußere Situation verändert, wie beim Umzug in ein Altersheim. Sie finden sich auch in der neuen Umgebung zurecht, können sich neue Kontakte aufbauen und Ihren Ruhestand freudig annehmen.

Blüten der ersten Wahl: Honeysuckle, Walnut; Mandelblüte, Passiflora, Prunkwinde, Zinnie

Blüten, an die Sie auch denken können:

• Um überholte Vorstellungen über Ihr Leistungsvermögen loslassen zu können: Beech, Impatiens, Oak, Rock Water, Vine

• Zur Überwindung von Selbstmitleid: Chicory, Willow; Tränendes Herz

• Für geistige Fitness: Clematis, Rock Water, White Chestnut; Rosmarin, Vergißmeinnicht, Wilde Möhre

• Sich im Alter Neues erschließen: Chestnut Bud, Elm, Mimulus, Wild Oat, Wild Rose; Geranie

Vorschläge für Mischungen:

• »Ich räume innerlich auf«: Honeysuckle, Star of Bethlehem, Willow; Wilde Möhre

• Zur Überwindung einer depressiven Verstimmung im Alter: Gentian, Honeysuckle, Mustard, Willow; Passiflora

• Umzug ins Altersheim, »Wieder Fuß fassen«: Chestnut Bud, Elm, Walnut; Geranie, Tränendes Herz

Abschied vom Leben

»... *Wohlan denn, Herz, nimm Abschied und gesunde!*«

Die letzte Zeile des Gedichts »Stufen« von Hermann Hesse spricht eine Aufforderung aus, die zunächst widersprüchlich erscheint, verbinden wir doch mit dem Wort Abschied stets Schmerz und Leid. Ist es möglich, daß ein vom Tod gezeichneter Körper dennoch etwas in sich trägt, was gesunden kann?
Liest man die anrührenden Schilderungen von Menschen, die Sterbende begleitet haben, wird sehr schnell deutlich, was im Laufe eines solchen Abschiedsprozesses gesund und heil wird, beim Sterbenden und bei den Menschen, die um ihn sind: Die Seele kann einen entscheidenden Reifungs- und Heilungsprozeß durchlaufen.
In anderen Kulturen ist es selbstverständlich, den Tod ins Leben einzubeziehen und sich gedanklich positiv darauf einzustellen; so ist im Tibetischen Buddhismus ist die Lehre vom richtigen Sterben Teil der religiösen Unterweisung: Ziel ist, daß der Sterbende sich schmerzlos und leicht von seinem Körper und der Welt lösen und in die geistige Welt eingehen kann. Wie auch westliche Sterbeforscher gefunden haben, ist die Voraussetzung für solch einen guten Abschied, noch einmal Rückschau zu halten und das zu überwinden, was uns in der Welt festhält, seien es materieller Besitz, Vorwürfe gegen sich und andere oder Widerstand und Furcht.
Wer einen Sterbenden begleitet hat, weiß, wie wichtig und für beide Seiten erfüllend es sein kann, diesen Prozeß mit ihm zusammen zu durchlaufen und ihm verständnisvoll und hilfreich zur Seite zu stehen.
Für die verschiedenen Phasen in diesem Prozeß finden sich Blüten, die den Weg der Seele unterstützen. So kann sich der Sterbende in Frieden, ausgesöhnt mit seinem persönlichen Schicksal und allen Menschen, von seinem Körper lösen und vertrauensvoll ins Licht gehen. Der Sterbebegleiter durchlebt diese Zeit mit und wird gestärkt durch das Vertrauen, daß alles, was geschieht, zum Besten aller Beteiligten ist.

Blüten der ersten Wahl: Elm, Gentian; Passiflora, Rosmarin, Victoria Regia

Blüten, an die Sie auch denken können:

• Um sein Schicksal annehmen zu können: Agrimony, Holly, Willow; Vergißmeinnicht

• Um Frieden mit sich und der Welt zu schließen: Honeysuckle, Pine, Star of Bethlehem; Apfelrose, Zinnie

• Um sich von den Angehörigen lösen zu können: Chicory, Red Chestnut; Tränendes Herz, Mandelblüte
• Um die Schwelle des Todes getrost überschreiten zu können: Sweet Chestnut, Walnut; Johanniskraut, Lotos

TIP Bettlägerigen und ihren Angehörigen kann ein großes Bild einer der obengenannten Blüten Trost und Vertrauen schenken.
Sie können die Blütenessenzen Ihrer Wahl, vor allem Victoria Regia, auch im Sterbezimmer versprühen. Damit erleichtern Sie dem Sterbenden und sich selbst den Abschied.

Vorschläge für Mischungen:
Für den Sterbenden:
Da jeder Abschied anders verläuft, ist es sinnvoll, die individuell wichtigen Blüten herauszusuchen. Daher wollen wir hier keine fixen Mischungen angeben.
Für den Sterbebegleiter:
• »Durch mich fließt Hoffnung und Vertrauen dem Sterbenden zu«: Gentian, Red Chestnut; Apfelrose, Passiflora
• »Ich bin bereit, den Sterbenden bis zur Schwelle zu geleiten«: Chicory; Mandelblüte, Tränendes Herz, Victoria Regia

Hilfe für Trauernde

Für immer Abschied zu nehmen, ist ein schmerzhafter Prozeß, der seine Zeit braucht. Wenn ein naher Angehöriger nach längerer Leidenszeit in hohem Alter stirbt, können wir den Tod am ehesten akzeptieren, weil wir uns innerlich schon darauf vorbereiten konnten und spüren, daß es das Ende eines erfüllten Lebens ist.
Aber nicht immer stirbt ein Mensch »alt und lebenssatt«, wie es in der Bibel heißt. So trifft uns der frühe Tod eines geliebten Menschen unendlich schwer und macht unter Umständen mit einem Schlag alle Wünsche und Hoffnungen zunichte. Die erste Reaktion ist häufig, daß man es nicht wahrhaben will.
Vor allem der plötzliche Tod eines Kindes kann ein solcher Schock sein, der sich oft auch nach Jahren nicht löst, und viele Tränen bleiben ungeweint.
Solche festgehaltenen Tränen lassen die Betroffenen in der Vergangenheit verharren, die Freude am Dasein erlischt, die Zukunft erscheint grau und hoffnungslos. Bei manchen Menschen verklärt sich der oder die Verstorbene in der Erinnerung, so daß kein anderer Mensch im Vergleich standhalten kann; neue Begegungen sind blockiert.
In dieser Situation sind die Blüten eine unschätzbare Hilfe, um Trauerarbeit zu leisten und wieder Freude am Leben zu spüren.
Sie finden die Kraft und die Intuition, auch nach langen Jahren, etwas zu bereinigen, das zum Todeszeitpunkt noch nicht aufgelöst war, sei es ein stummer Vorwurf, ein innerer Groll oder das nagende Gefühl, etwas versäumt oder falsch gemacht zu haben.
Einige Blüten öffnen Sie für Ebenen, auf denen ein innerer geistig-seelischer Austausch mit Menschen möglich wird, die ihren Körper schon lange verlassen haben. Wenn Sie sich auf Ihre Intuition verlassen, werden Sie spüren, wie sich beim Gedanken an den Verstorbenen nach einiger Zeit Erleichterung und Frieden in Ihnen ausbreitet.
Der Mensch, der Sie verlassen hat, folgte seinem inneren Ruf und seinem Schicksal, und es ist an Ihnen als Hinterbliebenem, dies zu respektieren und anzunehmen, selbst wenn es noch so schwer fällt. Wenn Sie den anderen in Liebe ziehen lassen, finden Sie für Ihr eigenes Dasein Tiefe und Sinn und entwickeln reife Menschlichkeit.

Blüten der ersten Wahl: Honeysuckle, Star of Bethlehem; Victoria Regia

Blüten, an die Sie auch denken können:

• Wenn die Todesnachricht Sie vollkommen erschüttert: Sweet Chestnut, Rescue; Immergrün

• Um sich mit dem Verstorbenen innerlich auszusöhnen: Holly, Pine, Willow; Eukalyptus

• Um den Verstorbenen ziehen lassen zu können: Apfelrose, Passiflora, Tränendes Herz, Vergißmeinnicht

• Um alte Trauer loszulassen und sich neu zu orientieren: Chicory, Walnut, Willow; Wilde Möhre, Zimtrose

Vorschläge für Mischungen:

• Trauerfeier/-Begräbnismischung: Honeysuckle, Immergrün, Red Chestnut, Star of Bethlehem, Sweet Chestnut. Diese Blüten helfen Ihnen durch schwere Stunden und lindern den Abschiedsschmerz. Nehmen Sie schon am Morgen alle zwei Stunden 5 Tropfen der Mischung ein. Während des Begräbnisses können Sie das Fläschchen am Körper tragen.

• Nach dem gewaltsamen Tod eines nahestehenden Menschen: Star of Bethlehem, White Chestnut, Willow; Passiflora, Wermut

• Neuer Lebenssinn und -mut: Gorse, Honeysuckle, Wild Rose; Zimtrose

TIP Trauernden Hinterbliebenen können Sie Zuversicht und Trost spenden, wenn Sie statt der üblichen Trauerkarten ein passendes Blütenbild im Postkartenformat, zum Beispiel Victoria Regia, auswählen.
Als kleines Geschenk eignet sich ein Fläschchen Jojobaöl, dem Sie Rosenwasser oder Rosenöl und einige der obengenannten Blütenessenzen zugesetzt haben. Aufgetragen am Puls oder im Herzbereich, wirkt es besänftigend und erleichternd.

Hilfe in schweren Zeiten

Unfall und Operation

Unfallfolgen bewältigen

Ein Unfall kann innerhalb von Sekundenbruchteilen das gesamte Leben eines Menschen langfristig oder auf Dauer verändern. Kerngesund losgefahren – und plötzlich aufs Krankenlager geworfen zu sein, vielleicht mit einer Verletzung, die nie mehr die bisherige Lebensweise zuläßt, ist ein hartes Los. Um mit dieser Situation fertig zu werden, sind Durchhaltevermögen und seelische Kraft gefragt.
Auch unsere Beziehungen kommen plötzlich auf den Prüfstand: Welche sind wirklich tragfähig, wer taucht am Krankenbett auf und begleitet uns auch in Stunden großer Schmerzen und tiefster Niedergeschlagenheit?
Die Angehörigen werden ihrerseits auf allen Ebenen gefordert: Die ständigen Besuche im Krankenhaus, das Leiden mitansehen zu müssen – das zehrt oft gewaltig an den Nerven und kostet täglich aufs neue Kraft. Auch wenn die Lage nicht gerade rosig erscheint, gilt es, den anderen aufzumuntern und ihm Mut und Hoffnung zu vermitteln.
Verschiedene Blüten tragen dazu bei, daß der Betroffene den Schock so gut wie möglich verkraftet und immer wieder zuversichtlich ist. Die Angehörigen lernen, allzu große Sorge loszulassen und vertrauensvoll und in sich gefestigt mit der Herausforderung umzugehen. Vielleicht können alle gemeinsam ergründen, welcher Sinn hinter diesem Geschehen liegt und welche Chancen gerade dieses Schicksal in sich birgt.

Blüten der ersten Wahl:
Für den Betroffenen: Rescue; Arnika, Braunelle
Für die Angehörigen: Red Chestnut, Rescue; Schafgarbe, Victoria Regia
Blüten, an die Sie auch denken können:
• Bei selbstverschuldetem Unfall: Pine, Sweet Chestnut; Vergißmeinnicht
• Bei fremdverschuldetem Unfall: Willow, White Chestnut; Lotos
• Wenn körperliche Funktionen dauerhaft geschädigt sind: Honeysuckle, Willow; Passiflora
• Um wieder Lebensmut zu wecken: Gentian, Gorse, Wild Rose; Gänsedistel
Weitere Anregungen finden Sie im folgenden bei den Themen »Anregung der Selbstheilungskraft« und »Genesungsphase«, Seite 200.

TIP Bringen Sie das Bild einer der in Rescue (Seite 112) enthaltenen Blüten wie Rock Rose oder Star of Bethlehem ins Krankenhaus mit, als Postkarte für den Nachttisch oder als Poster für die Wand, sofern Sie die Erlaubnis erhalten, selbst etwas aufzuhängen.
Gerade wenn jemand lange ans Krankenbett gefesselt ist und immer auf denselben Punkt an der gegenüberliegenden Wand starrt, ist ein harmonisierendes Blütenbild zur Aufarbeitung des Geschehens und zur Gesundung sehr hilfreich!

Unterstützung bei einer Operation

Sich der Krankheit stellen

Bei Erkrankungen wie Hüft- oder Kniearthose oder bei Venenerkrankungen steht schon lange die Diagnose fest; wann operiert wird, ist nur eine Frage der Zeit. So unangenehm es sein kann, abwarten zu müssen, bis die Symptome so fortgeschritten sind, daß eine Operation notwendig wird, so sehr erwarten Patienten häufig diesen Tag. Denn schließlich kann danach alles nur besser werden.

Anders ist es bei unklaren Beschwerden, vor allem, wenn man eine bösartige Erkrankung befürchtet. Von der anfänglichen Besorgnis, daß etwas nicht in Ordnung sein könnte, bis hin zur endgültigen Diagnose vergeht nicht selten geraume Zeit: Solange es uns einigermaßen gut geht, schaffen wir es, jeden aufkeimenden Verdacht niederzuhalten und uns zu beschwichtigen. Unter Umständen werden dringend notwendige, diagnostische Maßnahmen hinausgeschoben, bis entweder die Symptome so auffällig werden, daß man sich nicht mehr entziehen kann, oder von außen entsprechend Druck ausgeübt wird, sich doch endlich untersuchen zu lassen.
Dabei fühlt man sich häufig anschließend erleichtert, denn nicht immer ist ja ein Verdacht begründet. Selbst eine unangenehme Diagnose ist oft besser als der dauernde Schwebezustand, denn jetzt kann endlich etwas getan werden!
Verschiedene Blüten schenken Ihnen die Kraft und die Einsicht, sich in Unvermeidliches zu fügen und Ihr Schicksal selbst in die Hand zu nehmen.
Auch wenn die Diagnose klar ist, behalten Sie Ihre Mündigkeit als Patient; im Gegenteil, jetzt sind Sie erst recht aufgefordert, die Verantwortung für Ihr weiteres Wohlergehen nicht ausschließlich an Fachleute zu delegieren, sondern sich selbst einzubringen und die Möglichkeiten auszuschöpfen, die Sie als Patient haben. Das beginnt bei der Wahl des Arztes und endet bei der Entscheidung, welche therapeutischen Maßnahmen Ihnen akzeptabel und geeignet erscheinen.
Auch die Anwendung zusätzlicher, naturheilkundlicher Mittel wie die Blütenessenzen müssen Sie meist selbstverantwortlich durchführen (Seite 33).

Blüten der ersten Wahl:
- Um eine diagnostische Klärung herbeizuführen: Agrimony, Gorse, Mimulus, Wild Rose
- Wenn die Diagnose bekannt ist und die Entscheidung über die weitere Behandlung gefällt werden muß: Cerato, Elm; Gänsedistel, Passiflora

Blüten, an die Sie auch denken können:
- Wenn Pflichten und Aufgaben Sie von der Auseinandersetzung mit sich selbst abhalten: Gentian, Chicory, Oak
- Um den Schock einer ungünstigen Diagnose besser zu verkraften: White Chestnut, Willow, Rescue; Immergrün, Johanniskraut
- Um Eigenverantwortung für den weiteren Verlauf zu übernehmen: Centaury, Cerato, Scleranthus; Braunelle, Sonnenblume

Vorbereitung eines operativen Eingriffs

Eine Operation verläuft dann am besten, wenn Sie aus tiefstem Inneren »Ja« dazu sagen können und das Unvermeidliche annehmen. Je mehr Sie darauf vertrauen, daß das Geplante zu Ihrem Besten dient, desto mehr können Sie aus innerster Überzeugung handeln.
Gerade bei der Operationsvorbereitung sind Blütenessenzen unersetzbar, weil Sie sich damit gefaßt und innerlich ruhig und gelassen auf diese Herausforderung einlassen können.

Blüten der ersten Wahl: Gentian, Rescue; Braunelle, Immergrün

Blüten, an die Sie auch denken können:
- Um ganz bei sich zu sein und zu seiner Entscheidung zu stehen: Cerato, Centaury, Scleranthus; Schafgarbe
- Um Angst zu überwinden und sich seelisch auf den Eingriff vorzubereiten: Aspen, Elm, Mimulus, Rock Rose; Gänsedistel
- Um vorherige Schlafschwierigkeiten zu überwinden: Aspen, White Chestnut; Johanniskraut, Löwenzahn

Tips rund um die Operation

- Wählen Sie bei einem geplanten Eingriff nicht gerade die Vollmondtage, für Frauen ist die erste Hälfte ihres Monatszyklus günstiger (zum Einfluß des Mondes: Buchtip Seite 215).
- Um ruhig und gefaßt zu bleiben, beginnen Sie schon mehrere Tage, eventuell auch Wochen vorher mit der Einnahme von Rescue (Seite 112) oder Ihrer individuell zusammengestellten Mischung.

Nehmen Sie am Tag vor dem Eingriff 3mal 5 Tropfen Rescue aus Ihrem Einnahmefläschchen. Direkt nach der Operation können Ihnen die Angehörigen Rescue auf der Stirn, den Schläfen und innen am Handgelenk einreiben, sofern Sie noch nichts zu sich nehmen dürfen.
- Zur schnelleren Wundheilung bereiten Sie sich vor der Operation aus folgenden Blütenessenzen ein »Nachsorge-Fläschchen« zu: Rescue; Arnika, Braunelle, Staudenfeuerkraut. In den Tagen nach dem Eingriff nehmen Sie davon 5mal 5 Tropfen täglich ein. Sie können die Mischung auch auf Einstichstellen nach Injektionen oder Infusionen auftragen und später auf die Narbe träufeln.
- Wenn spezielle Probleme auftauchen und zur weiteren Nachsorge, wählen Sie unter den im folgenden empfohlenen Blüten aus.

Anregung der Selbstheilungskraft

Jeder Heilungsprozeß erfordert Geduld und Zuversicht. Wichtig ist, daß Sie wieder zu Kräften kommen und daß Ihre Abwehrkräfte aktiviert sind (Seite 168), um Infekte und Verzögerungen bei der Heilung zu vermeiden.
Es ist nicht immer einfach, sich mit der neuen Situation abzufinden, deshalb reagieren manche Menschen nach anfänglicher Euphorie mit depressiver Verstimmung. Vielleicht mußte ein Organ entfernt oder körperfremdes Material

eingebaut werden, und es gilt, sich mit der veränderten körperlichen Funktion vertraut zu machen.
Gestörter Schlaf in ungewohnter Umgebung und die belastenden Eindrücke im Krankenhaus wollen verarbeitet werden. Selbst wer vorher noch so stark war, zu Hause und beruflich selbstverantwortlich, sieht sich jetzt in der Rolle, Anweisungen und Hilfe von fremden Menschen annehmen und vorübergehend auf eine Privatsphäre verzichten zu müssen.
Es gibt Blütenessenzen, die Ihnen helfen, das Trauma auf der materiellen und feinstofflichen Ebene (Seite 17) zu verarbeiten. Weitere Blüten schenken innere Ruhe und unterstützen das Durchhaltevermögen bei etwaigen Rückschlägen. Geistig und körperlich flexibel, können Sie sich dem Lauf der Dinge anvertrauen und die Genesung abwarten.

Blüten der ersten Wahl: Rescue; Arnika, Braunelle, Staudenfeuerkraut
Blüten, an die Sie auch denken können:
- Um die Nachwirkungen der Narkose und Nebenwirkungen von Medikamenten abzuschwächen: Crab Apple; Bärlauch, Feuerlilie
- Um körperliche Schwächezustände, etwa nach großen Blutverlusten, zu überwinden: Olive; Gänsedistel, Wermut
- Bei muskulären Verspannungen durch zu langes Liegen: Rock Water; Gänsedistel, Löwenzahn
- Um auch in der fremden Atmosphäre zur Ruhe zu kommen: Aspen; Immergrün, Johanniskraut, Lotos, Schafgarbe
- Wenn es Ihnen schwerfällt, mit Ihrer Patientenrolle und der Umgebung zurechtzukommen: Beech, Rock Water, Vine; Passiflora
- Um Ihre Zukunft neu ordnen zu können: Elm, Walnut, White Chestnut; Rosmarin
- Zur Überwindung von Selbstmitleid: Chicory, Heather; Apfelrose, Zinnie

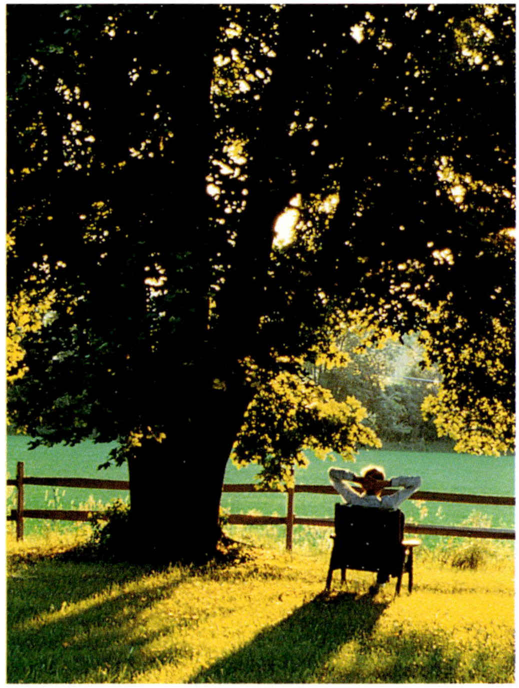

Heilung bedarf der Geduld – und oft der Bereitschaft, manches anders zu gewichten und sich neue Lebensziele zu suchen.

- Um eine depressive Phase nach der Operation zu überwinden: Gentian, Sweet Chestnut, Wild Rose, Willow; Lavendel, Mandelblüte

Genesungsphase

Auch nach der Entlassung aus dem Krankenhaus geht das Leben meist nicht gleich weiter wie bisher: Der körperliche Heilungsvorgang braucht seine Zeit. Der Narbenbereich muß zuerst wieder lebendig und durchgängig für Blut und Lymphe, aber auch für feinstoffliche Energie werden. Bei Knochen und Gelenken kann es Monate dauern, bis wieder eine optimale Beweglichkeit hergestellt ist.
Nach einer Krebserkrankung steht die Frage der Nachbehandlung an, und man muß sich darauf einrichten, das weitere Leben in neue Bahnen zu lenken. Manche Menschen beob-

achten jede kleine körperliche Beschwerde sehr genau, andere wollen gleich zur Normalität zurückkehren und sich möglichst wenig mit ihrer Erkrankung auseinandersetzen. Dabei lohnt es sich gerade in diesem Fall, noch einmal den eigenen Lebensweg zu überdenken – und gegebenenfalls offen zu sein für eine komplette Veränderung der eigenen Rolle in der Familie und im Beruf; das kann eine Herausforderung zu persönlichem Wachstum und zu weiterer Entwicklung sein.
Einige Blütenessenzen können Ihnen diese Umstellungsphase erleichtern, so daß Sie kleine Fortschritte dankbar wahrnehmen und wieder Freude am Leben finden.

Blüten der ersten Wahl: Gentian, Impatiens, Olive; Passiflora
Blüten, an die Sie auch denken können:
• Zum Förderung der Regeneration und zur Narbenheilung: Elm; Braunelle, Staudenfeuerkraut, Wermut
• Zur körperlichen Reinigung und Erneuerung nach Medikamentengaben und Bestrahlungstherapie: Crab Apple; Bärlauch, Feuerlilie
• Um mit Ihrem Schicksal und der Vergangenheit Frieden zu schließen: Agrimony, Honeysuckle, Star of Bethlehem, Willow
• Um sich nach Entfernung weiblicher Organe weiterhin als vollwertige Frau zu fühlen: Heather, Star of Bethlehem; Hibiskus
• Zur Überwindung von starken Stimmungsschwankungen: Holly, Scleranthus; Kamille
• Um sich nach einer Zeit starker Selbstbeobachtung wieder nach außen zu öffnen: Chestnut Bud, Heather, White Chestnut; Zimtrose
• Um neue Prioritäten und neue Lebensziele zu entdecken: Walnut, Wild Oat; Königskerze

TIP Narbencreme, auch für ältere Narben: Als Grundlage eignet sich Rescue-Creme (im Tiegel, siehe Bezugsquellen Seite 215) oder eine neutrale Basiscreme; setzen Sie der Creme Arnika und Braunelle (bei frischeren Narben) oder Staudenfeuerkraut (bei frischeren und älteren Narben) zu, und tragen Sie sie mehrmals täglich mit leichten, kreisenden Bewegungen dünn auf die Narbe und ihre Umgebung auf.

Chronische Erkrankungen

Die Krankheit akzeptieren

»Es ist nicht so wichtig, was das Schicksal uns auferlegt – wichtig ist, wie wir damit umgehen!«

Im Leben verläuft nicht immer alles nach Wunsch, manche Menschen sehen sich eines Tages mit einer chronischen, möglicherweise fortschreitenden Erkrankung wie Rheuma, MS oder Krebs konfrontiert. Dann prägen die Beschwerden das gesamte Leben und Denken, die Beziehung zu anderen Menschen wird in Mitleidenschaft gezogen. Zwangsläufig ist man stark mit sich selbst beschäftigt und beobachtet besorgt das eigene Befinden, beherrscht vom Gedanken an die Zukunft. Dinge, die früher Freude und Spaß gemacht haben, werden plötzlich belanglos, und man kann darüber leicht den Blick für die schönen Seiten des Lebens und für die Umgebung verlieren.
Einige Menschen resignieren und lassen sich hängen, andere versuchen krampfhaft, eine vordergründige Normalität aufrechtzuerhalten, und laufen dabei Gefahr, wieder in die gleiche Tretmühle wie vor der Erkrankung hineinzugeraten. Dann gilt es, den goldenen Mittelweg zu finden und die Krankheit als Wegweiser zu nehmen (Seite 12), als Chance, noch einmal das Ruder herumzureißen und in eine Richtung zu steuern, in die man vielleicht schon lange gehen wollte.
Die Blüten können eine Rückschau auf alle wichtigen Stationen Ihres Lebens begleiten

und Ihnen neue Zukunftsperspektiven vermitteln. Sie können sich fragen, was in der Vergangenheit war und wozu es geführt hat. Wenn Sie im Nachhinein manches anders machen würden und mit einigen Menschen noch nicht ganz im reinen sein sollten – jetzt ist es an der Zeit, aufzuräumen und sich zu versöhnen, denn dies ist eine gute und wichtige Voraussetzung, um auf allen Ebenen heil zu werden.
Sollte sich das Gefühl aufdrängen: »Warum gerade ich!«, wenn Sie andere um Ihre Gesundheit beneiden, werden Sie die Erfahrung machen, daß auch in Ihrem Schicksal Sinn liegt. Vielleicht führt Sie Ihr kranker Körper zu einer inneren Einkehr und bringt Sie in Kontakt mit Ihrem wahren Selbst. Sie lernen, selbst kleine Schritte zur Verbesserung zu schätzen, und nehmen einen Tag nach dem anderen zuversichtlich an. Die Blüten helfen Ihnen, ungeahnte Kräfte zu mobilisieren und neue Gestaltungsmöglichkeiten für Ihr jetziges Dasein zu entwickeln.

Blüten der ersten Wahl: Honeysuckle, Pine, Willow; Zinnie
Blüten, an die Sie auch denken können:
- Trost und Hilfe annehmen können: Gorse, Star of Bethlehem, Sweet Chestnut; Staudenfeuerkraut
- Für ehrliche Bestandsaufnahme: Agrimony, Chicory; Vergißmeinnicht
- Um anderen neidlos Glück und Gesundheit zugestehen zu können: Chicory, Holly; Apfelrose
- Um einen Sinn hinter all Ihrem Leid zu finden: Gentian, Gorse; Mandelblüte, Passiflora
- Um zu sich und Ihren Symptomen Abstand zu gewinnen und inneren Frieden zu finden: Heather, White Chestnut; Victoria Regia

Wichtig

Die Blütenessenzen können natürlich andere schulmedizinische Maßnahmen nicht ersetzen, aber diese begleiten. Sie schenken Ihnen seelische Unterstützung und können Wegweiser für die Zukunft sein. Und indem Sie entspannter und gelassener werden, kann sich Ihr Bedarf an Schmerzmitteln oder muskelentspannenden Mitteln reduzieren (in Absprache mit dem Arzt, siehe auch Seite 33).

Vorschläge zu einigen Erkrankungen:
Wie immer, gilt auch hier, daß Sie am besten in einer ruhigen Stunde für sich die wichtigen Blütenessenzen auswählen (Seite 20). Die vorgeschlagenen Blüten sollen als Anregung dienen, woran Sie bei bestimmten Erkrankungen vorrangig denken können.
- Aids: Crab Apple, Pine, Star of Bethlehem; Tachinaste, Victoria Regia, Wilder Knoblauch
- Krebs: Chicory, Gentian, Wild Rose; Vergißmeinnicht
- Multiple Sklerose und andere degenerative neurologische Erkrankungen: Agrimony, Gentian, Gorse, Heather, Willow; Immergrün, Wilde Möhre
- Rheumatische Erkrankungen wie Chronische Polyarthritis: Chicory, Holly, Rock Water, Water Violet; Aloe, Gänsedistel

Leben mit einem besonderen Kind

Unter diesem Titel beschreibt eine skandinavische Mutter den Alltag mit ihrer kleinen Tochter, die aufgrund einer Hirnleistungsstörung einfach anders ist als die Geschwister (Buchtip Seite 215). Die Andersartigkeit von Kindern, die mongoloid oder autistisch sind oder unter anderen körperlichen und geistigen Behinderungen leiden, führt viele Eltern zur Blütentherapie, vor allem, wenn sie die schulmedizinischen Möglichkeiten ausgeschöpft haben.

Für Eltern ist der Tag, an dem ihnen ein behindertes Kind geboren oder die unheilbare Erkrankung eines Kindes eröffnet wird, ein Wendepunkt im Leben, der eine vollkommene Neuorientierung erzwingt. Wertvorstellungen, persönliche und familiäre Lebensziele müssen neu definiert werden. Eigene Wünsche und Bedürfnisse treten zwangsläufig zurück, man sieht sich in eine Pflicht genommen, die das ganze weitere Leben bestimmt.

Ein solches Schicksal ist ein Prüfstein für jeden persönlich und für die Beziehung der Eltern. Verkraftet es die Partnerschaft, daß ein hilfsbedürftiger Mensch von nun an im Mittelpunkt steht, können es beide als Lernchance für sich und die Partnerschaft annehmen?

Die Blütenessenzen schenken Ihnen Kraft, Geduld und Bereitschaft, so daß Sie gemeinsam nach dem Motto »Geteiltes Leid ist halbes Leid« Ihr Schicksal tragen können und sich gerade angesichts schwieriger Lebensumstände eine vertrauensvolle, tragfähige Beziehung erhalten. Selbst wenn Ihr Kind eine noch so wichtige Rolle spielt, es muß Raum und Kraft bleiben für Zweisamkeit, für gegenseitigen Trost und Zuspruch.

Ihr Kind kann sich mit Hilfe der Blüten seinen Anlagen gemäß entfalten, wird innerlich heiter und gelassen, es fällt ihm leichter, sich in seine Erkrankung zu schicken und Beschränkungen anzunehmen. Vielleicht erfahren Sie im Laufe des gemeinsamen Alltags, daß das Besondere an Ihrem Kind nicht das ist, was es nicht kann, sondern das Positive, was sich in Ihnen durch den täglichen Umgang mit ihm entwickelt: Freude an kleinen Dingen und Dankbarkeit für jede Entwicklung, gemeinsames Lachen, Verständnis ohne Worte direkt von Herz zu Herz. So wird Ihr Kind zum Lehrmeister für Sie. Innerhalb der Familie steigt das Verständnis füreinander; Sie können mit Liebe und Geduld gemeinsam wachsen und reifen.

Blüten der ersten Wahl:
Für das Kind: Gentian, Star of Bethehem, Wild Rose; Braunelle, Staudenfeuerkraut
Für die Eltern: Chicory, Gorse, Red Chestnut, Willow; Apfelrose, Zinnie

Blüten, an die Sie auch denken können:
Fürs Kind:

- Nach schwieriger Schwangerschaft, Geburtstrauma: Rescue, Rock Rose, Star of Bethlehem; Arnika. Gleich nach der Geburt auf Stirn, Hals und Herzbereich auftragen, langfristig innerliche und äußerliche Anwendung kombinieren.
- Bei körperlicher Behinderung: Cerato, Larch, Impatiens, Rock Water
- Bei geistiger Behinderung: Chestnut Bud, Clematis, White Chestnut; Gänseblümchen
- Bei sprachlicher Behinderung: Cherry Plum, Chestnut Bud, Holly, Larch; Zimtrose
- Bei fortschreitender Erkrankung:

fürs Kind: Elm; Lotos, Passiflora, Victoria Regia
für Eltern und Geschwister: Impatiens, Pine, Vervain; Victoria Regia

TIP Als Eltern denken Sie bitte daran, daß Sie sich überfordern, wenn Sie sich Eltern- und Therapeutenrolle zugleich abverlangen! Das heißt nicht, daß Sie sich nicht kundig machen sollen: In vielem können Sie sich selbst helfen, beispielsweise bei täglich notwendigen Körperübungen oder bei akuten Erkrankungen mit einer gut ausgerüsteten Hausapotheke. Aber nehmen Sie sich gerade, wenn es schwierig wird, das Recht und die Zeit, von erfahrener Seite Rat einzuholen, sowohl fürs Kind als auch zu Ihrer eigenen Unterstützung. Oft hilft eine zeitweilige Trennung und ein Kuraufenthalt oder Urlaub ohne Kind Ihnen allen mehr, als wenn Sie sich völlig erschöpft durch den Alltag quälen. Bei aller Liebe immer wieder Grenzen zwischen dem Ich und dem Du zu ziehen, macht einen Großteil der für alle anstehenden Entwicklung aus!

Unterstützung für Pflegende

Einen alten, schwer- oder unheilbar kranken Menschen zu pflegen, ist eine große Herausforderungen innerhalb einer Gesellschaftssituation, in der die individuelle Freiheit und Unabhängigkeit sehr wichtig genommen werden. Als Pflegeperson sind Sie unabkömmlich, oft Tag und Nacht im Einsatz; alle Aktivitäten außer Haus, selbst das Einkaufen, müssen sorgfältig geplant werden. Jeder Tag stellt aufs neue Ihre Geduld und Toleranz, Ihr Mitgefühl und Einfühlungsvermögen auf die Probe. Doch wie wichtig Sie auch immer für Ihren pflegebedürftigen Angehörigen sein mögen, Sie sind ersetzbar, zumindest zeitweise! Denn Sie haben das Recht auf eigenen Lebensraum, der Ihnen genug Luft zur Entfaltung Ihrer selbst im Rahmen der Möglichkeiten läßt. Die Blütenessenzen helfen Ihnen, die dienende Position und die Belastungssituation als Chance anzunehmen, an Ihren Aufgaben zu wachsen, vielleicht sogar über sich selbst hinauszuwachsen. Organisieren, delegieren, rasche sichere Entscheidungen treffen, konsequentes Verhalten, all diese Fähigkeiten benötigen Sie jetzt und lernen damit, trotz der Abhängigkeit von äußeren Umständen vollkommen selbständig und unabhängig zu handeln. Sie reifen seelisch, weil sich Ihnen neue Möglichkeiten der Kommunikation, oft ohne Worte, einfach auf der Herzensebene erschließen. Verständnis und Liebe stärken Sie und führen Sie zu tiefen Einsichten in den Sinn menschlicher Existenz und all dessen, was ist.

Blüten der ersten Wahl: Chicory, Oak, Red Chestnut; Passiflora, Schafgarbe, Zinnie

Blüten, an die Sie auch denken können:

- Wenn Sie sich vollkommen ausgelaugt und erschöpft fühlen und sich wieder regenerieren wollen: Olive; Aloe, Gänsedistel, Salbei
- Um gelassen und geduldig die Eigenart und das Tempo des anderen akzeptieren zu können: Beech, Impatiens, Vervain; Kamille
- Um sich selbst für Ihr tägliches Tun anzuerkennen: Hahnenfuß, Königskerze
- Zur Überwindung von Ekelgefühlen, so daß Sie menschliche Ausscheidungen als natürlichen Vorgang akzeptieren können: Crab Apple
- Um sich gegen ein Übermaß an Ansprüchen abgrenzen zu können: Centaury; Geranie, Schafgarbe, Sonnenblume
- Zur Förderung der seelischen Nähe und Herzensverbindung: Holly; Apfelrose, Zimtrose

Vorschläge für Mischungen:

- Um die schwierige Aufgabe leichter übernehmen zu können: Beech, Willow; Apfelrose, Eukalyptus

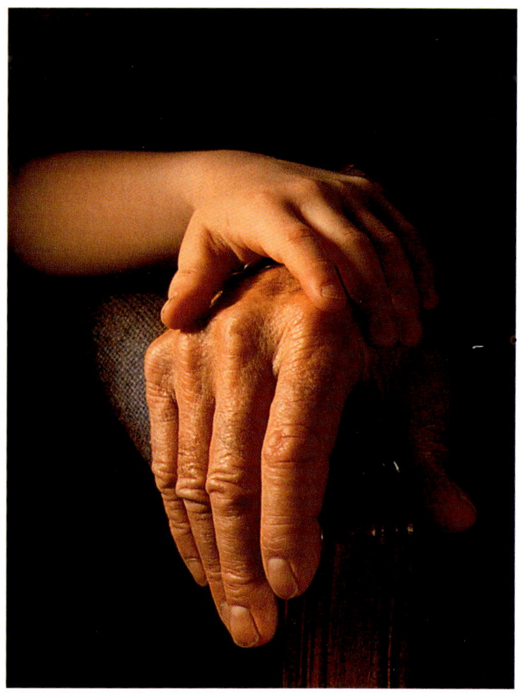

Einen alten Menschen in der Familie zu umsorgen, kann für alle Beteiligten sehr bewegend und bereichernd sein.

• Verständnis und Mitgefühl stärkende Mischung: Chicory, Impatiens; Apfelrose, Lotos
• Kräftigungsmischung: Gentian, Hornbeam, Olive; Hahnenfuß
• »Freiraum-in-der-Beschränkung«-Mischung: Centaury, Chicory; Geranie, Sonnenblume

... und für den Menschen, den Sie pflegen

Vielen Menschen fällt es unendlich schwer einzusehen, daß sie ihren Alltag nicht mehr allein bewältigen können und auf fremde Hilfe angewiesen sind. Sie versuchen so lange wie möglich, ihre Schwächen zu überspielen oder sich irgendwie durchzukämpfen, bis gesundheitliche oder soziale Probleme so dringlich werden, daß Unterstützung und tägliche Pflege unumgänglich werden. Manche Menschen reagieren unwirsch oder werden sehr fordernd, vor allem, wenn ein zunehmender geistiger Abbau erfolgt, das Gedächtnis versagt und die Gefühle nicht mehr unter Kontrolle gehalten werden können. Wenn Zeit- und Raumgefühl verloren gehen, machen sie oft die Nacht zum Tage und stellen so an die Pflegenden hohe Anforderungen.
Mit Blütenessenzen können Sie zwar die verlorene Intelligenz und das Gedächtnis nicht wieder zurückholen, aber dazu beitragen, daß die Betroffenen selbst sich in ihrem So-Sein annehmen, zu innerer Ruhe finden und damit umgänglicher werden.

Sie können an folgende Blüten denken:
• Schwieriger, aggressiver älterer Mensch: Cherry Plum, Holly, Impatiens, Vine; Passiflora, Victoria Regia
• Wenn ein Mensch geistig stark abbaut (Alzheimer, senile Demenz): Chicory, Clematis, White Chestnut; Rosmarin, Vergißmeinnicht
• Nächtliche Unruhe, zur Regulierung des Schlaf-Wach-Rhythmus: Scleranthus; Arnika, Johanniskraut, Löwenzahn, Prunkwinde, Salbei

Bewältigung seelischer Probleme

Unterstützung in Lebenskrisen

Jeder Mensch durchlebt Zeiten, in denen es scheint, als habe sich das Schicksal gegen ihn verschworen: Eine Beziehung geht auseinander, und man steht vor einem Scherbenhaufen; der Arbeitsplatz wird gekündigt, die Firma geht Pleite; am härtesten kann es sein, wenn man viel Kraft, Zeit und Geld in ein Projekt investiert hat und sich von heute auf morgen um die Früchte seiner Arbeit gebracht sieht.
Viele Veränderungen beginnen schleichend, so daß wir ihrer nicht gewahr werden. Leise Zweifel an Menschen in der Umgebung, an der Richtigkeit unserer Entscheidungen unterdrücken wir tapfer – bis uns eines Tages die Realität einholt.
Hilflos suchen wir die Schuld zunächst im Außen, bei den anderen oder den widrigen Umständen, und reagieren mit Zorn oder Ingrimm. Manche Menschen ziehen sich dann in ihr Schneckenhaus zurück und vermeiden jegliche Kommunikation mit anderen, weil sie sich der aktuellen Entwicklung schämen und keinen Weg finden, sich auszusprechen. Niedergeschlagen und resigniert ergeben sie sich in ihre Lebenssituation, körperliche und seelische Erkrankungen aller Art können die Folge einer solchen Rückzugspolitik sein.
In dieser Situation brauchen Körper und Seele Hilfe, um sich »am eigenen Schopf aus dem Sumpf zu ziehen« und neue Perspektiven zu entwickeln. Nach dem alten Satz »Es ist nichts so schlecht, als daß es nicht zu irgendetwas gut wäre« lernen Sie vielleicht, die Krise als notwendigen Wendepunkt in Ihrem Leben zu begreifen.
Mit Hilfe der Blütenessenzen können Sie sich daran machen, die seelische Wurzel für Ihre Misere zu finden. Vielleicht zeigt es sich dann,

daß Sie gern schon länger manches in Ihrem Leben geändert hätten, aber nicht die Kraft dazu aufgebracht haben, und das Schicksal hat Sie jetzt einfach überrollt!
Die Lernchance wahrzunehmen heißt, sich nochmals über sich und den persönlichen Lebensweg Gedanken zu machen, überholte Beziehungen aufzugeben und andere Menschen so zu sehen, wie sie wirklich sind: Wer sich nicht mehr in anderen täuscht, baut der Gefahr vor, nochmals ent-täuscht zu werden! Wer sich erlaubt, familiäre Traditionen in Frage zu stellen, kann sich eher eingestehen, wozu er sich im Leben wirklich geeignet und berufen fühlt. Wer zu seinen tatsächlichen Bedürfnissen steht und um seine eigenen Werte weiß, wird von der Umgebung dementsprechend wahrgenommen und positiv eingeschätzt.
Oft wird uns gerade das weggenommen, woran wir am meisten hängen, seien es materielle Güter oder Menschen. Die Blüten können Sie darin unterstützen, sich aus solchen Fixierungen zu lösen und seelisch und geistig frei zu werden.

Blüten der ersten Wahl: Sweet Chestnut, Willow, Rescue; Gänsedistel, Wermut
Blüten, an die Sie auch denken können:
- Um sich offen den Tatsachen stellen zu können: Agrimony, Gentian, White Chestnut; Wilde Möhre
- Um das Vergangene akzeptieren zu können: Honeysuckle, Pine; Zinnie
- Um die Entscheidung des anderen akzeptieren zu können, zum Beispiel nach einer Trennung: Chicory; Eukalyptus, Passiflora, Tränendes Herz, Zimtrose
- Um sich aus materiellen Verhaftungen lösen zu können: Vervain, Vine, Wild Rose; Geranie, Mandelblüte
- Großputz auf allen Ebenen: Crab Apple; Bärlauch, Prunkwinde, Staudenfeuerkraut
- Um zu seinen Werten und Fähigkeiten stehen zu können: Larch; Hahnenfuß, Sonnenblume
- Um Zukunftängste zu überwinden und seinen eigenen Weg gehen zu können: Cerato, Elm, Walnut; Königskerze, Tachinaste

Umgang mit Ängsten

Daß wir etwas Herzklopfen bekommen, wenn wir vor einer neuen Herausforderung stehen, ist eine völlig normale menschliche Eigenschaft. Leider gilt es als Zeichen von Schwäche, Angst oder Furcht zu zeigen; nicht umsonst wollen Jugendliche »cool« drauf sein, sich derartige Gefühle also nicht anmerken lassen. Nicht alle Menschen schaffen es, sich von ihren Bedenken nicht blockieren zu lassen, sondern sich trotzdem zu behaupten. Viele leiden speziell unter Prüfungsangst (dazu mehr auf Seite 174). Andere befürchten ständig, sich irgendwo anzustecken und krank zu werden und fallen dann wirklich leicht jedem umherschwirrenden Krankheitskeim zum Opfer.
Kinder leiden häufig unter nächtlichen Ängsten, brauchen Licht zum Einschlafen und die Gewißheit, daß Eltern und Geschwister in greifbarer Nähe sind (mehr dazu auf Seite 176). Das gilt auch für Erwachsene, die nicht mehr zur Ruhe kommen und keinen Schlaf finden, solange nicht alle ihre Lieben gesund und wohlbehalten wieder zu Hause sind.
Längerfristig behandlungsbedürftig werden Angst und Furcht dann, wenn sie den normalen Lebensablauf massiv stören. So trauen sich manche Menschen kaum auf die Straße, in einen Aufzug oder in ein Flugzeug, weil sie unvermittelt von Panikgefühlen überfallen werden und sich dann wie gelähmt und vollkommen handlungsunfähig fühlen. Bei Ängsten solcher Art, sogenannten Phobien, die so stark sind, daß Sie den Alltag nicht mehr bewältigen und durch das Vermeiden beängstigender

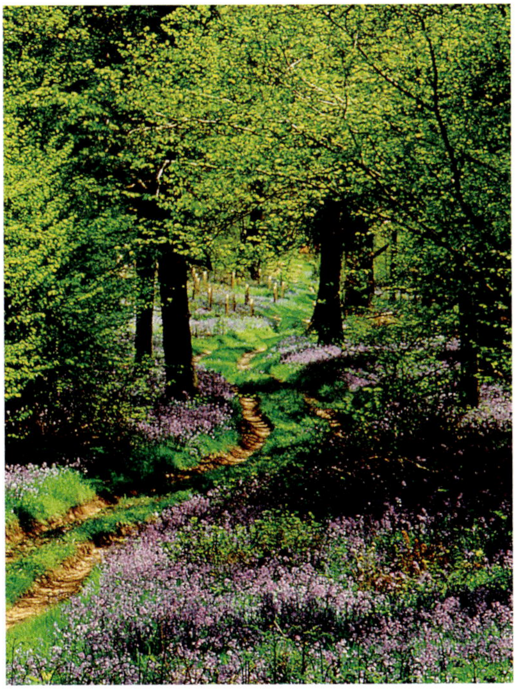

Wenn zeitweise die Schatten zu überwiegen scheinen, können die Blüten uns »bei der Hand nehmen« und zum Licht geleiten.

Situationen ein eingeschränktes Dasein führen, sollten Sie sich möglichst sofort an erfahrene Blütenbehandler wenden. Die Blüten eignen sich auch gut als Begleitung zu Psycho- und Körpertherapie und können innere Balance, Stärke und Gelassenheit vermitteln.
Bei der Auswahl der Blüten spielt es eine große Rolle, ob Sie Angst vor etwas nicht Faßbarem haben, etwa vor einer Krankheit, vor unbekannten schädlichen Kräften, oder ob sich Ihre Angst auf konkrete Dinge bezieht wie auf das Gespräch mit fremden Menschen, neue Aufgaben, unbekannte Situationen schlechthin.

Blüten der ersten Wahl:
- bei Furcht vor konkreten Situationen und Dingen: Elm, Mimulus
- bei Panikattacken: Rock Rose, Rescue
- bei Sorge um andere: Red Chestnut
- bei Angst vor Krankheit und Ansteckung: Crab Apple; Wilder Knoblauch
- bei Angst vor Nicht-Faßbarem: Aspen, Walnut; Johanniskraut, Lotos, Schafgarbe, Wilder Knoblauch
- bei Todesangst: Gentian, Sweet Chestnut; Victoria Regia

Vorschläge zu speziellen Ängsten:
- Bei Angst vor großen Plätzen und Straßen (Agoraphobie), vor Brücken, vor Reisen: Oak, Rescue; Mais; am besten immer mit sich führen!
- Bei Angst in geschlossenen, engen Räumen, auch in Aufzügen und Tunnel (Klaustrophobie): Mimulus, Rock Rose; Immergrün, Schafgarbe, Victoria Regia, Zimtrose
- Bei Verfolgungsangst: Aspen, Cherry Plum, Holly, Rock Rose; Wilder Knoblauch

Hilfe bei seelischen Tiefs

Manche Menschen neigen zu Stimmungsschwankungen und Tiefs. Als Auslöser genügt oft schon der Wochenbeginn, häufig sind auch hormonelle Schwankungen die Ursache. Letztlich können sehr verschiedene Probleme dahinter stehen, von Wetterfühligkeit bis zu einem allgemeinen Unbehagen am Arbeitsplatz oder Problemen in der Beziehung.
Die Beschäftigung mit Blütenessenzen kann einen Erkenntnisprozeß in Gang setzen und damit die Ursache der Symptome aufdecken. Es gilt dann, Schritt für Schritt etwas im Leben zu verändern, um wieder seelisch ausgeglichen, zufrieden und heiter zu werden. Schwieriger wird es, wenn solche Phasen andauern und das Gefühl vorherrscht, daß das Leben bar jeder Lebensfreude sei. Der Alltag erscheint grau, öde und trist. Morgens möchte man sich am liebsten die Decke über den Kopf ziehen und erst gar nicht aufstehen. Manche Menschen vernachlässigen die Körperpflege

und vermeiden den Blick in den Spiegel. Die Freude an sinnlichen Genüssen kommt abhanden, nichts schmeckt mehr, aber aus Frustration stopfen sie einfach alles in sich hinein, werden unförmig und wollen schon deshalb nicht mehr gern aus dem Haus gehen.
Wenn Sie trotz Müdigkeit keinen Schlaf finden, unter chronischen Kopfschmerzen oder anderen Beschwerden leiden, für die sich kein organischer Befund findet, liegt der Verdacht nahe, daß diese Symptome Ausdruck einer depressiven Verstimmung sind, die sich auf die Körperebene verschoben hat.
Um für sich die passende Blüte zu finden, bedarf es einer Analyse Ihrer aktuellen und früheren Lebensumstände. Können Sie sich konkret an einen Zeitpunkt erinnern, von dem an Sie sich so traurig und niedergeschlagen fühlten, oder haben Sie schon immer zu Stimmungsschwankungen geneigt?
Oft kann man das selbst sehr schwer einschätzen, so daß vor allem bei länger bestehenden Stimmungstiefs therapeutische Unterstützung notwendig ist. Je länger die Symptome bestehen, desto mehr Zeit und Ausdauer müssen Sie aufbringen, um das darunterliegende Problem zu ergründen und zu lösen.

Stimmungsschwankungen

Für die Selbstbehandlung eignen sich Blüten, die Ihnen helfen, vorübergehende Tiefs zu überwinden.

Blüten der ersten Wahl: Mustard, Scleranthus; Lavendel, Zinnie
Blüten, an die Sie auch denken können:
- Bei wiederkehrenden Symptomen: Chestnut Bud, Rock Water
- Um mit Schwung aus dem Tief aussteigen zu können: Elm, Hornbeam, Wild Rose
- Um Ihre Gefühle besser mitteilen zu können: Mimulus, Water Violet; Zimtrose

Vorschläge für Mischungen:
- Montagmorgen-Tief: Hornbeam, Elm, Wild Rose; Geranie
- Katerstimmung: Crab Apple, Pine, Scleranthus; Lavendel
- Prämenstruelles Tief: Mustard, Rock Water; Hibiskus, Kamille
- Winter-Tief: Mustard, Johanniskraut; Zinnie

Depressive Verstimmung

Die Blütentherapie eignet sich in diesem Fall gut als begleitende Maßnahme bei Therapieformen wie Gesprächs-, Familien- oder Gestalttherapie (Seite 33). Die Blüten verleihen Ihnen dabei Antrieb und Ausdauer, sich den dunklen Seiten Ihres Wesens und Ihrer Lebensgeschichte zu stellen, und lassen Sie die Zeit des »Aufräumens« besser durchstehen.

Blüten der ersten Wahl:
- Durch ein äußeres Ereignis akut ausgelöste depressive Verstimmung: Gentian, Sweet Chestnut; Arnika, Bärlauch, Tränendes Herz
- Depressive Verstimmung aus zunächst unerfindlichen Gründen: Mustard, Star of Bethlehem, Willow; Vergißmeinnicht, Zinnie
- nicht erklärbare körperliche Beschwerden oder Schlaflosigkeit stehen im Vordergrund (larvierte = versteckte Depression): Heather, Wild Rose; Geranie, Immergrün
- Um stillen Kummer loslassen zu können: Water Violet, Willow; Zimtrose
- Um sich mit neuem Auftrieb Glück und Lebensfreude zuzugestehen: Gorse, Pine; Geranie, Johanniskraut

Vorschläge für Mischungen:
- »Ich lasse meinen Gefühlen freien Lauf«: Cherry Plum, Chicory, Holly, Pine; Geranie
- »Ich genieße es, mich wieder selbst zu spüren«: Crab Apple, Heather; Apfelrose, Lotos, Mandelblüte

Abschied von der Sucht

Um eine Sucht erfolgreich bekämpfen zu können, ist die wichtigste Voraussetzung immer die eigene Motivation und der starke Wunsch, sich von der Sucht zu befreien.
Manchmal erhoffen sich wohlmeinende Angehörige das Wunder der Umkehr mittels Blütentherapie. Dann sollten sie sich jedoch zunächst selbst auf eine Erfahrung mit Blütenessenzen einlassen, um für sich Klärung und Neuorientierung zu gewinnen und ihre Rolle innerhalb dieses »Beziehungsspiels« neu zu überdenken. Konsequente Unterstützung durch Suchttherapie, Familien- und Paartherapie trägt dann dazu bei, gegenseitige Abhängigkeiten aufzulösen und neue Umgangsformen miteinander zu finden.
Findet der Suchtkranke selbst zur Blütentherapie, kann ein erfahrener Blütentherapeut im Einvernehmen mit den anderen Therapeuten den Entzug und die anschließende Phase der Neuorientierung begleiten. Langfristig wichtig sind hier vor allem Blüten, die die Eigenständigkeit fördern und helfen, einen neuen Lebenssinn zu finden.
Allerdings ersetzt dies keinesfalls die notwendigen psychotherapeutischen und anderen Maßnahmen!

Blüten der ersten Wahl:
Für den Betroffenen:
- Unterstützung beim akuten Entzug: Crab Apple, Rescue; Immergrün, Löwenzahn, Mais, Wermut
- langfristig: Agrimony, Cerato, Chestnut Bud, Clematis; Gänsedistel, Lotos, Prunkwinde

Für die Angehörigen:
- Chicory, Gentian, Red Chestnut; Apfelrose, Gänseblümchen

Schwere psychische Erkrankungen

Bei psychischen Erkrankungen wie Zwangsneurosen, manisch-depressiver Symptomatik oder Psychosen können Sie keine Heilung durch eine Blütentherapie erwarten. Es ist unbedingt notwendig, einen Arzt oder Psychotherapeuten aufzusuchen! Die Blüten können Sie zusätzlich als Unterstützung anwenden.
Als Angehöriger können Sie den Kranken hilfreich begleiten, damit er oder sie zu innerer Ruhe und Frieden findet, aber bedenken Sie bitte, daß Menschen während besonders schwerer Krankheitsphasen nur bedingt auf Blüten ansprechen (siehe auch Seite 33).
Wenn die Erkrankung zum Stillstand gekommen oder überwunden ist, tragen Blütenessenzen zur seelischen Stabilisierung bei und erleichtern die Wiedereingliederung in den Alltag. Die Betroffenen fühlen sich körperlich gestärkt, finden wieder ihre seelische Balance und Mut zum Leben.

Blüten, an die Sie denken können:
In der Akutphase: Cherry Plum, Sweet Chestnut, Rescue; Immergrün, Johanniskraut, Löwenzahn
In der Genesungsphase: Cherry Plum, Gorse, Holly, Rock Rose, Star of Bethlehem, White Chestnut; Wermut, Zinnie

TIP Wenn die oder der Kranke dazu in der Lage ist, wählen Sie die Blüten gemeinsam aus, ansonsten muß er oder sie damit einverstanden sein, daß Sie eine Mischung zusammenstellen. Da psychisch kranke Menschen oft körperlich sehr verspannt sind, empfiehlt sich die äußere Anwendung: Setzen Sie die Essenzen einem Körperöl zu, und massieren Sie es vorsichtig und sanft an den Stellen ein, an denen es der andere als besonders wohltuend empfindet. Auch ein schönes Blütenbild kann wieder Auftrieb vermitteln.

Heil werden

Entwicklung und Entfaltung der Persönlichkeit

»Wenn wir erst einmal unsere eigene Göttlichkeit erkannt haben, dann ist der Rest einfach.«

Dr. Bach fordert uns in seiner Schrift »Befreie Dich selbst« auf, Schritte zu unternehmen, die uns zur Vollkommenheit führen. Wir dürfen Gesundheit als Erbe, als Geburtsrecht ansehen und sollen unser Denken und Tun darauf ausrichten. Er versteht den göttlichen Willen als Auftrag zur Entwicklung einer eigenständigen Persönlichkeit und einer liebevollen Seele.
Der Weg dazu führt aus der Befreiung von äußeren Zwängen, indem wir auf die innere Stimme hören und den Weisungen unserer Seele folgen.
Auf diesem Weg zu Gesundheit und Entfaltung verknüpfen sich viele Fragen und Themenkreise: die Frage nach dem Sinn des Lebens, die Frage nach dem Sinn all unseres Tuns und Handelns und die Frage nach der inneren Ausrichtung auf ein höhere Kraft hin, die uns liebevoll mit der Schöpfung verbindet. Wenn wir das erkannt haben, sind wir in der Lage, unsere »göttliche Mission in der Welt« zu erfüllen.

Lebenssinn – Selbstverwirklichung

Ob an Sylvester oder anläßlich des Geburtstags, immer wieder gibt es Zeitpunkte, an denen wir uns verstärkt damit auseinandersetzen, was wir uns eigentlich für die Zukunft vornehmen und wünschen.
Glück und Gesundheit, wer will das nicht? Natürlich wünschen wir uns gegenseitig noch mehr, zum Beispiel Erfolg und »daß alle Deine Wünsche in Erfüllung gehen«! – Doch welche Erwartungen haben wir, was ist wirklich wichtig im Leben? Bin ich zufrieden damit, was und wie ich lebe, oder sind bisher manche Wünsche offengeblieben?
Vielleicht hat man sich manches versagt, vielleicht blieb nicht viel Raum und Gelegenheit, eine tiefe Sehnsucht zu stillen ... Dann macht man häufig Sachzwänge dafür verantwortlich, seien es die eigene körperliche Verfassung, familiäre Verpflichtungen oder die wirtschaftliche Lage. »Eigentlich würde ich ja gerne dies oder jenes tun, aber ...« Dieser Einwand macht sehr deutlich, daß man im Moment nur das »Uneigentliche« lebt, das »Eigentliche« wird auf den Zeitpunkt X verschoben, bis es vielleicht zu spät ist, dieses zu verwirklichen.
Manche Menschen hätten gerne einen bestimmten Beruf gewählt, eine Familie gegründet, doch die äußeren Umstände lenkten den Weg in eine andere Richtung.
Verschiedene Blüten bringen uns in Kontakt mit unserer inneren Stimme, so daß uns unser inneres Wünschen und Wollen, unser eigentliches Lebensziel wieder bewußt wird.
Mit neuer Hoffnung und Aktivität werden wir bereit, uns auf Veränderungen einzulassen, wie Dr. Bach sagt:
»Wenn du also lieber ein Landwirt wärst als ein Rechtsanwalt, ein Barbier statt eines Busfahrers oder ein Koch anstelle eines Lebensmittelhändlers, so wechsle deine Beschäftigung und sei, was du sein willst. Dann wirst du glücklich sein und dich wohlfühlen, dann wirst du mit Begeisterung arbeiten, und dann wirst du als Landwirt, Barbier oder Koch bessere Arbeit leisten, als du je in einem Beruf erreicht hättest, der nie zu dir gehörte.
Und dann wirst du den Weisungen deines geistigen Selbst folgen.«
Mit Hilfe der Blütenessenzen können Sie neue Möglichkeiten herausfinden, »mit Ihren Pfunden zu wuchern«, das heißt Ihre Talente zur Entfaltung zu bringen und Ihre Wünsche wahr werden zu lassen. Je deutlicher Sie Ihren eige-

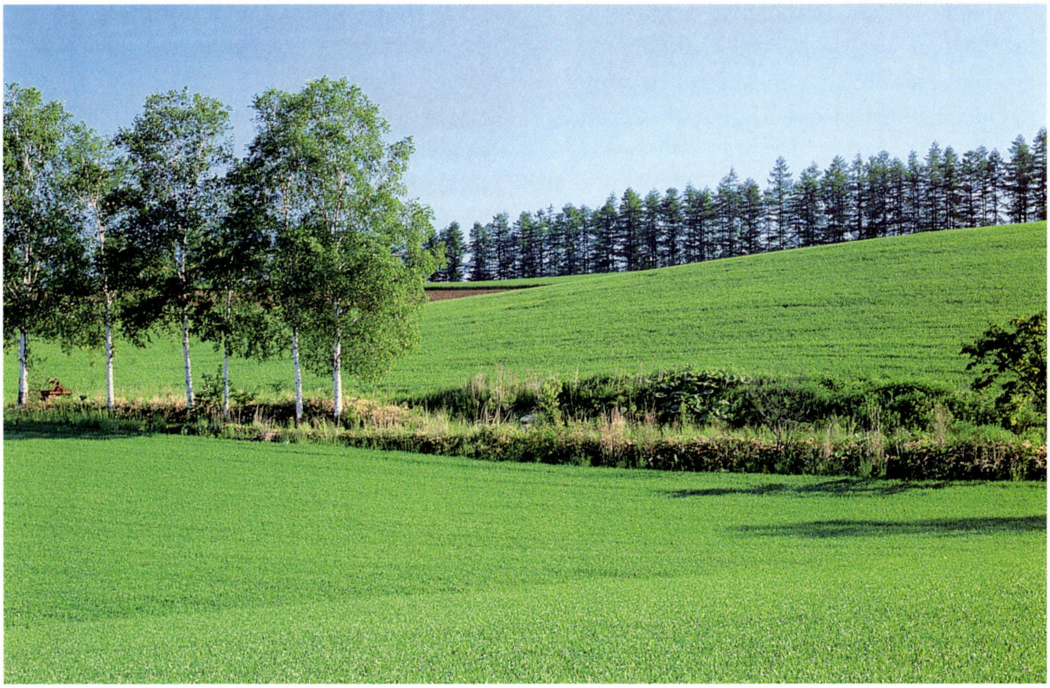

Sich von äußeren Zwängen lösen, den Weisungen der Seele folgen, sich liebevoll mit der Schöpfung verbinden, heißt, sich zu öffnen für geistiges und spirituelles Wachstum.

nen Wert und Ihre Stärken kennen, desto mehr kommen Sie dahin, Ihrer Bestimmung zu folgen.

Voraussetzung ist, daß Sie die Vergangenheit so annehmen, wie sie war, und eine Zukunftsvision entwickeln, bei der Sie Ihre Phantasie frei walten lassen und die eigenen Möglichkeiten durchspielen. Als Motto für dieses Gedankenspiel könnte Ihnen der folgende weise Satz dienen:

»Gott gebe mir die Gelassenheit, die Dinge hinzunehmen, die ich nicht ändern kann,
den Mut, die Dinge zu ändern, die ich ändern kann – und die Weisheit, das eine vom anderen zu unterscheiden!« (F. C. Oetinger)

Es gibt verschiedene Blüten, die diesen Weg zur Weisheit begleiten und unterstützen, indem sie Ihnen helfen, Ihr Augenmerk auf sich selbst und in Ihr Inneres zu lenken.

Blüten der ersten Wahl: Cerato, Walnut, Wild Oat; Prunkwinde

Blüten, an die Sie auch denken können:

- Rückblick, die Vergangenheit akzeptieren: Honeysuckle, Pine, Star of Bethlehem, Willow; Tränendes Herz
- Bestandsaufnahme: Agrimony, Crab Apple, Chicory, Heather; Wilde Möhre
- Neuorientierung, aktiv die Zukunft planen: Elm, Scleranthus, White Chestnut; Tachinaste

Entwicklung von Kreativität

Der Weg nach innen läßt sich vergleichen mit dem häufig auftauchenden Märchenmotiv vom Schloß mit vielen Räumen, die alle frei zugänglich sind, nur für einen fehlt der Schlüssel. Dieser Raum birgt ein Geheimnis, dessen Lösung schlagartig alles verändern wird. Wer mutig genug ist, ihn zu betreten, muß zunächst

Gefahren bestehen, bekommt aber Hilfen an die Hand, die ihn zur Meisterschaft führen. Unser eigenes Potential ist wesentlich größer und reichhaltiger als das, was wir im täglichen Dasein verwirklichen. Verborgene Räume aufzusuchen, erfordert ein gehöriges Maß an Neugier, Selbstüberwindung und Mut. Deshalb kommen Ausreden und Hindernisse aller Art oft ganz gelegen: Das kann ein überbordendes Arbeitspensum sein oder die Meinung, anderes habe erst einmal Vorrang. Manche Menschen verzetteln sich in der Freizeit durch »Leben aus der Dose«, Fernsehen, Disco, Autotrips, und lassen keinen Raum für eigenes kreatives Tun.
Blütenessenzen können Sie durch ein »Sabbatjahr« begleiten, ein Jahr der Selbstbesinnung und der Ruhe. Dazu ist es nicht nötig, den Arbeitsplatz aufzugeben und sich dem Nichtstun zu verschreiben. Vielmehr können Sie überprüfen, wieviel Zeit Sie über die unbedingt notwendige tägliche Arbeitszeit hinaus für Dinge verwenden, die bei Licht besehen wenig Sinn machen und unkreativ sind. Vielleicht läßt sich die Arbeit günstiger organisieren und straffen, so daß mehr Freizeit zur Verfügung steht. Oder man verzichtet gar auf eine Beförderung, weil der neue Posten einen genau so verschleißen würde wie schon manchen anderen zuvor... Sich so zu verhalten bedeutet, gegen den Strom zu schwimmen und Zivilcourage zu beweisen.
Unabhängig davon, was, wo und wie Sie arbeiten, unabhängig von Ihren persönlichen Lebensumständen gibt es unendlich viele Spielarten, kreativ zu werden: Auch im Alltag können Sie Ihrer Phantasie Raum geben und Ihre unverwechselbare Wesensart entfalten, indem Sie zum Beispiel ein schönes Essen kochen, Ihren Garten hegen, oder stricken, malen, musizieren. Vergleichen Sie sich dabei nicht mit Bocuse, Menuhin oder Picasso, sondern schätzen Sie Ihr Tun, unabhängig von Publikumsresonanz, als für Sie selbst wichtig und bereichernd.
Für viele westliche Menschen kann sich Kreativität erst aus dem »Lassen«, aus Muße, Kontemplation und innerer Einkehr entwickeln. Wenn der Alltag selbst zur meditativen Übung wird, sind wir seelisch ausgeglichen und finden Möglichkeiten, unser schöpferisches Potential auf völlig neuen Ebenen auszudrücken.

Blüten der ersten Wahl: Oak, Rock Water; Geranie, Prunkwinde, Vergißmeinnicht
Blüten, an die Sie auch denken können:
- Zum Ausstieg aus der »Arbeitsmühle«: Cerato, Walnut, Wild Oat; Feuerlilie
- Weg von der »Dose« – hin zum »Selbsttun«: Agrimony, Clematis, Heather, Scleranthus; Mais
- Den Wert der eigenen Kreativität schätzen lernen: Larch; Hahnenfuß, Mandelblüte, Tachinaste

Vorschläge für Mischungen:
- Der Schlüssel zu unentdeckten Räumen: Feuerlilie, Geranie, Vergißmeinnicht
- »Zivilcourage«: Cerato, Elm, Walnut; Sonnenblume, Tachinaste
- »Heiterer meditativer Alltag«: Hahnenfuß, Löwenzahn, Lotos, Mandelblüte, Zinnie

Spirituelle Entwicklung

Die ernsthafte Suche nach dem tiefsten Sinn aller Existenz im Universum ist ein Weg, der sich zwangsläufig fortbewegt vom »Ich glaube, daß etwas so sei« zur inneren Schau »Ich habe erfahren, daß etwas so ist.« Über Glauben kann man diskutieren, über eine persönliche Erfahrung nicht.
Die beste Erfahrung ist das Tun selbst, deshalb geht es darum, sich auf Dinge einzulassen und voll und ganz bei dem zu sein, was man gerade

tut. Wenn wir mit allen Sinnen wach und präsent sind und uns selbst spüren, werden selbst alltägliche Verrichtungen zur Meditation. Daraus erwächst Freude und Liebe zu allem, was ist.

Auf der Suche nach spirituellem Wissen und Erfahrung entfernen sich manche Menschen von ihren Wurzeln, wollen die »Niederungen des Alltags« hinter sich lassen und fliehen aus der Realität. Vielleicht suchen sie auch den spirituellen »Instant-Weg«, folgen einem Guru oder einer vielversprechenden Heilslehre.

Wer sich zu sehr auf die Führung anderer verläßt und Eigenverantwortlichkeit abgibt, gerät leicht in Abhängigkeit. Einige Menschen setzen dabei sogar das familiäre Glück und ihre Existenz aufs Spiel.

Mit anderen geht der missionarische Eifer durch, was die Umgebung zu Widerstand veranlaßt. Dann sollten sie sich die schöne chinesische Weisheit vor Augen halten:

»Dem anderen sein Anderssein zu verzeihen,
ist der Anfang der Weisheit.«

Denn Gelassenheit, Toleranz, tiefes Verständnis und Mitgefühl für alles, was ist, sind die wichtigsten Ziele jeglicher geistigen, religiösen und spirituellen Schulung.

Wer sich aufgerufen fühlt, spirituelle Erfahrungen zu machen und entsprechende Erkenntniswege zu beschreiten, findet in den Blütenessenzen wertvolle Begleiter. Mit beiden Füßen fest auf der Erde und mit dem Kopf im Himmel – dieses chinesische Ideal von einer geistig-seelischen Entfaltung wird durch Blüten unterstützt, die einerseits festen Boden und Standfestigkeit vermitteln, andererseits die Fähigkeit, sich für höhere Kräfte, für das Göttliche zu öffnen. Eingebettet zwischen Himmel und Erde, in Liebe verbunden mit allen Menschen, finden wir zu echtem Menschsein, tiefem Verständnis und unserer persönlichen Lebensaufgabe.

Blüten der ersten Wahl: Cerato; Apfelrose Lotos, Mandelblüte, Victoria Regia

Blüten, an die Sie auch denken können:

- Den Kopf im Himmel – mit beiden Füßen fest auf der Erde: Walnut; Dill, Lavendel, Tachinaste
- unabhängig seinen Weg gehen: Mimulus, Oak, Walnut; Königskerze, Schafgarbe, Sonnenblume
- Toleranz für die Wege anderer: Beech, Chicory, Vervain, Vine; Eukalyptus

Vorschläge für Mischungen:

- »Ich lasse mich auf neue Erfahrungen ein«: Aspen, Chestnut Bud, Rock Water; Mandelblüte
- »Ich wende mich nach innen«: Heather; Mais, Prunkwinde, Vergißmeinnicht
- »Ich bin eins mit mir und dem Kosmos«: Lotos, Mandelblüte, Passiflora, Tränendes Herz

Tips für die Bildanwendung

Privatbereich
• entspannend: Immergrün, Lavendel, Löwenzahn
• harmonisierend: Chicory, Heather, Holly; Apfelrose, Feuerlilie, Zinnie

speziell im Schlafbereich:
• beruhigend: Aspen, Red Chestnut, Olive; Johanniskraut, Lavendel, Löwenzahn
• harmonisierend: Wild Rose; Hibiskus, Lotos, Victoria regia

Kindergärten
• Geborgenheit, sich in einer Gruppe wohlfühlen: Centaury, Chicory, Larch, Mimulus; Apfelrose, Gänseblümchen
• eigene Identität entwickeln, eine Entwicklung durchlaufen: Centaury, Cerato, Chestnut Bud, Walnut
• innere Ruhe bewahren: Impatiens; Kamille, Lavendel, Lotos

Unterrichtsräume
• konzentrationsfördernd: Chestnut Bud, White Chestnut; Gänseblümchen, Rosmarin
• motivierend: Hornbeam
• kommunikationsfördernd: Heather, Mimulus, Larch; Hahnenfuß

speziell in Prüfungsräumen:
• für Sicherheit, Selbstvertrauen und Konzentration: Gentian, Gorse, Larch, Mimulus, Rock Rose, White Chestnut

Büroräume
• für ein harmonisches Betriebsklima: Heather, Impatiens, Rock Water; Lotos
• kommunikationsfördernd: Beech, Vervain, Vine; Eukalyptus, Sonnenblume
• entscheiden, delegieren, organisieren, koordinieren: Cerato, Larch, Oak; Königskerze, Sonnenblume
• bei sich bleiben können: Centaury, Cerato, Walnut, White Chestnut; Immergrün, Sonnenblume
• Großraumbüro, zur Abschirmung äußerer Einflüsse: Cerato, Walnut; Kamille, Mais, Salbei, Schafgarbe
• Computerplatz: Dill, Schafgarbe, Wilde Möhre

Aufenthalts-/Pausenräume, Kantinen
• zur Entspannung, zum Wohlfühlen: Heather, Rock Water; Apfelrose, Lavendel, Lotos, Löwenzahn, Mandelblüte, Zimtrose
• für gute Gespräche: Hahnenfuß, Eukalyptus, Rosmarin, Sonnenblume

Krankenhäuser, Krankenzimmer, Kurheime, Sanatorien:
• zur Anregung der Selbstheilungskräfte: Crab Apple, Star of Bethlehem; Braunelle, Staudenfeuerkraut
• für neuen Lebensmut und -sinn: Gorse; Mandelblüte, Passiflora, Zinnie
• zum Kraftaufbau, zur Regeneration: Gorse, Olive; Wermut
• Geborgenheit vermittelnd: Chicory, Willow; Apfelrose, Vergißmeinnicht

Arztpraxen
• Warteräume – beruhigend, angstlösend: Aspen, Cherry Plum, Impatiens, Mimulus, Rock Rose; Wilder Knoblauch
• Warterräume – aufmunternd: Gentian, Gorse, Mustard, Wild Rose

• Untersuchungsräume – entspannend, stärkend: Cerato, Rock Water; Lotos, Löwenzahn

• Therapieräume – harmonisierend: Chicory, Crab Apple, Star of Bethlehem; Apfelrose, Lotos, Victoria regia

Psychotherapiepraxen
Wartebereich –
• sich einlassen: Gentian, Mimulus; Königskerze, Lotos

Therapiebereich –
• erinnern, klären: Crab Apple; Gänseblümchen, Rosmarin, Vergißmeinnicht, Wermut, Wilde Möhre
• auflösen, transformieren: Pine, Star of Bethlehem, Willow; Mandelblüte, Passiflora

Heime (Kinderheime, Altersheime, Aussiedlerunterkünfte)
• sein Schicksal meistern: Gorse, Honeysuckle, Star of Bethlehem, Sweet Chestnut, Wild Rose, Willow; Passiflora, Wermut, Zinnie
• Geborgenheit, harmonische Gemeinschaft mit Menschen: Chicory, Heather, Holly, Water Violet; Apfelrose, Zimtrose

Öffentliche Gebäude (Banken, Rathäuser, Justizgebäude)
• harmonisierend: Lotos
• für Klarheit und Offenheit: Crab Apple, White Chestnut; Königskerze
• für sichere Entscheidungsfähigkeit: Cerato; Schafgarbe, Sonnenblume

– Grußkarten –
Glückwunsch:
• Cerato, Chicory, Rock Water; Apfelrose, Feuerlilie, Immergrün, Königskerze, Mandelblüte, Sonnenblume, Zinnie

Zur Genesung, ins Krankenhaus:
• Anregung der Selbstheilungskräfte: Star of Bethlehem; Braunelle, Staudenfeuerkraut
• Stärkung: Gorse, Olive, Rock Water, Wild Rose; Wermut
• Geborgenheit und Schutz: Apfelrose, Johanniskraut, Lotos
• Hoffnung und Zuversicht: Gentian, Rock Water, Willow; Passiflora

Für Trauernde:
• Honeysuckle, Red Chestnut, Star of Bethlehem; Apfelrose, Passiflora, Vergißmeinnicht, Victoria regia

Zum Nachschlagen

Bücher, die weiterhelfen

Alber-Klein, Dr. Cordelia / Hornberger, Regina: Bach-Blüten und neue Blütenessenzen für Frauen; Gräfe und Unzer Verlag

Alber-Klein, Dr. Cordelia / Hornberger, Regina: Das Bach-Blüten-Buch für die Familie – Kinder und Eltern entdecken sich selbst; Herder Verlag

Bach, Dr. Edward / Petersen, Jens-Erik R.: Heile dich selbst mit den Bach-Blüten; Knaur Verlag

Barnard, Julian und Martine: Das Bach-Blüten-Wunder; Heyne Verlag

Beatie, Melody: Kraft zum Loslassen; Heyne Verlag

Blome, Dr. med. Götz: Das neue Bach-Blüten-Buch; Bauer Verlag

Blütenessenzen – Repertorium ihrer Wirkungsweisen; Flower Essence Society (Hrsg.), Herbert Telesklaf Verlag

Dürckheim, Karlfried Graf von: Der Alltag als Übung. Vom Weg zur Verwandlung; Hans Huber Verlag

Frankenberger, Anette: Das große Buch der Blütenessenzen – Über 100 Bachblüten und Kalifornische Blütenessenzen für das Wohlbefinden von Körper und Seele; Knaur Verlag

Hay, Louise: Gesundheit für Körper und Seele; Heyne Verlag

Helm, Beate: Heilkräfte der kalifornischen Blütenessenzen; Goldmann Verlag

Katalyse-Umweltinstitut (Hrsg.): Elektrosmog; C.F. Müller Verlag

Kraske, Dr. med. Eva-Maria: Wie neugeboren durch Säure-Basen-Balance; Gräfe und Unzer Verlag

Kübler-Ross, Elisabeth: Über den Tod und das Leben danach; Verlag »Die Silberschnur«

Kühlmann, Alexandra von: Repertorium der Bach-Blüten; Sonntag Verlag

Lesch, Matthias / Förder, Gabriele: Kinesiologie. Aus dem Streß in die Balance; Gräfe und Unzer Verlag

Lützner, Dr. med. Hellmuth: Wie neugeboren durch Fasten, *und:* Richtig essen nach dem Fasten; Gräfe und Unzer Verlag

Maly, Ilse: Bach-Blüten als Chance und Hilfe; Knaur Verlag

Maschmann-Ringe, Friederike: Der Blütenstrauß des Edward Bach; Knaur Verlag

Olvedi, Ulli: Das Stille Chi Gong; O.W. Barth Verlag

Paungger, Johanna / Poppe, Thomas: Aus eigener Kraft. Gesundsein und Gesundwerden in Harmonie mit Natur und Mondrhythmen; Goldmann Verlag

Rinpoche, Sogyal: Das tibetische Buch vom Leben und Sterben, O.W. Barth Verlag

Rost, Dr. med. Jutta: Candida-Mykose. Die Pilzerkrankung mit vielen Gesichtern; Trias Verlag

Schneider, Dr. med. Avril: Frauenbeschwerden natürlich behandeln; Gräfe und Unzer Verlag

Sharamon, Shalila/Baginski, Bodo: Das Chakra-Handbuch, Windpferd Verlag

Stumpf, Werner: Homöopathie; Gräfe und Unzer Verlag

Tikkanen, Märta: Aifos heißt Sofia. Leben mit einem besonderen Kind; rororo/neue Frau

Vollmar, Klaus-Bernd: Farben – ihre natürliche Heilkraft

Werner, Monika: Ätherische Öle; Gräfe und Unzer Verlag

Worlitschek, Dr. med. M.: Der Säure-Basen-Haushalt. Gesund durch Entsäuerung, Haug Verlag

Adressen, die weiterhelfen

Die **klassischen Bach-Blüten** und **neuen Blütenessenzen** werden in Deutschland, England, in der Schweiz, in Frankreich und Kalifornien hergestellt.
Sie erhalten sie über viele Apotheken; einige stellen Ihnen auch die gewünschte Mischung zusammen. Sie können die Essenzen (einzeln oder in Sets), Rescuevarianten, essenzenhaltige Cremes und Mischungen mit ätherischen Ölen direkt über einen Versender oder Hersteller beziehen:

Nysop-Essenzen-Versand
Im Rotbad 8
D-72076 Tübingen

Korte PHI Essenzen (Hersteller)
Hauptstraße 9
D-78267 Aach

Adressen weiterer Bezugsquellen, auch in Österreich und der Schweiz, sind beim Nysop-Essenzen-Versand zu erfragen.

Die **Fotos** aller im Buch beschriebenen Blüten können Sie in verschiedenen Größen (Postkarte bis Poster) beziehen bei:

Flowerpower
Im Rotbad 8
72076 Tübingen

Kurse und Seminare zum Thema Blütenessenzen und die Ausbildung zum/r Blütentherapeuten/in finden im gesamten deuschsprachigen Raum statt. Informationen über:

Internationale Blütenakademie
Hauptstraße 9
D-78267 Aach

Kinesiologie-Kurse finden in vielen großen Städten statt, meist bei der VHS oder bei privaten Instituten.

Wichtig: Bitte legen Sie Ihren Anfragen immer einen frankierten Rückumschlag bei.

Register

**Hier finden Sie alle Themen des Buchs, die Blüten sowie Beschwerden, Situationen, Lebensphasen und Wünsche, bei denen die Blütenessenzen Sie unterstützen können.
Bei Beschwerden aller Art beachten Sie bitte unbedingt die Hinweise auf Seite 26 und 164!**

Impressum

Redaktion: Doris Schimmelpfennig-Funke
Lektorat: Felicitas Holdau
Umschlag- und Innengestaltung: Vision Creativ, München
Herstellung: Jürgen Bischoff
Satz: DTP
Lithos: Fotolitho Longo, Bozen
Druck und Bindung: Druckhaus Kaufmann, Lahr

Bildnachweis

Regina Hornberger:
Umschlag U1, U4 (außer oben links); Innenteil Seite 15, 18, 35 bis 161, 178.

Weitere Fotos:
Ateet Frankl U4 oben links; Th. v. Salomon S. 2/3; Bavaria 10; H. Reinhard 13; R. Schmitz 23, 27, 29, 30; Zefa/Voigt 32; Bavaria 34; Dr. D. Knapp 112; M. Orth 114; TCL/Bavaria 162; Pictor International 166; Kraxenberger 171; A. Walter 173; Chr. Kohl 177; S. Reinichs 182; Zefa/Benser 186; Tony Stone/F. Herold 189; Tony Stone/W. Hodges 190; Tony Stone/F. Ivaldi 194; The Stock Market/B. Binzen 200; The Stock Market/Ch. Gupton 204;Tony Stone/Ch. Waite 207; Bavaria 211.

Printed in Germany

ISBN 3-7742-2953-8

Auflage	7.	6.	5.	4.	3.	2.	1.
Jahr	01		00		99	98	97

Die Autorinnen

Dr. med. Cordelia Alber-Klein ist Ärztin für Allgemeinmedizin und Homöopathie. Seit 1983 in eigener Praxis ganzheitliche Behandlung mit den Schwerpunkten Blütentherapie, klassische Homöopathie und Körpertherapie. Langjährige Unterrichts- und Seminartätigkeit für Ärzte und Laien. Gründungsmitglied der internationalen Blütenakademie »Academie des Fleurs«, Genf, deren Ziel die weitere Erforschung der Essenzen und eine qualifizierte Ausbildung zum Blütentherapeuten ist.

Regina Hornberger ist Heilpraktikerin und Fotografin. Sie arbeitet seit 1983 in eigener Praxis mit den Schwerpunkten Kinesiologie und Blütentherapie. Langjährige Unterrichts- und Seminartätigkeit, auch im Rahmen der Blütenakademie, deren Gründungsmitglied sie ist. Seit 1991 Forschungsarbeit zur visuellen Informationsvermittlung zwischen Heilpflanze und Mensch; Aufbau eines Fotoarchivs der Essenzen-Pflanzen.

Autorinnen des GU Ratgebers *Bach-Blüten und neue Blütenessenzen für Frauen*, Gräfe und Unzer, sowie des Titels *Das Bach-Blüten-Buch für die Familie*, Herder Verlag.

Wichtiger Hinweis

Blütenessenzen wirken auf das seelische und geistige Befinden und auf diesem Wege indirekt auch auf körperliche Beschwerden. Sie ersetzen jedoch keineswegs eine notwendige medizinische oder psychotherapeutische Behandlung! Lassen Sie bitte immer Ihre Beschwerden vom Arzt oder Heilpraktiker abklären und behandeln. Sie sind aufgefordert, selbst zu entscheiden, inwieweit Sie die Blütenessenzen zur Unterstützung des Heilungsprozesses und zur Besserung Ihres allgemeinen Befindens einsetzen wollen.

Die klassischen Bach-Blüten

Blüte	Wünsche/Ziele	Seite
Agrimony – Odermennig	»Ich lächle von innen her.«	36
Aspen – Zitterpappel	»Ich bin in mir gefestigt«	38
Beech – Buche	»Ich bin tolerant und nachsichtig«	40
Centaury – Tausengüldenkraut	»Ich nehme mich selbst wichtig.«	42
Cerato – Bleiwurz	»Ich bin entscheidungsfreudig.«	44
Cherry Plum – Kirschpflaume	«Ich gewinne Distanz und lasse los.«	46
Chestnut Bud – Kastanienknospe	»Ich sammle Kraft für den nächsten Schritt.«	48
Chicory – Wegwarte	»Ich gebe von Herzen und nehme an, was kommt.«	50
Clematis – Weiße Waldrebe	»Ich stelle mich der Realität.«	52
Crab Apple – Holzapfel	»Ich ordne und kläre im Innen und Außen.«	54
Elm – Ulme	»Ich bin meinen Aufgaben gewachsen.«	56
Gentian – Violetter Herbstenzian	»Ich halte vertrauensvoll durch.«	58
Gorse – Stechginster	»Ich mache mit Schwung einen neuen Anfang.«	60
Heather – Heidekraut	»Ich ruhe in mir selbst.«	62
Holly – Stechpalme	»Ich bin offen, freundlich und liebesfähig.«	64
Honeysuckle – Geißblatt	»Ich genieße mein Leben im Hier und Jetzt.«	66
Hornbeam – Hainbuche	»Ich gehe frisch und motiviert an meine Aufgaben.«	68
Impatiens – Drüsentrag. Springkraut	»Ich nehme mir Zeit.«	70
Larch – Lärche	»Ich entwickle mich zu voller Größe und Schönheit.«	72
Mimulus – Gefleckte Gauklerblume	»Ich bin sicher und mutig.«	74
Mustard – Wilder Senf	»Mit heiterem Gemüt begegne ich dem neuen Tag.«	76
Oak – Eiche	»Ich bin stark und nachgiebig zugleich.«	78
Olive – Olivenbaum	»Ich tanke neue Energie.«	80
Pine – Kiefer	»Ich bin mit mir im reinen.«	82
Red Chestnut – Rote Kastanie	»Ich stelle mich und andere unter den höchsten Schutz.«	84
Rock Rose – Sonnenröschen	»Ich bin standfest in allen Lebenslagen.«	86
Rock Water – Quellwasser	»Ich vertraue mich dem Fluß des Lebens an.«	88
Scleranthus – Einjähriger Knäuel	»Ich ruhe in mir selbst.«	90